普通高等教育"十三五"规划教材
医 学 系 列

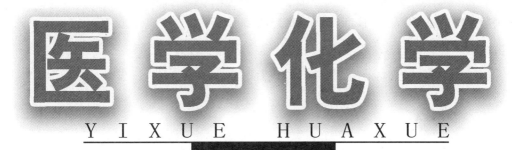

医学化学
YIXUE HUAXUE

主　编：张爱女　张琼瑶　冯　春
副主编：胡扬根　徐　靖　王红梅
编委会：（以姓氏笔画为序）
　　　　马俊凯　王红梅　冯　春　朱　敬
　　　　陈小保　陈　瑞　张爱女　张琼瑶
　　　　郑爱华　周明华　胡扬根　徐　靖
　　　　徐胜臻　校　伟　曹敏慧　曾小华

教育部直属师范大学
华中师范大学出版社

新出图证(鄂)字 10 号

图书在版编目(CIP)数据

医学化学/张爱女,张琼瑶,冯春主编. —武汉:华中师范大学出版社,2017.7(2024.7 重印)
ISBN 978-7-5622-7857-3

Ⅰ.①医…　Ⅱ.①张…　②张…　③冯…　Ⅲ.①医用化学—医学院校—教材
Ⅳ.①R313

中国版本图书馆 CIP 数据核字(2017)第 157215 号

医学化学

ⓒ张爱女　张琼瑶　冯　春　主编

责任编辑:王文琴	责任校对:缪　玲	封面设计:罗明波
编辑室:高教分社	电话:027—67867364	

出版发行:华中师范大学出版社

社址:湖北省武汉市珞喻路 152 号	邮编:430079

电话:027—67861549(发行部)　027—67861321(邮购)

传真:027—67863291

网址:http://press.ccnu.edu.cn	电子信箱:press@mail.ccnu.edu.cn
印刷:武汉兴和彩色印务有限公司	督印:刘　敏
字数:370 千字	插页:1
开本:787mm×1092mm　1/16	印张:15.5
版次:2017 年 7 月第 1 版	印次:2024 年 7 月第 4 次印刷

定价:36.80 元

前　言

为适应我国高等医学教育改革和发展的需要，及时反映新世纪教学内容和课程改革的成果，为学生知识、能力、素质协调发展创造条件，我们根据全国高校素质教育教材研究编审委员会规划，编写了《医学化学》案例版教材。

本教材在汲取国内外优秀教材经验的基础上，在坚持"三基"、"五性"、"三特定"的同时，特别注重对学生素质教育和创新能力的培养，加强了与医学的联系。每章选编适量相关知识的案例和阅读材料，紧跟生命科学和现代医学科学最新发展前沿，既凸显了化学知识在医学中的应用，激发学生的学习兴趣，又拓展了学生的思维，有利于创新素质的培养。这种以案例为先导的编写思路是我们的一种新尝试，在国内医学化学类教材中尚不多见。本教材在内容安排上注意与后继相关课程的衔接，适合高等医学院校护理、临床、口腔和麻醉等本科专业使用。

《医学化学》案例版教材采用法定计量单位，规范名词术语及英文表达。力求内容适当、条理清楚、语言简洁、循序渐进，有利于培养学生分析问题和解决问题的能力。为了强化课后训练，本书本章附有一定量的习题供学生练习。

在使用本教材时，各院校可根据具体情况，在保证课程基本要求的前提下对内容斟酌取舍。本书的编排顺序仅供参考，任课教师可根据教学的实际情况自行调整。本书在编写时参考了部分已出版的高等学校的教材和有关著作，从中借鉴了许多有益的内容，在此向相关的作者和出版社表示感谢。

限于编者的水平，本书虽经过多次修改，但仍难免有错误和不当之处，恳切希望各位专家和同行及使用本书的教师和同学们提出宝贵的意见，以便重印或再版时改正。

编　者
2017 年 5 月

目　　录

第 1 章　绪　论 …………………………………………………………………（1）

1.1　中心学科化学的地位与作用 ……………………………………………（1）

1.2　"医学化学"课程的内容与任务 …………………………………………（3）

第 2 章　溶液浓度和渗透压 ……………………………………………………（6）

2.1　分散系统 …………………………………………………………………（7）

2.2　溶液组成的表示方法 ……………………………………………………（7）

2.3　溶液的渗透压 ……………………………………………………………（10）

习　题 …………………………………………………………………………（17）

第 3 章　酸碱解离平衡和沉淀—溶解平衡 ……………………………………（18）

3.1　酸碱理论 …………………………………………………………………（19）

3.2　水溶液的酸碱平衡 ………………………………………………………（22）

3.3　酸碱溶液 pH 的计算 ……………………………………………………（25）

3.4　缓冲溶液 …………………………………………………………………（32）

3.5　难溶强电解质的沉淀—溶解平衡 ………………………………………（40）

习　题 …………………………………………………………………………（47）

第 4 章　氧化还原反应与原电池 ………………………………………………（50）

4.1　氧化还原反应 ……………………………………………………………（51）

4.2　原电池与电极电位 ………………………………………………………（53）

4.3　Nernst 方程式及影响电极电位的因素 …………………………………（59）

4.4　电池电动势及其应用 ……………………………………………………（62）

4.5　电位法测定溶液的 pH ……………………………………………………（65）

4.6　化学电源与生物化学传感器 ……………………………………………（68）

习　题 …………………………………………………………………………（74）

第5章　物质结构基础 ··· (76)

　　5.1　原子的结构 ·· (77)

　　5.2　元素周期律 ·· (81)

　　5.3　元素性质的周期性和原子结构的关系 ························· (83)

　　5.4　现代价键理论 ·· (90)

　　5.5　分子间作用力 ·· (100)

　　习　　题 ··· (104)

第6章　有机化学概述 ··· (106)

　　6.1　有机化合物和有机化学 ·· (107)

　　6.2　有机化学中的结构理论 ·· (108)

　　6.3　有机化合物共价键的断裂方式和反应类型 ··················· (110)

　　6.4　有机化合物的电子效应和立体效应 ······························ (111)

　　6.5　有机化合物的分类 ·· (113)

　　6.6　有机化合物的命名 ·· (114)

　　习　　题 ··· (117)

第7章　醇、酚、醚 ··· (119)

　　7.1　醇 ··· (120)

　　7.2　酚 ··· (124)

　　7.3　醚 ··· (128)

　　7.4　与医学有关的醇、酚、醚的代表物 ······························ (130)

　　习　　题 ··· (132)

第8章　醛和酮 ·· (134)

　　8.1　醛、酮的分类和命名 ·· (135)

　　8.2　醛、酮的结构与性质 ·· (136)

　　8.3　与医学有关的醛、酮的代表物 ······································ (142)

　　习　　题 ··· (143)

第9章　羧酸及其衍生物 ··· (145)

　　9.1　羧　酸 ··· (145)

　　9.2　取代羧酸 ··· (151)

　　9.3　羧酸衍生物 ·· (155)

　　习　　题 ··· (165)

第10章　脂　类 ··· (167)

　　10.1　油　脂 ··· (168)

　　10.2　磷　脂 ··· (170)

10.3　甾族化合物 …………………………………………………… (171)

习　　题 …………………………………………………………… (174)

第11章　糖　类 ……………………………………………………… (175)

11.1　单　糖 ………………………………………………………… (176)

11.2　双糖和多糖 …………………………………………………… (182)

习　　题 …………………………………………………………… (187)

第12章　胺和生物碱 ………………………………………………… (188)

12.1　胺 ……………………………………………………………… (189)

12.2　生物碱 ………………………………………………………… (196)

习　　题 …………………………………………………………… (198)

第13章　杂环化合物 ………………………………………………… (200)

13.1　杂环化合物的分类和命名 …………………………………… (200)

13.2　五元杂环化合物及其衍生物 ………………………………… (201)

13.3　稠杂环化合物及其衍生物 …………………………………… (204)

第14章　氨基酸和蛋白质 …………………………………………… (208)

14.1　氨基酸 ………………………………………………………… (208)

14.2　蛋白质 ………………………………………………………… (213)

习　　题 …………………………………………………………… (217)

答　案 ………………………………………………………………… (218)

附　录 ………………………………………………………………… (232)

第1章

绪　论

1.1　中心学科化学的地位与作用

1.1.1　化学在人类社会发展中的重要作用

自从有了人类,化学便与人类结下了不解之缘。用火烧煮食物、烧制陶器、冶炼青铜器和铁器……都是化学技术的应用。正是这些应用,极大地促进了当时社会生产力的发展,成为人类进步的标志。自进入21世纪以来,人类面临着一系列的重大难题,如人口增加、粮食匮乏、环境污染、能源不足、疾病困扰等,而这些问题的解决都离不开化学知识的运用。

1.1.1.1　化学仍是解决食物短缺问题的主要学科之一

据预测,我国人口在21世纪中期将达到16亿。今后任务的严重性是既要增加农作物产量保证人民的生存需要,又要保护耕地草原、改善农牧业生态环境,以保持农牧业的可持续发展。这一切必须依靠化学在研究开发高效安全肥料、饲料、饲料添加剂、农药、可降解的农用材料等方面发挥作用。

1.1.1.2　化学在能源和资源的合理开发和安全利用中起关键作用

资源勘探和油田、煤矿、钢铁基地选定中的矿物分析,以及原子能材料、半导体材料、超纯物质中微量杂质的分析等都与化学密切相关。化学就像工业的眼睛,它时刻关注着世界的发展,为资源的合理开发和利用提供保障。因此,开发高效、洁净、经济、安全的新能源是化学工作者面临的重大课题。

1.1.1.3　化学继续推动材料科学的发展

材料是人类赖以生存和发展的物质基础,化学是新材料的"源泉"。在满足人类衣、食、住、行等基本需求之后,为提高生存质量和安全,实现可持续发展,新材料将是物质科学未来研究的重点。例如,具有特殊生理功能的新型陶瓷材料即生物人工骨为临床外科手术带来技术性的革命。生物人工骨与人体骨骼具有良好的生物相容性,不产生过敏和排异反应,能与周围骨组织形成骨性结合,一般半年后就能与自体骨形成化学键结合。

1.1.1.4 化学是提高人类生存质量和生存安全的有效保证

化学与人类生活息息相关,它为人类提供衣、食、住、行所必需的物质。在满足人类生存需要之后,不断提高生存质量和生存安全是人类进步的标志。生存质量和安全程度的高低,取决于人与自然环境相互作用中外来物质和能量是否满足人体需要,并维持最佳状态。在可持续发展思想的指导下,化学学科正在向环境友好方向努力,力求从原料、生产过程、中间产物及最终产品等各个环节都不对人类赖以生存的环境造成污染和危害。

另外,生命过程中充满各种生物化学反应,通过化学家和生物学家的大力合作,已经从原子、分子水平上对生命过程做出化学的说明,揭示了生命现象的奥秘。现在,为了进一步提高人类生存质量和生存安全,化学和相关学科间仍有很长的路要走。

总之,化学与国民经济各个部门,与尖端科学技术各个领域以及人民生活各个方面都有着密切联系。它是一门重要的基础科学,正如美国科学家 Pimentel G C 在《化学中的机会——今天和明天》一书中指出的"化学是一门中心科学,它与社会发展各方面的需要都有密切关系"。它不仅是化学工作者的专业知识,也是广大人民科学知识的组成部分,化学教育的普及是社会发展的需要,也是提高医学学生文化素质和培养高级医学人才的需要。

1.1.2 化学与医学和药学的重要关系

人体的新陈代谢过程是一个复杂的生物化学过程,因而化学构成了医学的基础。早在十五六世纪就出现了医学和化学的交汇之势。继 1800 年英国化学家 Davy H 发现了 N_2O 的麻醉作用后,乙醚的更加有效的麻醉作用也被发现,这使得无痛外科手术成为可能;1932 年,德国科学家 Domagk G 找到一种偶氮磺胺染料,使一位患细菌性败血症的孩子得以康复;再比如阿司匹林的合成及其在临床医学上的应用;又如青霉素的发现,它是科学家在一次偶然的机会中发现的,直到现在,以青霉素结构为骨架的各种抗生素的相继问世,为人们的健康做出了巨大的贡献。

化学对于医学和药学的作用好像是水对于人体的作用一样,一刻也离不开。首先,药物的成分绝大部分是化合物,特别是西药,大多是通过化学方法人工合成的。另外,不管是从无机化学和有机化学的角度,还是从生物化学的角度而言,药物就是化学的产物。例如,治疗癌症和艾滋病的药物的研发、预防 SARS 病毒以及禽流感等的药物都与现代化学息息相关。从药物对人体的作用来讲也离不开化学,服药、用药的过程中一定不能出错,一旦有误,可能会致死。如药品说明书上常说,与某些药物不能混用,其原理也是根据化学而来的,可能两种药物中的某些成分能发生反应而使药物失效,也有可能反应后会起副作用,所以医学院校都会开设化学课,这是很有道理的。

中国化学家在中草药有效成分的研究方面也取得令世人瞩目的成就。如麻黄素类抗生素、雌性甾族激素、萝芙木碱和喜树碱等具有抗癌功能的药物,都是化学家对一些中药偏方进行了系统分离鉴定,筛选出其中的有效成分,然后再进行化学分析与合成、药理研究、临床实验等一系列复杂的工作后才得到的。中国是中草药的故乡,中草药对于人类疾病的预防和诊治有着不可磨灭的贡献。然而,中药材要想占领国际市场还有很长的路要走。现在严重制约中药材出口的一个重要问题就是重金属和砷盐的超标,因为国外药物制剂已将重金属、砷盐的检测列为必检项目。要想解决上面的问题,就需要化学与药学工作者通力合作,排除这些金属离子的干扰。

我国古代医药学的著作多半称为"本草",而本草学的发展与化学更是分不开的,其中蕴藏着丰富的化学知识。在历代的本草著作中记载了大量的中草药,这些中草药的有效成分大部分就是无机盐,其中的人工炼制包含着不少无机化学知识和化学实验技术。比如,李时珍在《本草纲目》中记述了铅粉(碱式碳酸铅)的制法。其原理是利用醋酸蒸汽和空气使单质铅转化为碱式醋酸铅,再与来自炭炉的二氧化碳反应生成白色的铅粉。同时他的医学著作中详细地记载了许多复杂的化学反应和一些无机化合物的制取方法。

让我们再来看看历史上一些有成就的医务工作者,他们中的很多人都具备了相当丰富的化学知识。法国的 Pasteur L(1822—1895),这位 20 世纪医学领域的巨匠和微生物学的先驱是学化学出身的,巴斯德被认为是医学史上最重要的杰出人物,他的贡献涉及多个学科,但他的声誉则集中在首先提出和支持病菌论及发展疫苗接种来预防疾病等方面。德国的 Stahl G E(1660—1734)既是一位医学教授又是一位化学教授。

现代化学在医学中的重要地位就更不能忽视。首先,在化学的基础上发展起来的多种边缘学科,诸如生物化学、生理学、分子生物学等。生物化学是研究生命现象的化学本质的科学,它主要研究生命物质的化学组成、结构、性质和功能等静态问题,还研究生物体内各种化学物质在体内怎样相互转化、怎样相互制约及在变化过程中能量转换等动态问题。生物化学的研究成果为临床医学工作提供了有力的证据,为进一步研究生命的本质创造了条件。生理学是把诸多生理问题与化学结合起来,很多生理功能是通过化学作用来实现的,如胃液的酸性性质对于食物消化至关重要,又如酶催化人体内的化学反应。分子生物学是近几十年发展起来的一门新兴学科。它的发展使人们对生命的认识深入到分子水平,对医学和其他相关的生物学科产生了很大的影响。例如,化学家们在 20 世纪 50 年代提出一切基因都由 DNA 组成,并阐明了 DNA 分子的双螺旋结构,人们通过改变 DNA 的分子结构可以得到不同的基因。这一成果推动了遗传学在分子水平上的研究,将其应用于医学,对于人类遗传性疾病的研究具有指导性的意义。另外,医学上很多诊断依据是来源于化学方法的,比如最常见的化验:通过酸碱滴定法可测定血浆中 HCO_3^- 的浓度,还可以测定蛋白质中的含氮量。当然化学领域内的各种仪器分析用途就更广泛了,例如,核磁共振、各种色谱分离技术等。最后,当然治疗疾病的药品大都是化学制剂,化疗和透析也是化学技术等。

综上所述,化学在医学和药学方面具有举足轻重的地位。美国化学家 Breslow R 指出:"考虑到化学在了解生命中的重要性和药物化学对健康的重要性,在医务人员的正规教育中包括不少化学课程就不足为奇了。今天的医生需要为化学在人类健康中起着更大作用的明天做好准备。"所以在高等医学教育体系中,不论是我国还是国外,都将化学作为重要的基础课之一。因此,医学类学生应当充分认识到化学的重要性,把学好化学作为一种基本功。一方面是知识的积累,提高独立思索和动手的能力,另一方面为后续课程打下坚实的基础。

1.2 "医学化学"课程的内容与任务

"医学化学"是刚进入医科院校的大一学生首先接触到的一门极为重要的基础课。它综合了现代无机化学、有机化学和分析化学的基础知识、基本理论和基本技能,是在分子、原子或离子水平上研究物质的组成、结构、性质、变化规律及其应用的自然科学。该课程适应 21 世纪化学和医学渗透融合的趋势,以培养有创新能力的高素质医学人才为目的,将医学学生带入千姿百态、引人入胜的化学世界,为他们破解医学之谜打下坚实的化学基础。

1.2.1 "医学化学"课程的内容与任务

"医学化学"课程的内容是根据医学专业学生的后继专业课程的特点选定的,它主要由医学专业学生必须掌握的无机化学、有机化学和分析化学中的基本内容组成,包括水溶液的性质(稀溶液的依数性、电解质溶液、缓冲溶液)、物质的结构(原子、分子、配位化合物)、生命元素知识等。这几部分内容基本上都是按基本原理、基本内容与医学的联系这样一条思路来展开的。每一部分知识点中的章节相对集中、自成系统,相关理论与医学知识点联系紧密。这样,在教学的过程中既可让学生学习到化学原理,又培养了学生对所学知识的理解和应用的能力。

"医学化学"课程的任务是为刚刚迈入大学校门的学生提供与其未来职业相关的现代化学基本概念、基本原理及其应用的知识,为进一步学习专业知识打下较广泛和较深入的化学基础。同时,通过实验课的训练使学生掌握有关操作技能,培养学生的思维能力和创新能力,为学习后续医学课程、研究生课程,打下广泛和扎实的化学基础。

"医学化学"结合教学内容将介绍著名的化学家,他们缜密的逻辑思维、求实创新的精神和在化学实验中解决难题的百折不挠的意志,是我们最好的榜样。"医学化学"课程的学习能教会我们用热力学的观点来分析事物的可能性,用动力学的观点来分析事物的可行性,用物质的内部结构来分析其外在的性质。这种综合能力的培养会使学生在今后的医学生涯中终身受益。

1.2.2 "医学化学"课程的学习方法

要学好"医学化学"课程,首先要尽快适应大学的教学规律,与中学课程相比,大学医学化学内容多,进度快;其次要做好预习,争取主动;另外要及时复习和总结。针对医学化学的特点,学习时要注意以下问题:

1.2.2.1 以我为主,掌握学习的主动权

学生是学习的主体。中学化学教学中,教师讲得很多,一个概念反复讲、反复练习,每章结束时还会归纳重点,讲要点,然后通过习题反复巩固要掌握的知识点。大学生的学习不应该只依赖教师,应自己归纳重点、难点,培养自学能力,提高发现问题、分析问题和解决问题的能力。

1.2.2.2 善于思考,强化记忆

"医学化学"课程的一个特点是理论性强,有的概念抽象难懂。学习中要反复思考,才能加深理解。要善于运用归纳的方法,把同一原理、概念的方方面面列在一起,从各个侧面加深理解;也要善于运用对比的方法弄懂形似概念的本质差别。大学化学学习仍然需要记忆,要在理解的基础上,熟悉一些基本概念、基本原理和重要公式,做到熟练掌握、灵活运用。

1.2.2.3 多做习题,及时巩固

在理解例题、及时复习的前提下做题有利于深入理解、熟练掌握课程内容。这样对于分析问题、解决问题能力的提高极其有益。课后要及时复习,适当阅读课外参考书,补充相关内容,加深对课程内容的理解,培养自学能力。

1.2.2.4　认真预习，做好实验

将理论课的内容尽可能与实验的具体操作和现象联系起来，在仔细观察实验现象，搜集事实，获得感性知识的基础上，将不同层次的理性知识应用到实践中，并在实践的基础上进一步丰富理性知识。

参考文献

［1］魏祖期.医学基础化学［M］.北京：人民卫生出版社，2010.

［2］傅献彩.大学化学［M］.北京：高等教育出版社，1999.

［3］祁嘉义.基础化学［M］.北京：高等教育出版社，2003.

第 2 章
溶液浓度和渗透压

本章要求

1.掌握溶液组成常见的 4 种量度方法及其相互间的转换。

2.掌握溶液渗透压的定义和计算方法。

3.掌握等渗溶液、渗透活性物质的概念,了解晶体渗透压和胶体渗透压及其在生理上的作用。

🔍 案 例

脑血管病

脑血管病是当今人类三大死亡原因之一,我国每年新发生脑卒中病例约为 130 万例,死亡人数约为 100 万。在该病的存活者中,约有 3/4 的人不同程度地丧失劳动力,给其家庭和社会带来巨大的负担。

血浆渗透压增高是脑卒中后的常见并发症。尤其并发高渗性昏迷是危及患者生命的神经内科急重症,在治疗原发病的过程中极易因被漏诊而延误治疗,使卒中后的治愈率降低,病死率增加。

脑卒中时应激反应导致脑下部的促肾上腺皮质激素释放激素(corticotropin releasing hormone,CRH)分泌增加,肾调节能力下降,造成人体对钠离子、氯离子、氢离子的排泄及重吸收障碍,尤其脑梗塞时缺血区脑组织葡萄糖高代谢状态导致血糖升高引起高渗。高血糖引起 CO_2 结合力升高或增加,高碳酸血症致颅内压增高,引起高渗性昏迷。同时脑卒中时脑细胞受损,垂体受累,调节水盐代谢的中枢受影响,加上大量失水,受损区的脑组织在不平衡的内环境及不合理的血循环状态下,脑细胞及脑功能受到损害和影响,从而发生意识改变,如昏迷、嗜睡、吐词不清、呃逆、呕吐、感觉障碍、偏瘫或四肢瘫痪、脱水、癫痫等一系列症状。

临床上脑卒中后血浆渗透压的治疗,尤其是高渗性昏迷患者,可使用甘露醇(高渗溶液)减轻脑水肿,同时应尽量减少生理盐水的用量,以免体内钠离子、氯离子的浓度继续升高。

混合物是指含有一种以上物质的气体、溶液或固体。**溶液**是指含有一种以上物质的均一、稳定的混合物,其中水溶液与人类的关系最为密切。在生命的长期演化过程中,机体的新陈代谢、食物的消化和吸收、营养物质的输送及转化都是在水溶液中进行的。人体内的体液是由血液、尿液、细胞内液、胃液等组成的。

溶胶在自然界尤其是生物界中普遍存在,它与人类的生活及环境有着非常密切的关系,工农业生产以及生物、医学等其他学科都与溶胶有关。因此,对溶胶性质的研究具有重要意义。

2.1　分散系统

在进行科学研究时,常把一部分物质从其余物质中划分出来作为研究对象,这部分被划分出来作为研究对象的物质称为系统。

一种或一种以上物质分散在另一种物质中形成的系统称为**分散系统**。分散系统中被分散的物质称为**分散相**,起分散作用的物质称为**分散介质**。例如,医学临床上使用的生理氯化钠溶液和葡萄糖注射液都是分散系统,其中的氯化钠、葡萄糖是分散相,而水是分散介质。

按分散系统中分散相粒子直径的大小分类,可把分散系统分为粗分散系统、胶体分散系统和分子分散系统,如表 2-1 所示。

表 2-1　分散系统按分散相粒子的大小分类

分散相粒子直径/nm	分散系统类型		分散相粒子的组成	实例
<1	分子分散系统		小分子或小离子	生理盐水、葡萄糖溶液
1～100	胶体分散系统	溶胶	胶粒(分子、离子、原子的聚集体)	氢氧化铁溶胶 硫化砷溶胶
		高分子溶液	高分子	蛋白质溶液 核酸溶液
>100	粗分散系统		粗粒子	泥浆、牛奶

粗分散系统主要包括悬浊液和乳状液。**悬浊液**是分散相以固体小颗粒分散在液体中形成的多相分散系统,如浑浊的河水、泥浆等。**乳状液**是分散相以小液滴分散在另一种液体中形成的多相分散系统,如牛奶、某些杀虫剂的乳化液等。

胶体分散系统包括溶胶和高分子溶液。**溶胶**的分散相粒子是由许多个小分子或小离子组成的聚集体,分散相与分散介质之间存在着界面。**高分子溶液**的分散粒子是单个的大分子或大离子,分散相能自动均匀地分散到分散介质中,分散相与分散介质之间没有界面。

分子分散系又称真溶液,简称溶液。溶液是分散相以单个小分子或小离子的形式均匀地分散在分散介质中形成的分散系。习惯上将溶液中的分散相称为溶质,将分散介质称为溶剂。水是一种常用的溶剂,本教材中未指明溶剂的溶液就是水溶液。

2.2　溶液组成的表示方法

溶液的组成有多种表示方法,不同的表示方法有不同的适用范围,下面简单介绍几种常用的表示方法。

2.2.1 物质的量

物质的量(amount of substance)用符号 n_B 表示,为物质数量的基本物理量。定义为系统中所包含的基本单元(elementary entity)数与 0.012 kg ^{12}C 的原子数目相等。

$$n_B = \frac{m_B}{M_B} \tag{2-1}$$

物质的量的 SI 单位为摩尔(mol),物质的量是一个整体名词,不可分开使用。在使用物质的量时,必须指明物质 B 的基本单元。基本单元可以是原子、分子、离子以及其他粒子或这些粒子的特定组合。

【例 2-1】 计算 20 g NaOH 的物质的量。

【解】 $n_{NaOH} = \dfrac{m_{NaOH}}{M_{NaOH}} = \dfrac{20 \text{ g}}{40 \text{ g} \cdot \text{mol}^{-1}} = 0.5 \text{ mol}$

2.2.2 物质的量浓度

物质的量浓度(amount-of-substance concentration)用符号 c_B 表示,定义为溶质 B 的物质的量除以溶液的体积,即:

$$c_B = \frac{n_B}{V} \tag{2-2}$$

物质的量浓度的 SI 单位为摩尔每立方米(mol·m^{-3}),但立方米这个单位对医学来说太大,故医学中常用的单位是摩尔每升(mol·L^{-1})、毫摩尔每升(mmol·L^{-1})或微摩尔每升(μmol·L^{-1})。这几个单位间的换算关系为:

$$1 \text{ mol} \cdot \text{m}^{-3} = 1 \times 10^{-3} \text{ mol} \cdot \text{L}^{-1} = 1 \text{ mmol} \cdot \text{L}^{-1} = 1 \times 10^{3} \text{ } \mu\text{mol} \cdot \text{L}^{-1}$$

物质的量浓度简称为浓度,常用 c_B 表示溶质 B 的总浓度,[B]表示溶质 B 的平衡浓度。在使用物质的量浓度时,必须指明溶质 B 的基本单元。基本单元可以是原子、分子、离子以及其他粒子或这些粒子的特定组合,这些基本单元可以是实际存在的,也可以是根据需要指定的。例如:

$c_{HCl} = 0.2 \text{ mol} \cdot \text{L}^{-1}$,表示每升溶液含 HCl 0.2 mol

$c_{\frac{1}{3}Fe_3O_4} = 0.1 \text{ mol} \cdot \text{L}^{-1}$,表示每升溶液含 $\left(\dfrac{1}{3}Fe_3O_4\right)$ 0.1 mol

$c_{2NaHCO_3} = 0.2 \text{ mol} \cdot \text{L}^{-1}$,表示每升溶液含(2NaHCO$_3$)0.2 mol

由于浓度二字只是物质的量浓度的简称,因此在用其他方法表示浓度时,应在浓度前使用特定的定语,如质量浓度、质量摩尔浓度等。

2.2.3 质量浓度

质量浓度(mass concentration)用符号 ρ_B 表示,定义为溶质 B 的质量 m_B 除以溶液的体积 V,即:

$$\rho_B = \frac{m_B}{V} \tag{2-3}$$

质量浓度的 SI 单位为千克每立方米(kg·m^{-3}),千克、立方米这两个单位对医学来说也太大,医学常用的单位是克每升(g・L⁻¹)、毫克每升(mg・L⁻¹)或微克每升(μg・L⁻¹)。这几个单位间的换算关系为:

$$1\ kg \cdot m^{-3} = 1\ g \cdot L^{-1} = 1 \times 10^3\ mg \cdot L^{-1} = 1 \times 10^6\ \mu g \cdot L^{-1}$$

【例 2-2】　100 mL 生理盐水含 0.9 g NaCl,计算生理盐水的质量浓度。

【解】　$\rho_{NaCl} = \dfrac{m_{NaCl}}{V} = \dfrac{0.9\ g}{0.1\ L} = 9\ g \cdot L^{-1}$

世界卫生组织提议,凡是摩尔质量已知的物质,在人体内的含量统一用物质的量浓度表示。例如,过去对人体血液葡萄糖含量的正常值,常表示为(70~100)mg%,按法定计量单位则应表示为 $c_{C_6H_{12}O_6} = (3.9~5.6)mmol \cdot L^{-1}$。对于摩尔质量未知的物质,在人体内的含量则可以用质量浓度表示。

由式(2-2)和式(2-3),可推导出溶质 B 的质量浓度与物质的量浓度之间的关系为:

$$\rho_B = c_B M_B \tag{2-4}$$

式中,M_B 代表溶质 B 的摩尔质量。

2.2.4　摩尔分数和质量摩尔浓度

2.2.4.1　摩尔分数

摩尔分数(mole fraction)又称物质的量分数,用符号 x_B 表示,定义为溶质 B 的物质的量 n_B 除以混合物总的物质的量,即:

$$x_B = \frac{n_B}{\sum_i n_i} \tag{2-5}$$

若溶液由溶质 B 和溶剂 A 组成,则两者的摩尔分数分别为:

$$x_B = \frac{n_B}{n_A + n_B}, x_A = \frac{n_A}{n_A + n_B}$$

式中,n_A,n_B 分别为 A,B 两物质的物质的量。显然,$x_A + x_B = 1$。

2.2.4.2　质量摩尔浓度

物质 B 的**质量摩尔浓度**(mole concentration)用 b_B 表示,定义为溶质 B 的物质的量 n_B 除以溶剂 A 的质量 m_A,即:

$$b_B = \frac{n_B}{m_A} \tag{2-6}$$

质量摩尔浓度的 SI 单位是 mol・kg⁻¹,使用时应注明基本单元。例如:

$b_{H_2SO_4} = 1.00\ mol \cdot kg^{-1}$,表示每千克溶剂中含 H_2SO_4 1.00 mol

$b_{\frac{1}{2}H_2SO_4} = 2.00\ mol \cdot kg^{-1}$,表示每千克溶剂中含 $\left(\frac{1}{2}H_2SO_4\right)$2.00 mol

【例 2-3】　在 25 ℃时,质量分数为 0.094 9 的稀硫酸溶液的密度为 $1.06 \times 10^3\ kg \cdot m^{-3}$,在该温度下纯水的密度为 997 kg・m⁻³。计算硫酸的物质的量分数、物质的量浓度和质量摩尔浓度。

【解】　在 1 L 该硫酸溶液中,

$n_{H_2SO_4} = 1.06 \times 10^3 \times 0.094\ 9 \div 98.0 = 1.03(mol)$

$$n_{H_2O}=1.06\times10^3\times(1-0.094\ 9)\div18.0=53.3(mol)$$

根据物质的量分数的定义　　$x_B=\dfrac{n_B}{\sum_i n_i}$

得：$x_{H_2SO_4}=\dfrac{n_{H_2SO_4}}{n_{H_2O}+n_{H_2SO_4}}=\dfrac{1.03}{1.03+53.3}=0.018\ 8$

根据物质的量浓度的定义　　$c_B=\dfrac{n_B}{V}$

得：$c_{H_2SO_4}=\dfrac{n_{H_2SO_4}}{V}=\dfrac{1.03}{1.00}=1.03(mol\cdot L^{-1})$

根据质量摩尔浓度的定义　　$b_B=\dfrac{n_B}{m_A}$

得：$b_{H_2SO_4}=\dfrac{n_{H_2SO_4}}{m_{H_2O}}=\dfrac{1.03}{1.06\times10^3\times(1-0.094\ 9)\times10^{-3}}=1.07(mol\cdot kg^{-1})$

2.2.5　其他浓度表示法

2.2.5.1　质量分数

物质 B 的**质量分数**(mass fraction)用符号 w_B 表示，定义为物质 B 的质量 m_B 除以混合物的总质量，即：

$$w_B=\dfrac{m_B}{\sum_i m_i} \tag{2-7}$$

对于溶液而言，溶质 B 和溶剂 A 的质量分数分别为：

$$w_B=\dfrac{m_B}{m_A+m_B},w_A=\dfrac{m_A}{m_A+m_B}$$

式中，m_A，m_B 分别为 A，B 的质量。显然，$w_A+w_B=1$。

2.2.5.2　体积分数

物质 B 的**体积分数**(volume fraction)用符号 φ_B 表示，定义为物质 B 的体积 V_B 除以混合物的总体积 $V_总$，即：

$$\varphi_B=\dfrac{V_B}{V_总} \tag{2-8}$$

医学上常用体积分数来表示溶质为液体的溶液组成，如消毒酒精中酒精的体积分数为 0.75(或 75%)。

2.3　溶液的渗透压

2.3.1　渗透现象和渗透压力

2.3.1.1　渗透现象

我们设想一个如图 2-1 所示的容器，在容器的右侧盛放较浓的蔗糖溶液，左侧盛放纯水，两边液面相平，中间用一层半透膜隔开，见图 2-1(a)。**半透膜**是一种只允许某些分子或离子通过,而不允许另外一些分子或离子通过的多孔性薄膜,有天然存在的,如细胞膜、鸡蛋膜、毛细血管壁、肠衣、膀胱膜等;也有人工合成的,如羊皮纸、火棉胶、玻璃纸等。

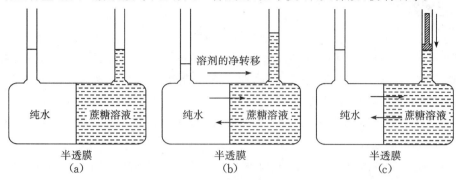

图 2-1 渗透现象的产生

由于两边的浓度不等,体系有一种自发地通过热运动混合成两边浓度相等的趋势。而想使浓度均等,必须让蔗糖分子向左运动、水分子向右运动,见图 2-1(b)。但是由于半透膜只允许水分子自由通过而蔗糖分子不能通过,因此,一段时间以后我们会发现右端的液面上升了。我们将这种由溶剂分子透过半透膜自动扩散的过程叫作**渗透**(osmosis)。

那么液面会不会无限上升呢?答案是否定的。开始时,由于混合平均趋势的驱动,使得左边的水分子向右运动的速度比右边的水分子向左运动的速度要快些,这样右边的液面就会逐渐上升。而液面上升将导致半透膜两侧的压力不等,右边的压力增大,右边的溶剂向左边迁移的速度增加,当压力增大到一定时,左右两边的水分子运动速度相等,达到动态平衡,液面就不会再上升了。

由此可见,渗透现象的产生必须具备两个条件:一是有半透膜存在;二是半透膜两侧溶液存在浓度(应为渗透浓度)差。渗透现象不仅在溶液和纯溶剂间发生,在浓度不同的两溶液间也可发生。渗透总是由纯溶剂向溶液,或稀溶液向浓溶液方向进行。

2.3.1.2 渗透和扩散的比较

当溶液的浓度不均,如向浓溶液的上层加清水或加固体于稀溶液中时,扩散现象就会自发发生,所以一段时间后,我们发现溶液重新恢复成均一体系。这种运动的推动力是熵增加原理,即自发运动是向着混乱度增加的方向进行的。换句话说,自发运动有着趋向平均的趋势。渗透是一种特殊的扩散,它和扩散一样也由浓度不均引起,只是由于半透膜这样一种特殊物质的存在阻止了分子之间的互动,所以为了达到或尽可能趋向平均,只能是稀溶液或纯溶剂中的溶剂向浓溶液渗透,因此渗透的方向与扩散相反,但其实质是一样的。

2.3.1.3 渗透压和反渗透

为了阻止渗透的进行,必须在溶液液面上施加额外的压力。这种施加于液面上的恰能阻止渗透现象发生的额外压力称为该溶液的**渗透压**(osmotic pressure),如图 2-1(c)所示。渗透压用符号 Π 表示,单位是 Pa 或 kPa。溶液的渗透压只有在溶液和纯溶剂被半透膜隔开的时候才能显示出来,凡是溶液均能产生渗透压。如果是浓度不同的两种溶液被半透膜隔开,则此时在浓溶液上方施加的额外压力就是两种溶液的渗透压之差。

如果在溶液液面上方施加的外压大于溶液的渗透压,则会发生**反渗透**(anti-osmotic)现象,即溶剂分子透过半透膜进入纯溶剂一侧。这种反渗透的技术是 20 世纪 60 年代迅速发展起来的一项技术，主要用于海水的淡化、工业废水的处理、重金属盐的回收和溶液的浓缩。

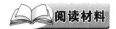 阅读材料

反渗透法

海水淡化技术种类很多，有蒸馏法（多级闪蒸、多效蒸馏、压汽蒸馏等）、膜法（反渗透、电渗析、膜蒸发等）、离子交换法、冷冻法等，但适用于大规模淡化海水的方法只有多级闪蒸（MSF）、多效蒸馏（MED）和反渗透法（RO）。

反渗透法于 20 世纪 70 年代起用于海水淡化，现已发展成为投资最省、成本最低、应用范围广泛的海水淡化技术。

反渗透法是一种膜分离淡化法，该法是利用只允许溶剂透过、不允许溶质透过的半透膜将海水与淡水分隔开，若对海水一侧施加一大于海水渗透压的外压，那么海水中的纯水将通过半透膜进入到淡水中。目前的反渗透膜，水通量是 1978 年的 2 倍，盐的透过率大约为1978 年的四分之一。

反渗透法的适应性强，应用范围广，规模可大可小，建设周期短，相关设施不但可在陆地上建设，还适于在车辆、舰船、海上石油钻台、岛屿、野外等处使用。美国海水淡化的研究重点是反渗透技术，西欧尤里卡计划中的首批尖端项目就包括"海水淡化渗透膜"，日本的"90年代产业基础研究开发制度"中列入了高效分离膜，由此可见反渗透膜法水处理技术在当代高科技中的竞争地位。1989 年前，采用反渗透技术进行海水淡化的淡化水产量占世界海水淡化市场的 6%，到 1997 年底已升至 14%，近年来的市场占有率更是呈直线上升趋势。反渗透法在 21 世纪将与蒸馏法一起成为海水淡化的主导技术。

2.3.2 溶液的渗透压与温度和浓度的关系

1886 年，荷兰化学家 van't Hoff 根据实验结果提出，难挥发非电解质稀溶液的渗透压力与溶液浓度和温度的关系为：

$$\Pi V = n_B RT \quad 或 \quad \Pi = c_B RT \tag{2-9}$$

式中，Π 为稀溶液的渗透压，单位 kPa；V 为溶液的体积，单位 L；n_B 为溶质 B 的物质的量，单位 mol；c_B 为溶质 B 的物质的量浓度，单位 $mol \cdot L^{-1}$；R 为摩尔气体常数，SI 单位及数值为 8.314 $J \cdot mol^{-1} \cdot K^{-1}$；$T$ 为热力学温度。

式（2-9）称为 van't Hoff 定律。它表明在一定的温度下，稀溶液的渗透压力的大小仅与单位体积溶液中溶质微粒数的多少有关，而与溶质的本性无关。因此，渗透压力是稀溶液的一种依数性。

对于稀溶液来说，其物质的量浓度与质量摩尔浓度近似相等，即 $c_B \approx b_B$，因此上式可改写为：

$$\Pi \approx b_B RT \tag{2-10}$$

式（2-9）还可变形为：

$$\Pi V = n_B RT = \frac{m_B}{M_B} RT \tag{2-11}$$

$$M_B = \frac{m_B RT}{\Pi V} \tag{2-12}$$

式中，m_B 为溶质的质量，单位 g；M_B 为溶质的摩尔质量，单位 $g \cdot mol^{-1}$。

式(2-12)可用于测定高分子物质的相对分子质量。

【例 2-4】 将 0.5 g 鸡蛋清配成 1.0 L 水溶液，在 25 ℃时测得该溶液的渗透压力为 0.306 kPa，计算鸡蛋清的相对分子质量。

【解】 $\rho = \dfrac{m_B}{V} = \dfrac{0.5}{1.0} = 0.5(g \cdot L^{-1})$

由 $\Pi = c_B RT$ 知，

$$c_B = \frac{\Pi}{RT} = \frac{0.306}{8.314 \times 298} = 1.24 \times 10^{-4}(mol \cdot L^{-1})$$

又由 $c_B = \dfrac{\rho_B}{M_B}$ 知，

$$M_B = \frac{\rho_B}{c_B} = \frac{0.5}{1.24 \times 10^{-4}} = 4.0 \times 10^3 (g \cdot mol^{-1})$$

即，鸡蛋清的相对分子质量是 $4.0 \times 10^3 \ g \cdot mol^{-1}$。

2.3.3 渗透压在医学上的意义

2.3.3.1 渗透浓度

我们把溶液中能产生渗透效应的溶质粒子（分子、离子）统称为**渗透活性物质**（osmotic active substance）。通常把稀溶液中能产生渗透作用的各种溶质分子和离子的总浓度称为渗透浓度（osmotic concentration），用符号 c_{os} 表示，单位 $mol \cdot L^{-1}$ 或 $mmol \cdot L^{-1}$。

$$c_{os} = \sum_i c_i \tag{2-13}$$

由于渗透压具有依数性，即压力的大小只与一定体积内溶质的质点数有关，而与溶质的本性无关，故医学上常用渗透浓度来衡量渗透压的大小。

【例 2-5】 药典规定生理氯化钠溶液的质量浓度应为 $8.5 \sim 9.5 \ g \cdot L^{-1}$，计算生理氯化钠溶液的渗透浓度的范围。

【解】 氯化钠为强电解质，在溶液中完全解离：

$$NaCl = Na^+ + Cl^-$$

生理盐水氯化钠溶液的渗透浓度与质量浓度之间的关系为：

$$c_{os}(NaCl) = c_{Na^+} + c_{Cl^-} = 2c_{NaCl} = \frac{2\rho_{NaCl}}{M_{NaCl}}$$

当生理氯化钠溶液的质量浓度为 $8.5 \ g \cdot L^{-1}$ 时，渗透浓度为：

$$c_{os}(NaCl) = \frac{2 \times 8.5}{58.5} = 0.291(mol \cdot L^{-1}) = 291(mmol \cdot L^{-1})$$

当生理氯化钠溶液的质量浓度为 $9.5 \ g \cdot L^{-1}$ 时，渗透浓度为：

$$c_{os}(NaCl) = \frac{2 \times 9.5}{58.5} = 0.325(mol \cdot L^{-1}) = 325(mmol \cdot L^{-1})$$

生理氯化钠溶液的渗透浓度应为 $291 \sim 325 \ mmol \cdot L^{-1}$。

需要指出的是，式(2-9)只适用于非电解质稀溶液。对于电解质溶液，渗透压力的计算公式为：

$$\Pi = c_{os}RT \tag{2-14}$$

13

2.3.3.2 等渗、低渗和高渗溶液

化学意义上的等渗溶液是指渗透浓度相等的两个或若干个溶液,例如,$0.3\ mol \cdot L^{-1}$ HCl 溶液和 $0.2\ mol \cdot L^{-1}\ H_2SO_4$ 溶液是等渗溶液。低渗溶液和高渗溶液则存在于两个溶液相比较的时候,如 $0.5\ mol \cdot L^{-1}\ Na_2HPO_4$ 溶液是 $0.5\ mol \cdot L^{-1}$ NaOH 溶液的高渗溶液,$0.5\ mol \cdot L^{-1}$ NaOH 溶液是 $0.5\ mol \cdot L^{-1}\ Na_2HPO_4$ 溶液的低渗溶液。在说等渗、低渗和高渗溶液的时候需指明是哪种溶液针对哪种溶液而言。

医学上这三种溶液的划分是以血浆的渗透浓度为衡量标准的。正常人血浆的总渗透浓度约为 $303.7\ mmol \cdot L^{-1}$,临床上规定,渗透浓度在 $280\sim320\ mmol \cdot L^{-1}$ 范围内的溶液称为等渗溶液,渗透浓度小于 $280\ mmol \cdot L^{-1}$ 的称为低渗溶液,渗透浓度大于$320\ mmol \cdot L^{-1}$ 的溶液称为高渗溶液[但在实际应用中,略低于(或略高于)此范围的溶液也可看作等渗溶液,如渗透浓度为 $278\ mmol \cdot L^{-1}$ 的葡萄糖溶液也可看作等渗溶液]。医学上可直接称某溶液是等渗、低渗或高渗溶液。

掌握等渗、低渗和高渗溶液的概念在临床上是很重要的。通常在给病人大量补液的时候,要使用等渗溶液,否则会造成严重的后果。这是因为血红细胞的细胞膜是一层半透膜,若将细胞置于等渗溶液中,由于细胞内外溶液的浓度基本相等,水分子进出细胞的速度和数量基本相同,细胞的形态基本不变。但若将该细胞置于低渗溶液中,由于细胞外溶液浓度低,水分子会由外向内进行渗透,进入细胞内部,细胞会逐渐膨胀最后破裂,医学上称为"溶血"。反之,若将血红细胞置于高渗溶液中,外部溶液浓度低,水分子会由内向外进行渗透,细胞失水,逐渐皱缩,皱缩的血红细胞互相聚结成团,堵塞在血管中,就会形成"血栓"。血红细胞在不同渗透浓度溶液中的形态如图 2-2 所示。

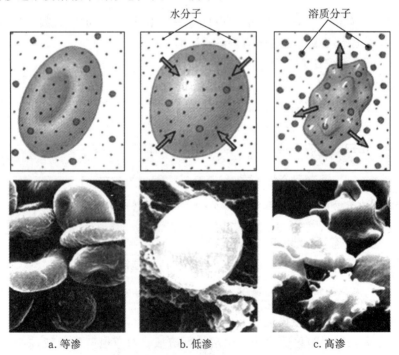

图 2-2 血红细胞在不同渗透浓度溶液中的形态

在大量补液时,为了防止"溶血"和"血栓"的形成,必须使用等渗溶液,如使用 $9.0\ g \cdot L^{-1}$

NaCl 溶液或 50.0 g·L^{-1}葡萄糖溶液。低渗溶液和高渗溶液在医学上是否就没有应用价值呢？也不尽然。在治疗脑水肿时，可使用少量的高渗甘露醇溶液，但剂量不易过大，注射速度不能太快，否则会造成局部高渗而形成"血栓"。

2.3.3.3　晶体渗透压和胶体渗透压

人体血浆的渗透压大体上是由两类物质形成的。一类是小分子和小离子晶体物质，如无机盐离子、葡萄糖、尿素等；另一类是高分子胶体物质，如蛋白质、多糖等。血浆的渗透压是这两类物质产生的渗透压总和，其中晶体物质形成的渗透压称为**晶体渗透压**，胶体物质产生的渗透压称为**胶体渗透压**。37 ℃时，血浆的总渗透压约为 770 kPa，其中 99.5% 来自晶体渗透压。

为什么两者产生的渗透压相差这么多呢？这是由于在一定温度下，渗透压只与单位体积内溶质的数目有关，相等质量的晶体物质尤其是电解质相比胶体物质而言，在溶液中产生的溶质粒子数要多得多，因此产生的渗透压也就大得多。

晶体渗透压和胶体渗透压在维持人体内的水、电解质平衡时有不同的作用。对于细胞膜来说，它的通透性较差，只允许水分子自由通过，而晶体物质和胶体物质都不易通过，这时主要依赖晶体渗透压来维持细胞内外的水盐平衡。如果由于某种原因造成人体缺水，则细胞外液中盐的浓度会升高，这样细胞内的水就会向细胞外渗透，造成细胞内缺水。反之，若大量饮用水或输入过多的葡萄糖溶液，那么细胞外盐的浓度将低于细胞内的，水分子将由细胞外液向细胞内渗透，严重时可导致水中毒。对于腹泻脱水的患者，常会注射生理盐水，就是为了维持细胞内外的晶体渗透压相等，保持水盐平衡。

而对于毛细血管壁来说，它的通透性较好，除了允许水分子自由通过外，还允许各种小离子自由通过，但不允许蛋白质等大分子通过。因此，只有胶体物质才对毛细血管壁内外的水盐平衡有影响。如果因为某种疾病造成血浆蛋白质减少，则血浆的胶体渗透压会降低，血浆中的水和小分子就会透过毛细血管壁进入组织间液，导致血容量（人体血液总量）降低而组织间液增多，严重时会引起水肿。因此，临床上对于大面积烧伤或失血过多的患者，除补给电解质溶液外，还需输入血浆或右旋糖苷等代血浆，以恢复血浆的胶体渗透压。

📖 **阅读材料**

测定渗透压在临床上的意义

渗透压是衡量各种体液，包括细胞内外体液中所含电解质和非电解质溶质总的颗粒浓度——渗透浓度变化的定量指标。在正常生理条件下，体液渗透压在神经和内分泌的调节下，与体温、pH 等因素一起构成人体维持组织细胞正常生命活动不可缺少的相对恒定的"内环境"。在病理状态下，恒定的体液渗透压将随着水电解质代谢紊乱的发生而改变，体液渗透压的异常正是水电解质代谢紊乱的标志之一。目前，渗透压测定已成为研究水电解质代谢平衡与紊乱机制的一项重要手段。在临床上主要有以下应用：

一、评价肾功能

尿浓缩和稀释能力是肾脏的重要生理功能之一，对于调节体内水盐代谢平衡、保留体内所需物质和排泄代谢废物起着主要作用。在以往临床实验室检验技术中，评价肾脏的尿浓缩和稀释能力多采用测定尿液比重的方法，然而，新近的研究工作表明，肾脏的尿浓缩和稀释能力是依靠体液的渗透压变化来加以调节的，而比重仅是反映溶质的质量和密度的指标，并且随着溶质相对分子质量的不同而发生改变，故与渗透压无直接关系。测定尿液渗透压，是现代临床广泛使用与评定肾功能的最灵敏迅速和精确简便的实验技术。

临床上用来评价肾功能的渗透压指标有尿液渗透压(尿渗)、血清或血浆(血渗)、尿血渗比(即尿渗与血渗之比值)及自由水清除率等。正常人8小时禁水后的尿渗值,通常都大于700 mmol·L^{-1},如果小于该值,提示肾脏尿浓缩功能低下。肾病患者,尤其发生严重肾功能紊乱时,尿渗明显低于正常值。而尿毒症患者的尿渗则几乎与其血渗等同,称为等渗尿。尿血渗比值是直接反映肾小管重吸收水的能力的重要指标。肾小球的过滤率及肾小管重吸收水的能力愈强,则尿液被浓缩的程度愈高,尿血渗比值也就愈大;正常人尿血渗比通常大于2.5。当肾小球,尤其当肾小管受损伤时,尿血渗比相应变小,当发生肾衰竭时,尿血渗比就会接近于1。

自由水清除率是直接反映肾小管在单位时间内排水能力的定量指标。正常人的自由水清除率是个负值,为$-25\sim-100$ mL·h^{-1}。当肾浓缩功能损伤时自由水清除率就会变小,而在肾功能衰竭即将发生时,自由水清除率便趋于零。临床上可根据自由水清除率趋于零来作为急性肾功能衰竭即将发生的灵敏指标。

二、鉴别高血渗症

正常人血渗值为$280\sim320$ mmol·L^{-1}。当血渗值低于280 mmol·L^{-1}时,称为低血渗症,而当血渗值高于320 mmol·L^{-1}时,称为高血渗症。高血渗症是急危重症患者最常表现的一种症状。高渗性脱水是导致高血渗症发生的常见病因。此外,严重的糖尿病、肾衰竭、烧伤、出血性休克、高渗输液以及高蛋白营养疗法等,也往往会引起高血渗症。

急危重症患者的血渗值持续升高,被看作提示病情危急的信号,其死亡率随着血渗值的升高而增加,一旦血渗值超过350 mmol·L^{-1}将很快死亡。

三、血渗差分析与危重病情预后

血渗差为血渗测定值减去血渗计算值之差值。正常人的血渗差变化范围一般在10 mmol·L^{-1}之内,当危重病情发生时,尤其是发生严重水电解质紊乱时,血渗差就会增大,一旦血渗差超过40 mmol·L^{-1},病人就会出现死亡。

四、监视人工透析和大输液

人工透析与大输液,是临床(尤其是临床急救)最常用的治疗技术。治疗目的在于调整患者体内水电解质代谢平衡与体液渗透压平衡的失调。在临床上,通过对患者的体液,主要是血液渗透压的测定,来选择和配制与其相匹配的透析液和输液溶液,以保证人工透析与大输液的安全实施和取得良好疗效。

无论是采用人工肾或腹膜透析,透析液渗透压的选择,是决定透析效果的一个重要因素。透析液渗透压一般选略高于患者血渗水平。但透析液渗透压选择过高,除会引发高渗性症外,还会使患者产生恶心、呕吐、血压升高、肌肉痉挛、意识障碍等透析不平衡综合征,严重时可引起病人昏迷,甚至死亡。因此,在透析过程中应连续观察患者血渗变化,适当调节透析液渗透压,尽量使透析渗差维持在20 mmol·L^{-1}以内,可以避免因透析过程出现血渗大幅度变化而导致透析不平衡综合征的发生。

同样,大输液过程也离不开渗透压指标的监护。在对危急重症患者制订旨在纠正其体内体液平衡的输液方案时,若只考虑调节水电解质紊乱和酸碱平衡紊乱,未考虑已发生的或将会伴随输液治疗过程而并发的体液渗透压紊乱,将会造成严重后果。医源性高渗性症就是典型的例证。临床上就发生过因大输液而引发高渗性症,最后导致死亡的病例。一例为施用20%甘露醇进行利尿脱水治疗,当病人出现少尿症状时,大量高渗甘露醇溶液潴留体内,最后使其因血渗值超过 350 mmol·L^{-1}而导致死亡;另一例为某酸碱平衡紊乱患者,在施用大量 5‰碳酸氢钠进行纠正酸中毒时,虽然酸碱平衡得以纠正,但病人却出现死亡,其原因在于 5‰碳酸氢钠是高渗溶液,当施用过量时,会致使患者血渗值超过 350 mmol·L^{-1}的危险线。

五、其他应用

鉴定内分泌失调、判断药物过量与中毒、渗透压与眼科疾病、精液渗透压与不育症、指导婴儿乳液的科学配制等。

参考文献

[1] 徐春祥.医学化学[M].2 版.北京:高等教育出版社,2008.

[2] 谢吉民.医学化学[M].5 版.北京:人民卫生出版社,2004.

[3] 慕慧.基础化学学习指导[M].2 版.北京:科学出版社,2002.

[4] 傅献彩,沈文霞,姚天扬.物理化学[M].4 版.北京:高等教育出版社,1990.

习　题

1.什么叫渗透现象? 产生渗透现象的条件是什么?

2.什么叫渗透浓度? 渗透浓度与物质的量浓度之间的关系如何?

3.将下列稀溶液渗透压力按大小排序。

① $c_{C_6H_{12}O_6}=0.1$ mol·L^{-1}　　② $c_{\frac{1}{2}Na_2CO_3}=0.1$ mol·L^{-1}

③ $c_{\frac{1}{3}Na_3PO_4}=0.1$ mol·L^{-1}　　④ $c_{NaCl}=0.1$ mol·L^{-1}

4.下列几组用理想半透膜隔开的溶液,在相同温度下水从右向左渗透的是(　　)。

$[M_r($葡萄糖$)=180;M_r(NaCl)=58.5]$

A.5‰的葡萄糖|半透膜| 2‰的 NaCl

B.0.050 mol·kg^{-1}的 NaCl|半透膜|0.080 mol·kg^{-1}的葡萄糖

C.0.050 mol·kg^{-1}的 MgSO$_4$|半透膜|0.050 mol·kg^{-1}的 CaCl$_2$

D.0.90‰的 NaCl|半透膜|2‰的 NaCl

5.25.0 g·L^{-1} NaHCO$_3$(相对分子质量为 84.0)的渗透浓度是多少? 它是等渗、低渗还是高渗溶液?

6.在 100 mL 溶液中含 Ca^{2+} 4.0 mg,则 Ca^{2+} 的物质的量浓度是多少?

7.计算 500 mL 生理盐水(NaCl 9.0 g·L^{-1})的:①物质的量;②Na$^+$、Cl$^-$ 的渗透浓度(已知相对原子量 Cl 为 35.5,Na 为 23.0)。

8.已知乳酸钠的摩尔质量是 112 g·moL^{-1}。临床上治疗酸中毒常用 112 g·L^{-1}的乳酸针剂,每支 20 mL。试求一支针剂中含乳酸钠的物质的量为多少? 其渗透浓度是多少?

9.分别取 5.00 g·L^{-1} NaHCO$_3$ 溶液、0.200 mol·L^{-1} Na$_2$SO$_4$ 溶液和 0.100 mol·L^{-1} NaCl 溶液各 10 mL 后将其混合,求混合溶液的渗透浓度(设混合时溶液体积无损耗)。

10.将 10.0 g 某高分子物质溶于 1 L 水中,测得该溶液在 27 ℃时的渗透压为 0.37 kPa,求该高分子物质的相对分子质量。

第 3 章

酸碱解离平衡和沉淀—溶解平衡

本章要求

1. 掌握酸碱质子理论、各种酸碱体系的质子转移平衡、平衡常数的意义及质子转移平衡的移动。

2. 掌握一元弱酸或弱碱体系 pH 的近似计算,熟悉多元酸碱及两性物质溶液 pH 的近似计算。

3. 掌握溶度积的概念和溶度积规则,熟悉沉淀的生成和溶解条件。

4. 掌握缓冲溶液的概念、组成及缓冲作用机制。

5. 掌握缓冲溶液的 pH 计算方法和配制原则步骤,熟悉缓冲容量和缓冲范围。

6. 了解离子活度、活度因子、离子强度、标准缓冲溶液、血液中的缓冲系等概念。

电解质(electrolyte)是在水溶液中或熔融状态下能导电的化合物,**电解质溶液**(electrolytic solution)通常指电解质的水溶液。人体体液中含有多种电解质,电解质平衡和酸碱平衡是人体维持正常生理功能的重要保证。因此,掌握电解质溶液的基本性质及变化规律,对后续课程的学习很有帮助。

电解质分为强电解质和弱电解质。**强电解质**是指在水溶液中能够完全解离成离子的电解质,分为强酸(如 HNO_3)、强碱(如 NaOH)和盐(如 NaCl)。**弱电解质**是指在水溶液中只能部分解离成离子的电解质,分为弱酸(如 HClO)和弱碱(如 $NH_3 \cdot H_2O$)。

🔍 **案 例**

水与电解质代谢紊乱

水与电解质广泛分布在细胞内外,参与体内许多重要的功能和代谢活动,对正常生命活动的维持起着非常重要的作用。体内水与电解质的动态平衡是通过神经、体液的调节实现的。临床上常见的水与电解质代谢紊乱有高渗性脱水、低渗性脱水、等渗性脱水、水肿、水中毒、低钾血症和高钾血症以及酸中毒和碱中毒等。

人和高等动物机体内的细胞也像水中的单细胞生物一样是在液体环境之中的。与单细胞生物不同的是,人体大量细胞拥挤在相对来说很少量的细胞外液中,这是进化的结果。但人体具有精确的调节机能,能不断更新并保持细胞外液化学成分、理化特性和容量方面的相对恒定,这就是对生命活动具有重要意义的内环境。

水与电解质代谢紊乱在临床上十分常见。许多器官系统的疾病、一些全身性的病理过程等,都会引起或伴有水与电解质代谢紊乱;外界环境的某些变化,某些医源性因素(如药物使用不当)等,也常会导致水与电解质代谢紊乱。如果得不到及时的纠正,水与电解质代谢紊乱本身又可使全身各器官系统特别是心血管系统、神经系统的生理功能和机体的物质代谢发生相应的障碍,严重时常可导致死亡。因此,水与电解质代谢紊乱的问题,是临床上极为重要的问题之一,受到医学科学工作者的普遍重视。

3.1 酸碱理论

人类对酸碱的认识是逐步深化的。人们通过对酸碱的组成与性质、结构关系的研究,提出了一系列的酸碱理论,其中有酸碱电离理论(ionization theory of acid-base)、酸碱质子理论(proton theory of acid-base)和酸碱电子理论(electronic theory of acid-base)。

3.1.1 酸碱电离理论

酸碱电离理论是 1887 年由瑞典化学家阿伦尼乌斯提出的。

电离理论将酸(碱)定义为在水溶液中能解离出 H^+(OH^-)的物质。酸碱反应的实质是 H^+ 与 OH^- 反应生成 H_2O。

酸碱电离理论把酸和碱只限于水溶液,又把碱限制为氢氧化物,它不能解释非水溶液中的酸碱反应,也不能解释氨水的碱性。

3.1.2 酸碱质子理论

3.1.2.1 酸碱的定义

1923 年,布朗斯特和劳莱提出了酸碱质子理论。酸碱质子理论认为,凡能给出质子(H^+)的物质都是酸(acid),凡能接受质子的物质都是碱(base)。即酸是质子的给体,碱是质子的接受体。酸和碱不是孤立的,酸给出质子后所余下的部分就是碱,碱接受质子即成为酸。这种对应关系称为共轭关系,故酸碱质子理论也称为共轭酸碱理论。即一种酸释放一个质子后成为其共轭碱(conjugate base),一种碱结合一个质子后成为其共轭酸(conjugate acid),这种仅相差一个质子的一对酸碱称为共轭酸碱对(conjugated pair of acid-base)。例如:

$$HCl \rightleftharpoons H^+ + Cl^-$$
$$HAc \rightleftharpoons H^+ + Ac^-$$
$$H_2CO_3 \rightleftharpoons H^+ + HCO_3^-$$
$$HCO_3^- \rightleftharpoons H^+ + CO_3^{2-}$$
$$H_3O^+ \rightleftharpoons H^+ + H_2O$$
$$H_2O \rightleftharpoons H^+ + OH^-$$
$$NH_4^+ \rightleftharpoons H^+ + NH_3$$
$$共轭酸 \rightleftharpoons 质子 + 共轭碱$$

上述关系式称为酸碱半反应(half reaction of acid-base)式,左边的物质都是共轭酸,右边的物质是其共轭碱和质子。

由共轭酸碱的概念可知:

(1)酸、碱可以是分子,也可以是阳离子或阴离子。

(2)有些物质,如 H_2O 和 HCO_3^- 等,在某一个共轭酸碱对中是酸,而在另一个共轭酸碱对中却是碱,这种既能给出质子又能接受质子的物质称为两性物质(amphoteric substance)。

(3)酸碱质子理论中没有盐的概念,例如,Na_2CO_3 在酸碱电离理论中称为盐,但在酸碱质子理论中 CO_3^{2-} 是碱,而 Na^+ 既非酸又非碱,因为它既不能给出质子,也不能接受质子。

酸碱质子理论体现了酸碱相互依存又相互转化的关系,并扩大了酸碱概念的范围。

3.1.2.2 酸碱反应的实质

酸碱半反应式并不是一种实际反应式。质子(H^+)非常小,电荷密度非常大,在溶液中不能单独存在。在酸给出质子的瞬间,质子必然迅速与另一个质子受体(碱)结合。

例如,在 HAc 水溶液中,HAc 将质子传递给 H_2O 后就转变成其共轭碱 Ac^-,水接受质子后则转变成其共轭酸 H_3O^+:

$$\underset{}{\overset{H^+}{\frown}}$$
$$HAc + H_2O \Longrightarrow H_3O^+ + Ac^-$$

在 NaAc 水溶液中,H_2O 将质子传递给了 Ac^- 后转变成其相应的共轭碱 OH^-,后者接受质子转变成其相应的共轭酸 HAc:

$$\overset{H^+}{\frown}$$
$$H_2O + Ac^- \Longrightarrow HAc + OH^-$$

强酸强碱之间的中和反应亦是质子传递过程:

$$\overset{H^+}{\frown}$$
$$\underset{酸_1}{H_3O^+} + \underset{碱_2}{OH^-} \Longrightarrow \underset{酸_2}{H_2O} + \underset{碱_1}{H_2O}$$

从以上过程可以看出,一种酸和一种碱(酸$_1$和碱$_2$)的反应,总是导致一种新酸和一种新碱(酸$_2$和碱$_1$)的生成。并且酸$_1$和生成的碱$_1$是一对共轭酸碱对,碱$_2$和生成的酸$_2$是另一对共轭酸碱对。这说明,酸碱反应的实质是两对共轭酸碱对之间的质子传递反应(protolysis reaction)。这种质子传递反应并不要求先解离出 H^+,只要质子从一种物质(酸$_1$)转移到另一种物质(碱$_2$)上去,就是发生了酸碱反应。不仅电离理论中的中和反应、酸和碱的电离作用、水解反应等均可视为酸碱反应,非水溶剂或气相中进行的质子传递过程也是酸碱反应。这就扩大了酸碱反应的范围。

$$\overset{H^+}{\frown}$$
$$HCl(g) + NH_3(g) \Longrightarrow NH_4Cl(s)$$

3.1.2.3 酸碱反应方向

在质子传递过程中,存在争夺质子的过程,其结果必然是强碱夺取强酸的质子生成弱酸和弱碱。即酸碱反应的自发方向是相对强的酸将质子传递给相对强的碱,生成相对弱的共轭碱和共轭酸:

$$强酸_1 + 强碱_2 \Longrightarrow 弱酸_2 + 弱碱_1$$

相互作用的酸碱越强,反应进行得越完全。例如:

$$HCl + NH_3 \rightleftharpoons NH_4^+ + Cl^-$$

HCl 是比 NH_4^+ 更强的酸,NH_3 是比 Cl^- 更强的碱,故上述反应向右进行得很完全。而反应:

$$H_2O + Ac^- \rightleftharpoons HAc + OH^-$$

因为 H_2O 是比 HAc 更弱的酸,Ac^- 是比 OH^- 更弱的碱,故上述反应向右进行的程度很小,反应强烈偏向左方进行。

3.1.2.4 酸碱的相对强度

质子理论认为,酸给出质子能力越强,其酸性越强;碱接受质子能力越强,其碱性越强。强酸能完全给出质子,而弱酸只能部分给出质子。

(1)酸碱强度的相对性

在共轭酸碱对中,酸碱强度是相互制约的。酸性越强,则其共轭碱的碱性就越弱;酸性越弱,则其共轭碱的碱性则越强。例如,HCl 在水中是很强的酸,其共轭碱 Cl^- 是很弱的碱;HAc 在水中是较弱的酸,其共轭碱 Ac^- 就是较强的碱。因此,从酸性看,HCl>HAc,而碱性则 $Ac^- > Cl^-$。常见共轭酸碱对及其 pK_a(25 ℃)见表 3-1。

表 3-1 常见共轭酸碱对及其 pK_a(25 ℃)

共轭酸 HA	K_a^*(aq)	pK_a(aq)	共轭碱 A^-
H_3O^+	1.0	0	H_2O
$H_2C_2O_4$	5.9×10^{-2}	1.23	$HC_2O_4^-$
H_3PO_4	6.9×10^{-3}	2.16	$H_2PO_4^-$
$HC_2O_4^-$	6.5×10^{-5}	4.19	$C_2O_4^{2-}$
HAc	1.7×10^{-5}	4.76	Ac^-
H_2CO_3	4.5×10^{-7}	6.35	HCO_3^-
$H_2PO_4^-$	6.2×10^{-8}	7.21	HPO_4^{2-}
HCO_3^-	4.7×10^{-11}	10.33	CO_3^{2-}
HPO_4^{2-}	4.8×10^{-13}	12.32	PO_4^{3-}
H_2O	1.0×10^{-14}	14.0	OH^-

(2)酸碱强度与溶剂的关系

物质酸碱性的强弱,除与其本性有关外,还与反应对象或溶剂的性质有关。通常我们说 HCl 是强酸、HAc 是弱酸,都是以水为溶剂而言。在接受质子能力不同的溶剂中,同一种物质会显示出不同的酸碱性。例如,HNO_3 在水中是强酸,但在冰醋酸中为弱酸,而在纯 H_2SO_4 中却表现为弱碱:

$$HNO_3 + H_2O \longrightarrow NO_3^- + H_3O^+$$

$$HNO_3 + HAc \rightleftharpoons NO_3^- + H_2Ac^+$$

$$H_2SO_4 + HNO_3 \rightleftharpoons H_2NO_3^+ + HSO_4^-$$

由于 H_2O、HAc 和 H_2SO_4 接受质子的能力依次减弱,HNO_3 在这几种溶剂中的酸性也越来越弱,当遇到给出质子能力比其更强的 H_2SO_4 时,HNO_3 只能接受质子而成为碱。

再如,NH_3 在水和冰醋酸中的质子传递反应分别为:

$$NH_3 + H_2O \rightleftharpoons NH_4^+ + OH^-$$

$$NH_3 + HAc \longrightarrow NH_4^+ + Ac^-$$

随着溶剂给出质子的能力增强,NH_3 的碱性也增强。NH_3 在水中是弱碱,但在冰醋酸中则为强碱。

正因为酸碱强度是相对的,所以,在比较各种物质酸碱性的强弱程度时,是以某一物质(通常是溶剂)为标准相对而言。最常用的溶剂是水,通常是以水作为比较各种物质酸碱性相对强弱的标准,本教材中若非特别指出,一般溶液均指水溶液。

3.1.2.5 酸碱质子理论简评

酸碱质子理论的成功之处在于:

(1)酸碱概念准确具体,且与 Arrhenius 的电离理论相比,扩大了酸碱概念的范围。例如,电离理论的碱只限于在水溶液中能电离出 OH^- 的物质,而在质子理论中,这类物质仅仅是负离子碱中的一种而已。

(2)扩大了酸碱反应的范围。质子理论摆脱了 Arrhenius 的电离理论中酸碱反应必须在水溶液中进行的局限,解决了非水溶剂和气相中酸碱反应问题。

(3)质子理论把酸碱的性质和溶剂的性质联系起来,并且用平衡常数作为酸碱强度的定量标度,简明易懂,是目前应用最广的一种酸碱理论。

当然,质子理论也有其局限性。如把酸限定为能给出质子的物质,酸碱反应限定为质子的转移反应,不能解释不含质子物质的酸性(如酸性氧化物)和不传递质子的酸碱反应。

3.2 水溶液的酸碱平衡

3.2.1 水的质子自递反应

水是一种两性物质,它既可给出质子,又可接受质子。在水分子间也存在质子传递反应,称为水的质子自递反应(proton self-transfer reaction):

$$H_2O + H_2O \rightleftharpoons OH^- + H_3O^+$$

H_3O^+ 是水溶液中所能存在的最强酸,OH^- 是水溶液中所能存在的最强碱,因此,水溶液中 H_2O 既是最弱的酸,又是最弱的碱。故反应强烈偏向左方进行。平衡时,仅有极少量的 H_2O 转变成 H_3O^+ 和 OH^-,平衡常数表达式:

$$K = \frac{[H_3O^+][OH^-]}{[H_2O][H_2O]} \tag{3-1}$$

式中,$[H_2O]$ 为常数,将它与 K 合并,得:

$$K_w = [H_3O^+][OH^-] \tag{3-2}$$

为简便起见,也可以用 H^+ 代表水合质子 H_3O^+,则式(3-2)可改写为:

$$K_w = [H^+][OH^-] \tag{3-3}$$

K_w 称为水的质子自递平衡常数(proton self-transfer constant),又称为**水的离子积**(ion product of water)。K_w 与温度有关，25 ℃时为 1.00×10^{-14}。

　　水的离子积关系不仅适用于纯水，也适用于所有稀的水溶液。不论酸性水溶液还是碱性水溶液，都同时含有 H^+ 和 OH^-，只是相对含量不同而已。由于水溶液中的 H^+ 浓度和 OH^- 浓度的乘积是一个常数，因此，只要知道溶液中的 H^+ 浓度，就可以计算其中的 OH^- 浓度。所以，溶液的酸度和碱度都可以用 H^+ 浓度来表示。

　　对于稀溶液，特别是弱酸弱碱水溶液中，H^+ 和 OH^- 浓度往往是很小的数值，为了方便起见，常用 pH 即 H^+ 活度的负对数表示溶液的酸碱度：

$$pH = -\lg[H^+] \tag{3-4}$$

溶液的酸碱性也可以用 pOH 表示，pOH 是 OH^- 活度的负对数：

$$pOH = -\lg[OH^-] \tag{3-5}$$

因为常温下，水溶液中 $[H^+][OH^-] = 1.00 \times 10^{-14}$，故有：

$$pH + pOH = 14 \tag{3-6}$$

　　应用 pH 的范围在 0～14，即相当于 H^+ 浓度在 1 mol·L^{-1} 到 10^{-14} mol·L^{-1} 之间。如果超出此范围，则直接用 H^+ 浓度或 OH^- 浓度更方便。

　　pH 的概念不仅在化学中很重要，在医学、生命科学中也同样重要。例如，人体中的各种体液都有一定的 pH 范围，超出此范围就会引起严重的代谢问题，甚至危及生命。各种生物催化剂——酶，也只有在一定的 pH 范围才能起效，否则将会降低或失去活性。表 3-2 列出了正常人人体各种体液的 pH 范围。

表 3-2　人体各种体液的 pH 正常范围

体液	pH	体液	pH
血清	7.36～7.44	大肠液	8.3～8.4
成人胃液	1.5～2.5	乳汁	6.0～6.9
婴儿胃液	5.0	泪水	7.4
唾液	6.36～6.85	尿液	4.8～7.5
胰液	7.5～8.0	脑脊液	7.35～7.45
小肠液	7.6 左右		

3.2.2　弱酸、弱碱的解离平衡

　　酸、碱的强度与酸、碱本身的性质以及溶剂的性质有关。在水溶液中，酸的强度取决于酸将质子给予水分子的能力；而碱的强度取决于碱从水分子中夺取质子的能力。通常用弱酸、弱碱在水溶液中的标准解离常数来衡量弱酸、弱碱的强弱。

3.2.2.1　一元弱酸弱碱的质子传递平衡

　　在水溶液中，弱酸、弱碱与水分子间的质子转移过程是可逆过程，最终将建立质子传递平衡，一元弱酸是指只能给出一个质子的弱酸，一元弱酸与水的质子传递平衡用通式可表示为：

$$HB + H_2O \rightleftharpoons B^- + H_3O^+$$

平衡时，

$$K_i = \frac{[H_3O^+][B^-]}{[HB][H_2O]} \tag{3-7}$$

在稀溶液中，[H₂O]可看成是常数，则式(3-7)可改写为：

$$K_a = \frac{[H_3O^+][B^-]}{[HB]} \tag{3-8}$$

式中，K_a 称为酸的标准解离常数，简称为**酸常数**。其值大小只受温度的影响，不受浓度的影响。$[H_3O^+]$，$[B^-]$，$[HB]$ 分别代表 H_3O^+，B^-，HB 的平衡浓度。

K_a 是水溶液中酸强度的量度，它的大小表示酸在水中给出质子能力的大小。K_a 值愈大，酸性愈强。例如，HAc、NH_4^+ 和 HCN 的 K_a 分别为 1.74×10^{-5}、5.62×10^{-10} 和 6.16×10^{-10}，所以这三种酸的强弱顺序为 HAc>HCN>NH_4^+。一些弱酸的 K_a 值非常小，为使用方便，也常用 pK_a 表示，即酸常数的负对数。

类似地，一元弱碱 B^- 在水溶液中存在下列质子传递平衡，

$$B^- + H_2O \rightleftharpoons HB^- + OH^-$$

$$K_b = \frac{[HB][OH^-]}{[B^-]} \tag{3-9}$$

K_b 为碱的标准解离常数，简称为**碱常数**。K_b 值的大小表示该碱在水中接受质子能力的大小，K_b 值愈大，碱性愈强。pK_b 是碱常数的负对数。常用的弱酸、弱碱的 $K_a(pK_a)$、$K_b(pK_b)$ 值，列于书后附录一，也可以从化学手册中查到。

一元弱酸 HB 在溶液中的解离程度常用解离度 α 表示。一元弱酸的解离度定义为：

$$\alpha_{HB} = \frac{c_{HB} - [HB]}{c_{HB}} \times 100\% \tag{3-10}$$

3.2.2.2　共轭酸碱对的 K_a 与 K_b 的关系

酸的质子传递平衡常数 K_a 与其共轭碱的质子传递平衡常数 K_b 之间有确定的对应关系。酸 HB 的质子传递平衡为：

$$HB + H_2O \rightleftharpoons B^- + H_3O^+$$

$$K_a = \frac{[H_3O^+][B^-]}{[HB]} \tag{3-11}$$

而其共轭碱 B^- 的质子传递平衡为：

$$B^- + H_2O \rightleftharpoons HB + OH^-$$

$$K_b = \frac{[HB][OH^-]}{[B^-]} \tag{3-12}$$

将式(3-11)与式(3-12)相乘，得：

$$K_a \cdot K_b = \frac{[H_3O^+][B^-]}{[HB]} \times \frac{[HB][OH^-]}{[B^-]} = [H^+][OH^-] = K_w$$

即：

$$K_a \cdot K_b = K_w \tag{3-13}$$

式(3-13)表明，K_a 与 K_b 成反比，从定量角度说明，酸愈强，其共轭碱愈弱；碱愈强，其共轭酸愈弱。另一方面，若已知酸的酸常数 K_a，就可求出其共轭碱的碱常数 K_b，反之亦然。

【**例 3-1**】　已知 NH_3 的 K_b 为 1.8×10^{-5}，试求 NH_4^+ 的 K_a。

【**解**】　NH_4^+ 是 NH_3 的共轭酸，它们的 K_a 与 K_b 的关系为 $K_a \cdot K_b = K_w$，故：

$$K_a = \frac{K_w}{K_b} = \frac{1.0 \times 10^{-14}}{1.8 \times 10^{-5}} = 5.6 \times 10^{-10}$$

3.2.2.3　多元弱酸(碱)的质子传递平衡

多元弱酸(碱) 是指能给出(接受)两个或两个以上质子的弱酸(碱)。多元弱酸(碱)在水

中的质子传递反应是分步进行的。例如，H_3PO_4 的质子传递分三步进行，每一步都有相应的质子传递平衡常数 K_a。

第一步解离：

$$H_3PO_4 + H_2O \rightleftharpoons H_2PO_4^- + H_3O^+$$

$$K_{a1} = \frac{[H_2PO_4^-][H_3O^+]}{[H_3PO_4]} = 7.52 \times 10^{-3} \tag{3-14}$$

第二步解离：

$$H_2PO_4^- + H_2O \rightleftharpoons HPO_4^{2-} + H_3O^+$$

$$K_{a2} = \frac{[HPO_4^{2-}][H_3O^+]}{[H_2PO_4^-]} = 6.23 \times 10^{-8} \tag{3-15}$$

第三步解离：

$$HPO_4^{2-} + H_2O \rightleftharpoons PO_4^{3-} + H_3O^+$$

$$K_{a3} = \frac{[PO_4^{3-}][H_3O^+]}{[HPO_4^{2-}]} = 2.20 \times 10^{-13} \tag{3-16}$$

H_3PO_4、$H_2PO_4^-$、HPO_4^{2-} 都为酸，它们的共轭碱分别为 $H_2PO_4^-$、HPO_4^{2-}、PO_4^{3-}。共轭碱的质子传递反应和平衡常数分别为：

$$PO_4^{3-} + H_2O \rightleftharpoons HPO_4^{2-} + OH^-$$

$$K_{b1} = K_w/K_{a3} = 4.55 \times 10^{-2} \tag{3-17}$$

$$HPO_4^{2-} + H_2O \rightleftharpoons H_2PO_4^- + OH^-$$

$$K_{b2} = K_w/K_{a2} = 1.61 \times 10^{-7} \tag{3-18}$$

$$H_2PO_4^- + H_2O \rightleftharpoons H_3PO_4 + OH^-$$

$$K_{b3} = K_w/K_{a1} = 1.33 \times 10^{-12} \tag{3-19}$$

多元弱酸（碱）的质子传递平衡常数是逐级变小的，即 $K_{a1} \gg K_{a2} \gg K_{a3}$，$K_{b1} \gg K_{b2} \gg K_{b3}$。故 H_3PO_4 的各级酸性由强到弱的顺序为 $H_3PO_4 \gg H_2PO_4^- \gg HPO_4^{2-}$，而共轭碱的碱性由强到弱的顺序为 $PO_4^{3-} \gg HPO_4^{2-} \gg H_2PO_4^-$。通常多元弱酸（弱碱）的第一步质子转移是主要的，以后各步进行得十分微弱。所以，比较多元酸（碱）的酸（碱）性强度时，只考虑第一步质子传递。

3.3 酸碱溶液 pH 的计算

3.3.1 计算酸碱溶液 [H⁺] 的思路

酸碱溶液中，由于溶剂水也参与了质子传递过程，存在不止一种质子传递平衡，情况比较复杂。在大多数情况下，要想精确求解 [H⁺] 是不方便和不必要的。因此，我们在处理酸碱平衡问题时，总的原则是全面考虑、分清主次、合理取舍、近似计算。即全面考虑溶液中存在的所有质子传递平衡，包括水的质子自递平衡，这样所得的结果才是正确的。但在遇到具体问题时，质子的主要来源要根据情况具体分析。在误差允许的范围内，根据条件进行简化处理，导出近似公式，得出合理的计算结果。计算酸碱溶液 [H⁺] 或 [OH⁻] 时，通常允许不超过 ±5% 的相对误差。因此，当两个数相加或相减时，如果较大的数相对于较小数的 20 倍以上,可以将较小的数忽略不计。

3.3.2 一元弱酸或一元弱碱溶液

一元弱酸 HB 在水溶液中存在两种质子传递平衡:

$$HB + H_2O \rightleftharpoons H_3O^+ + B^-$$

$$K_a = \frac{[H^+][B^-]}{[HB]} \tag{3-20}$$

$$H_2O + H_2O \rightleftharpoons H_3O^+ + OH^-$$

$$K_w = [H^+][OH^-] \tag{3-3}$$

溶液中的 $[H^+]$ 包括两个质子传递平衡提供的质子:

$$[H^+] = [B^-] + [OH^-]$$

根据式(3-20)、式(3-3),得:

$$[H^+] = \frac{K_a[HB]}{[H^+]} + \frac{K_w}{[H^+]} \tag{3-21}$$

整理得:

$$[H^+] = \sqrt{K_a[HB] + K_w} \tag{3-22}$$

式(3-22)未作任何简化,是精确式,其中的 $[H^+]$ 和 $[HB]$ 均未知,要精确求解 $[H^+]$,还需根据溶液中的物料平衡和电荷平衡进一步推导,计算相当麻烦。下面就从式(3-22)出发,根据实际情况,作简化处理。

(1)当 $c_a/K_a < 500$、$c_a \cdot K_a \geqslant 20K_w$ 时,即 HB 酸性不太弱,浓度不太大,此时溶液中的 H^+ 主要来自 HB 解离,可忽略水提供的 H^+。只需考虑弱酸的质子传递平衡。则式(3-22)中 K_w 可忽略,式(3-22)变成:

$$[H^+] = \sqrt{K_a[HB]} = \sqrt{K_a(c_a - [H^+])} \tag{3-23}$$

式(3-23)为一元弱酸水溶液中 $[H^+]$ 的近似计算式(忽略水提供的 H^+)。

(2)当 $c_a/K_a > 500$、$c_a \cdot K_a < 20K_w$ 时,即 HB 酸性不太强(K_a 不太大),浓度不太稀(c_a 足够大),溶液中已解离的 HB 只占 HB 总量的很小比例,HB 的平衡浓度接近初始浓度,即:$[HB] \approx c_a$,式(3-23)变成:

$$[H^+] = \sqrt{K_a c_a + K_w} \tag{3-24}$$

(3)若同时满足 $c_a \cdot K_a \geqslant 20K_w$,$c_a/K_a \geqslant 500$ 时,则得到计算一元弱酸溶液中 $[H^+]$ 的最简式:

$$[H^+] = \sqrt{K_a c_a} \tag{3-25}$$

以上简化处理时引入的条件,是基于允许一定的误差。当同时符合 $c_a \cdot K_a \geqslant 20K_w$,$c_a/K_a \geqslant 500$ 两个条件时,用最简式计算 $[H^+]$,结果的误差 $\leqslant 2.3\%$。

同理,对于一元弱碱溶液,当 $c_b/K_b < 500$、$c_b \cdot K_b \geqslant 20K_w$ 时,可以得到求 $[OH^-]$ 的近似计算式:

$$[OH^-] = \sqrt{K_b(c_b - [OH^-])} \tag{3-26}$$

当 $c_b \cdot K_b \geqslant 20K_w$,且 $c_b/K_b \geqslant 500$ 时,可以得到求 $[OH^-]$ 的最简式:

$$[OH^-] = \sqrt{K_b c_b} \tag{3-27}$$

使用简化公式时应注意两点:

① 要先判断条件,再选用合适的简化公式计算,最简式在条件不满足的情况下使用时,

将产生较大的误差；

② 简化公式只对单纯一元弱酸或一元弱碱溶液成立，不适用于有同离子效应的情况。

【例 3-2】　计算 $0.100\ \mathrm{mol \cdot L^{-1}}$ 的 NH_4Cl 溶液的 pH。

【解】　根据质子理论，NH_4Cl 溶液中的 NH_4^+ 为正离子酸。因为 NH_3-NH_4^+ 为共轭酸碱对，已知 $K_b = 1.79 \times 10^{-5}$，则：

$$K_a = K_w / K_b = 1.00 \times 10^{-14} / (1.79 \times 10^{-5}) = 5.59 \times 10^{-10}$$

$$c_a \cdot K_a = 0.100 \times 5.59 \times 10^{-10} = 5.59 \times 10^{-11} > 20 K_w$$

$$c_a / K_a = 0.100 / (5.59 \times 10^{-10}) > 500，满足最简式条件，则：$$

$$[H^+] = \sqrt{K_a c_a} = \sqrt{5.59 \times 10^{-10} \times 0.100} = 7.48 \times 10^{-6} (\mathrm{mol \cdot L^{-1}})$$

$$pH = -\lg[H^+] = -\lg(7.48 \times 10^{-6}) = 5.13$$

【例 3-3】　乳酸（$HC_3H_5O_3$）是糖酵解的最终产物，在体内积蓄过量时会引起机体疲劳和酸中毒。已知乳酸的 $K_a = 1.4 \times 10^{-4}$，试计算浓度为 $1.0 \times 10^{-3}\ \mathrm{mol \cdot L^{-1}}$ 的乳酸溶液的 $[H^+]$ 和 pH。

【解】　乳酸是一元弱酸，已知 $K_a = 1.4 \times 10^{-4}$，则：

$$c_a \cdot K_a = 1.0 \times 10^{-3} \times 1.4 \times 10^{-4} = 1.4 \times 10^{-7} > 20 K_w$$

$$c_a / K_a = (1.0 \times 10^{-3}) / (1.4 \times 10^{-4}) = 7.1 < 500，故只能用式(3-23)进行计算$$

$$[H^+] = \sqrt{K_a(c_a - [H^+])} = \sqrt{1.4 \times 10^{-4} \times (1.0 \times 10^{-3} - [H^+])}$$

$$[H^+] = 3.1 \times 10^{-4} (\mathrm{mol \cdot L^{-1}})$$

$$pH = -\lg[H^+] = -\lg(3.1 \times 10^{-4}) = 3.5$$

本例若用最简式计算则 $[H^+] = 3.8 \times 10^{-4}\ \mathrm{mol \cdot L^{-1}}$，误差达 22%。

【例 3-4】　查表得 HAc 的 $K_a = 1.74 \times 10^{-5}$，计算 $0.100\ \mathrm{mol \cdot L^{-1}}$ NaAc 溶液的 $[H^+]$ 和 pH。

【解】　NaAc 是一元弱碱且 HAc-Ac^- 为共轭酸碱对，因此 Ac^- 的 K_b 为：

$$K_b = K_w / K_a = 1.00 \times 10^{-14} / (1.74 \times 10^{-5}) = 5.75 \times 10^{-10}$$

$$c_b \cdot K_b = 5.75 \times 10^{-10} \times 0.100 = 5.75 \times 10^{-11} > 20 K_w$$

$$c_b / K_b = 0.100 / (5.75 \times 10^{-10}) = 1.74 \times 10^8 > 500，可用最简式计算。$$

$$[OH^-] = \sqrt{K_b c_b} = \sqrt{5.75 \times 10^{-10} \times 0.100} = 7.58 \times 10^{-6} (\mathrm{mol \cdot L^{-1}})$$

$$[H^+] = K_w / [OH^-] = [1.00 \times 10^{-14} / (7.58 \times 10^{-6})] = 1.32 \times 10^{-9} (\mathrm{mol \cdot L^{-1}})$$

$$pH = -\lg[H^+] = -\lg(1.32 \times 10^{-9}) = 8.88$$

3.3.3　多元弱酸或多元弱碱溶液

多元弱酸在水中的质子传递反应是分步进行的。对应有各步的质子传递平衡及平衡常数。另外还有水的质子自递平衡。例如，H_2S 为二元弱酸，其第一步质子传递反应和质子传递平衡常数为：

$$H_2S + H_2O \rightleftharpoons H_3O^+ + HS^-$$

$$K_{a1} = \frac{[H^+][HS^-]}{[H_2S]} = 8.91 \times 10^{-8} \tag{3-28}$$

第二步质子传递为：

$$HS^- + H_2O \Longrightarrow H_3O^+ + S^{2-}$$

$$K_{a2} = \frac{[H^+][S^{2-}]}{[HS^-]} = 1.12 \times 10^{-12} \tag{3-29}$$

水的质子自递平衡为：

$$H_2O + H_2O \Longrightarrow H_3O^+ + OH^-$$

$$K_w = [H^+][OH^-] = 1.00 \times 10^{-14} \tag{3-3}$$

式(3-28)、式(3-29)、式(3-3)中的[H$^+$]为达到平衡时溶液中三个质子传递反应所提供的质子的总和,故三个平衡常数式中的[H$^+$]是同一个值。

因为多元弱酸的水溶液是一种复杂的酸碱平衡系统,故计算[H$^+$]时须进行化简。

(1)当 $c_a \cdot K_{a1} \geqslant 20K_w$ 时,可忽略水的质子自递平衡产生的 H_3O^+;

(2)当 $K_{a1}/K_{a2} \geqslant 10^2$ 时,第一步的质子传递是质子的主要来源,可忽略第二步及以后各步质子传递反应所产生的 H_3O^+,计算溶液中的[H$^+$]时,作一元弱酸处理,即:

$$[H^+] = \sqrt{K_{a1}(c_a - [H^+])} \tag{3-30}$$

(3)同时满足 $c_a \cdot K_{a1} \geqslant 20K_w$ 和 $c_a/K_{a1} \geqslant 500$ 时,可用最简式:

$$[H^+] = \sqrt{K_{a1}c_a} \tag{3-31}$$

大多数无机多元弱酸,相邻两级的 K_a 相差 4~5 个数量级,所以计算其水溶液[H$^+$]时,作一元弱酸处理。其他各步质子传递产物的浓度,可依据各步平衡常数的表达式计算。

【例 3-5】 计算 $0.100 \text{ mol} \cdot L^{-1}$ H$_2$S 溶液的[H$^+$]、[HS$^-$]和[S^{2-}]。已知 $K_{a1} = 8.91 \times 10^{-8}$, $K_{a2} = 1.12 \times 10^{-12}$。

【解】 先判断是否符合简化处理条件:

$K_{a1}/K_{a2} = 8.91 \times 10^{-8}/(1.12 \times 10^{-12}) = 7.96 \times 10^4 > 10^2$,可作一元弱酸处理,

$c_a \cdot K_{a1} = 8.91 \times 10^{-8} \times 0.10 = 8.91 \times 10^{-9} > 20K_w$,可忽略水产生的 H_3O^+,

$c_a/K_{a1} = 0.100/(8.91 \times 10^{-8}) = 1.12 \times 10^6 > 500$,可用最简式。

$$[H^+] = \sqrt{K_{a1}c_a} = \sqrt{8.91 \times 10^{-8} \times 0.100} = 9.44 \times 10^{-5} (\text{mol} \cdot L^{-1})$$

由于第二步质子传递反应程度很小,可近似认为[HS$^-$]没有减少,所以:

[HS$^-$] $\approx$ [H$^+$] $= 9.44 \times 10^{-5}$ mol $\cdot$ L^{-1}

[S^{2-}]是第二步质子传递反应的产物:

$$HS^- + H_2O \Longrightarrow H_3O^+ + S^{2-}$$

平衡时浓度　　　　9.44×10^{-5}　　　　　　9.44×10^{-5}　[S^{2-}]

由于　　　　　　　$$K_{a2} = \frac{[H^+][S^{2-}]}{[HS^-]} = 1.12 \times 10^{-12}$$

得:　　　　　　$$[S^{2-}] = \frac{K_{a2}[HS^-]}{[H^+]} = K_{a2} = 1.12 \times 10^{-12} \text{ mol} \cdot L^{-1}$$

通过上例计算可知:

① 多元弱酸若满足 $K_{a1}/K_{a2} \geqslant 10^2$ 条件,计算其水溶液[H$^+$]时,作一元弱酸处理,K_{a1} 可作为衡量酸性强弱的标度;

② 多元酸第二步质子传递平衡反应程度很小,所得的共轭碱的浓度近似等于 K_{a2}。例如,H$_2$S 水溶液中,[S^{2-}] $= K_{a2}$,与酸的初始浓度关系不大;

③ 多元酸第二步及以后各步质子传递所得产物浓度都很低。例如，H_2S 溶液的 $[S^{2-}]$ 仅为 1.12×10^{-12} mol·L^{-1}，它与 $[H^+]$ 的关系绝对不是 $1:2$。

多元弱碱在溶液中的分步质子传递平衡与多元弱酸相似。例如，Na_2CO_3 在溶液中质子传递反应分两步进行，处理方法参照多元弱酸计算方法。

【例 3-6】 已知 H_2CO_3 的 $K_{a1} = 4.47 \times 10^{-7}$，$K_{a2} = 4.68 \times 10^{-11}$，计算 0.100 mol·L^{-1} Na_2CO_3 溶液的 pH。

【解】 Na_2CO_3 为二元弱碱，查得共轭酸的 K_a 求出 K_b，注意对应关系：

$K_{b1} = K_w / K_{a2} = 1.0 \times 10^{-14} / (4.68 \times 10^{-11}) = 2.14 \times 10^{-4}$

$K_{b2} = K_w / K_{a1} = 1.0 \times 10^{-14} / (4.47 \times 10^{-7}) = 2.24 \times 10^{-8}$

$K_{b1} / K_{b2} = 2.14 \times 10^{-4} / (2.24 \times 10^{-8}) = 9.55 \times 10^3 > 10^2$，可作一元弱碱处理；

$c_b \cdot K_{b1} = 2.14 \times 10^{-4} \times 0.100 = 2.14 \times 10^{-5} > 20K_w$，可忽略水的质子自递产生的 OH^-；

$c_b / K_{b1} = 0.100 / (2.14 \times 10^{-4}) = 467 \approx 500$，可用最简式：

$[OH^-] = \sqrt{K_{b1} c_b} = \sqrt{2.14 \times 10^{-4} \times 0.100} = 4.63 \times 10^{-3}$ (mol·L^{-1})

$pOH = -\lg[OH^-] = -\lg(4.63 \times 10^{-3}) = 2.33$

$pH = 14.00 - 2.33 = 11.67$

3.3.4　两性物质溶液

两性物质既能给出质子又能接受质子，它们在溶液中的质子传递平衡比较复杂。除水外，常见的两性物质有以下三种类型：

(1) 两性阴离子 (酸式盐)，如 $H_2PO_4^-$、HPO_4^{2-}、HCO_3^- 等。以 HCO_3^- 为例，在水中的质子传递反应为：HCO_3^- 作为酸，相当于 H_2CO_3 的第二步质子传递反应：

$$HCO_3^- + H_2O \Longrightarrow H_3O^+ + CO_3^{2-}$$

$$K_a = K_{a2} = \frac{[H^+][CO_3^{2-}]}{[HCO_3^-]}$$

HCO_3^- 作为碱 (其共轭酸为 H_2CO_3)，在水中的质子传递反应为：

$$HCO_3^- + H_2O \Longrightarrow OH^- + H_2CO_3$$

$$K_{b2} = K_w / K_{a1} = \frac{[OH^-][H_2CO_3]}{[HCO_3^-]}$$

(2) 阳离子酸和阴离子碱组成的两性物质 (弱酸弱碱盐)，如 NH_4Ac 等。在水中的质子传递反应为：

NH_4^+ 作为酸：

$$NH_4^+ + H_2O \Longrightarrow H_3O^+ + NH_3$$

Ac^- 作为碱，其共轭酸是 HAc：

$$Ac^- + H_2O \Longrightarrow HAc + OH^-$$

(3) 氨基酸类两性物质 (含氨基和羧基)，如甘氨酸等。在水中的质子传递反应为：

作为酸，相当于氨基乙酸的第一步质子传递反应：

$$NH_3^+ {-} CH_2 {-} COO^- + H_2O \Longrightarrow NH_2 {-} CH_2 {-} COO^- + H_3O^+$$

作为碱，其共轭酸是氨基乙酸盐酸盐：

$$NH_3^+ {-} CH_2 {-} COO^- + H_2O \Longrightarrow NH_3^+ {-} CH_2 {-} COOH + OH^-$$

两性物质溶液涉及多重酸碱平衡，[H$^+$]计算十分复杂，在此仅介绍最简式。

如果两性物质溶液符合条件 $cK_a>20K_w$，且 $c>20K_a'$，则[H$^+$]的近似计算公式为：

$$[H^+]=\sqrt{K_aK_a'} \tag{3-32}$$

式中，K_a 是两性物质作为酸的质子传递平衡常数，K_a' 是两性物质作为碱所对应的共轭酸的质子传递平衡常数。例如，H$_2$PO$_4^-$ 的 K_a 和 K_a' 分别为 H$_3$PO$_4$ 的 K_{a2} 和 K_{a1}；NH$_4$Ac 的 K_a 和 K_a' 分别为 NH$_4^+$ 的 $K_a(=K_w/K_b)$ 和 HAc 的 K_a 等。两性物质 pH 的计算公式推导较为复杂，这里不要求掌握。

如何理解和记忆简化条件呢？条件 $cK_a>20K_w$，是要忽略水的质子自递对[H$^+$]的贡献，因此，就应该是两性物质作为酸时给出质子的能力（K_a）与水给出质子的能力（K_w）相比较。只要记住这一点，另外一个条件自然就是 K_a'；而条件 $c>20K_a'$ 是在公式推导的过程中产生的，即符合此条件时用最简式计算，误差不超过 2.3%。

从上述近似计算公式可知，两性物质溶液只要浓度不是很小，符合 $cK_a>20K_w$ 和 $c>20K_a'$ 时，其 pH 与浓度关系不大。

【例3-7】 已知 H$_2$CO$_3$ 的 pK_{a1}=6.37，pK_{a2}=10.25，计算 0.10 mol·L^{-1} NaHCO$_3$ 溶液的 pH。

【解】 HCO$_3^-$ 为两性物质，K_a 和 K_a' 分别为 H$_2$CO$_3$ 的 K_{a2} 和 K_{a1}。

$cK_{a2}>20K_w$，且 $c>20K_{a1}$，符合近似公式计算条件，可按近似公式计算：

$$pH=\frac{1}{2}(pK_a+pK_a')=\frac{1}{2}(pK_{a2}+pK_{a1})=\frac{1}{2}\times(10.25+6.37)=8.31$$

【例3-8】 已知 NH$_3$ 的 pK_b=4.75，HAc 的 pK_a=4.76，计算 0.10 mol·L^{-1} NH$_4$Ac 溶液的 pH。

【解】 NH$_4$Ac 为两性物质，其中 NH$_4^+$ 作为酸，其酸常数为：

$$pK_a=pK_a(NH_4^+)=pK_w-K_b(NH_3)=14-4.75=9.25$$

Ac$^-$ 作为碱，所对应的共轭酸（HAc）的酸常数为：

$$pK_a'=pK_a(HAC)=4.76$$

$cK_a>20K_w$，且 $c>20K_a'$，符合近似公式计算条件，可按近似公式计算：

$$pH=\frac{1}{2}(pK_a+pK_a')=\frac{1}{2}\times(9.25+4.76)=7.005$$

3.3.5 质子传递平衡的移动

根据化学平衡原理，质子传递平衡的建立是相对的和有条件的。若外界因素改变，质子传递平衡即遭到破坏，并向削弱这种改变的方向移动，直至建立新的平衡。影响质子传递平衡的因素有酸碱浓度，同离子效应和盐效应等。

3.3.5.1 浓度对平衡移动的影响

以一元弱酸与水之间的质子传递平衡为例，平衡建立后，若向溶液中加入 HB 使其浓度增大，则平衡将向右移动，结果是[H$_3$O$^+$]和[B$^-$]都增大。这是否意味着弱酸 HB 的解离度也增大了呢？

设 HB 的初始浓度为 c,平衡时 HB 的解离度为 α,在水中存在下列平衡:

$$HB + H_2O \Longrightarrow H_3O^+ + B^-$$

初始浓度 c 0   0

平衡浓度 $c-c\alpha$ $c\alpha$ $c\alpha$

$$K_a = \frac{[H_3O^+][B^-]}{[HB]} = \frac{c\alpha \cdot c\alpha}{c-c\alpha} = \frac{c\alpha^2}{1-\alpha} \tag{3-33}$$

一般弱电解质 $\alpha < 5\%$,$1-\alpha \approx 1$,则式(3-11)可简化为:

$$K_a = c\alpha^2 \tag{3-34}$$

得:

$$\alpha = \sqrt{\frac{K_a}{c}} \tag{3-35}$$

式(3-35)称为稀释定律。该式表明 α 与弱酸 HB 的解离常数 K_a 的平方根成正比,与 c_{HB} 浓度的平方根成反比。由于酸常数 K_a 不随浓度的变化而变化,因此,当温度一定、浓度不是很稀时,弱电解质的解离度随溶液的稀释而增大。

表 3-3 列出了不同浓度 HAc 的解离度 α 和[H^+]。从表中可以看出,随着 c_{HAc} 增大,[H^+]增大,但 α 反而减小。这是因为 $\alpha = [H^+]/c_{HAc}$,当 c_{HAc} 增大时,[H^+]增加的幅度远不及 c_{HAc} 的增幅。

表 3-3 不同浓度 HAc 的解离度 α 和[H^+]

$c/\text{mol} \cdot L^{-1}$	$\alpha/\%$	[H^+]/$\text{mol} \cdot L^{-1}$
0.02	2.96	5.92×10^{-4}
0.10	1.33	1.33×10^{-3}
0.20	0.934	1.87×10^{-3}

3.3.5.2 同离子效应

在 HAc 溶液中,加入少量含有相同离子的 NaAc,由于 NaAc 是强电解质,在水溶液中全部解离为 Na^+ 和 Ac^-,使溶液中 Ac^- 的浓度增大,HAc 在水中的质子传递平衡向左移动,从而降低了 HAc 的解离度。

同理,在 $NH_3 \cdot H_2O$ 中,若加入少量含有相同离子的强电解质 NH_4Cl(或 NaOH),则 $NH_3 \cdot H_2O$ 在水中的质子传递平衡将向着生成 $NH_3 \cdot H_2O$ 分子的方向移动,使 $NH_3 \cdot H_2O$ 的解离度降低。

这种在弱电解质水溶液中,加入与弱电解质含有相同离子的易溶性强电解质,使弱电解质的解离度明显降低的现象称为**同离子效应**(common-ion effect)。下面通过计算进一步说明同离子效应的作用。

【例 3-9】 试分别计算① 0.10 mol·L^{-1} HAc 溶液的解离度 α 及[H^+],已知 HAc 的 $K_a = 1.76 \times 10^{-5}$;② 向该溶液中加入固体 NaAc,使其浓度为 0.10 mol·L^{-1}(忽略溶液体

积变化),此时溶液的[H$^+$]和解离度。

【解】 ① HAc 在水溶液中的质子传递平衡反应式及浓度为：

$$HAc + H_2O \rightleftharpoons H_3O^+ + Ac^-$$

平衡时 　　　　　　 $c(1-\alpha)$ 　　　　 $c\alpha$ 　　　　 $c\alpha$

$$K_a = \frac{c\alpha \cdot c\alpha}{c(1-\alpha)}$$

由于 HAc 解离度很小，$c(1-\alpha) \approx c$，得：

$$K_a = \frac{c\alpha \cdot c\alpha}{c(1-\alpha)} \approx \frac{c\alpha \cdot c\alpha}{c}$$

$$\alpha = \sqrt{K_a/c} = \sqrt{1.76 \times 10^{-5}/0.10} = 1.33 \times 10^{-2} = 1.33\%$$

$$[H^+] = c\alpha = (0.10 \times 1.33\%) = 1.33 \times 10^{-3} (\text{mol} \cdot L^{-1})$$

② 向该溶液中加入固体 NaAc，使 $c(Ac^-) = 0.10\ \text{mol} \cdot L^{-1}$，由于同离子效应，平衡向左移动，溶液中的[H$^+$]将更小，则此时溶液中的各物质的平衡浓度为：

$$[Ac^-] = 0.10 + [H^+] \approx 0.10\ \text{mol} \cdot L^{-1}$$

$$[HAc] = 0.10 - [H^+] \approx 0.10\ \text{mol} \cdot L^{-1},$$

由 　　　　　　　　 $$K_a = \frac{[H^+][Ac^-]}{[HAc]}$$

得： 　　　 $$[H^+] = 1.76 \times 10^{-5} \times 0.10/0.10 = 1.76 \times 10^{-5} (\text{mol} \cdot L^{-1})$$

$$\alpha = \frac{[H^+]}{c(HAc)} = \frac{1.76 \times 10^{-5}}{0.10}$$

$$= 1.76 \times 10^{-4} = 0.017\ 6\%$$

通过计算可知，$0.100\ \text{mol} \cdot L^{-1}$ HAc 溶液的解离度为 1.33%，加入 $0.100\ \text{mol} \cdot L^{-1}$ NaAc 后 HAc 的解离度为 $0.017\ 6\%$，相差近两个数量级。因此，可利用同离子效应来调控溶液中某离子的浓度和调节弱酸、弱碱溶液的 pH，对科学研究和生产实践都具有重要意义。

3.3.5.3 盐效应

若在一元弱酸 HB 溶液中加入不含相同离子的易溶强电解质 NaCl 晶体，溶液中离子浓度增大，阳离子与阴离子之间的相互牵制作用增强，使 B$^-$ 与 H$_3$O$^+$ 反应生成 HB 和 H$_2$O 的速率减慢，解离平衡正向移动，HB 的解离度略有增大。这种在弱电解质溶液中加入不含相同离子的强电解质，使弱电解质的解离度增大的现象称为**盐效应**。

同离子效应和盐效应是两种完全相反的作用，在产生同离子效应的同时，一定也产生盐效应。只是由于盐效应对弱电解质的解离度的影响比同离子效应小得多，为了简便起见，在计算时通常可以忽略盐效应的影响。

3.4　缓冲溶液

溶液的酸碱度是影响化学反应的一个重要因素。机体的代谢活动必须在酸碱度适宜的体液内环境中进行。人体血浆的正常 pH 范围在 7.35～7.45 之间，超出此范围就会出现不同程度的酸中毒或碱中毒症状，严重时还可危及生命。正常情况下，机体经常摄入一些酸性或碱性食物，在代谢过程中也会不断地生成酸性或碱性物质，因此，对于如何维持溶液或体液的 pH 相对稳定不变的研究，在化学和生命科学上就有着极其重要的意义。

酸中毒和碱中毒

人体血浆的正常 pH 的范围为 $7.35 \sim 7.45$，血液中主要缓冲对 $CO_2(aq)\text{-}HCO_3^-$ 的缓冲比 $[HCO_3^-]/[CO_2(aq)]$ 在 $18/1 \sim 22/1$。当血液 pH 小于 7.35 时，会发生酸中毒(acidosis)；当血液 pH 大于 7.45 时，会发生碱中毒(alkalosis)；当血液的 pH 小于 6.8 或大于 7.8 时，就会导致死亡。酸或碱性中毒又可分为呼吸性酸中毒、代谢性酸中毒、呼吸性碱中毒和代谢性碱中毒四种类型。

呼吸性酸中毒通常是肺部呼出障碍(换气不足)，如肺气肿、呼吸道梗阻等，当 CO_2 潴留严重时会出现疲惫、兴奋或烦躁，甚至昏迷，称为二氧化碳麻醉状态。代谢性酸中毒病因常见于酸性代谢废物产生过多，或长期不能进食、脂肪分解过多、酮体积累、严重腹泻等导致大量 HCO_3^- 由消化道中丢失、急性肾功能衰竭、排 H^+ 和再吸收 HCO_3^- 受阻，使细胞外液的 HCO_3^- 浓度降低，$[HCO_3^-]/[CO_2(aq)]<18/1$，血液 pH 下降至低于 7.35。重度酸中毒危及生命，需及时给碱纠正。一般多用 $NaHCO_3$ 来补充 HCO_3^-，也可用乳酸钠、三羟甲基氨基甲烷(THAM 或 Tris)等。呼吸性碱中毒有可能是肺部过度换气，呼出 CO_2 过多，可用纸口袋罩住病人口鼻，吸入自己呼出的高浓度 CO_2 气体，缓解呼吸性碱中毒。代谢性碱中毒病因常见于 H^+ 丢失过多，如持续呕吐(幽门梗阻)、持续胃肠减压等、HCO_3^- 摄入过多，如消化性溃疡时大量服用碳酸氢钠，使 $[HCO_3^-]/[CO_2(aq)]>22/1$，血液 pH 升高至超过 7.45。重度碱中毒患者可给予一定量酸性药物纠正，如精氨酸、氯化铵等。呼吸性碱中毒有可能是肺部过度换气，呼出 CO_2 过多，可以用纸口袋罩住病人口鼻，让其吸入自己呼出的高浓度 CO_2 气体，缓解呼吸性碱中毒。

3.4.1　缓冲溶液的组成及作用机理

3.4.1.1　缓冲溶液的组成

弱酸和它的共轭碱组成的混合溶液具有抵抗外加的少量弱酸或弱碱，保持溶液的 pH 基本不变等重要作用。例如，在 HAc-NaAc 混合溶液中，加入少量弱酸或弱碱，溶液的 pH 改变的幅度很小。这种能抵抗外加少量弱酸或弱碱，而保持溶液 pH 基本不发生变化的溶液称为**缓冲溶液**(buffer solution)。缓冲溶液对强酸、强碱或稀释的抵抗作用称为**缓冲作用**(buffer action)。

常用的缓冲溶液是由足够浓度、适当比例的弱共轭酸碱对混合组成的。这些共轭酸碱对通常是弱酸及其共轭碱、弱碱及其共轭酸、多元酸的酸式盐及其次级盐。例如，HAc-NaAc、$NH_3\text{-}NH_4Cl$、$NaH_2PO_4\text{-}Na_2HPO_4$ 等。

组成缓冲溶液的共轭酸碱对被称为**缓冲系**(buffer system)或**缓冲对**(buffer pair)。

3.4.1.2　缓冲作用机理

缓冲溶液为什么具有缓冲作用呢？现以 HAc-NaAc 缓冲系为例来说明缓冲溶液的作用机理。

HAc-NaAc 缓冲系中，NaAc 是强电解质，在溶液中几乎完全以 Na^+ 和 Ac^- 形式存在，因此，缓冲溶液中存在大量的 Ac^-。HAc 是弱电解质，在溶液中只部分解离，并且因来自

NaAc 的同离子效应,使 HAc 几乎完全以分子状态存在于溶液中。因此,在 HAc-NaAc 缓冲溶液中同时存在大量的 HAc-Ac⁻ 共轭酸碱对。它们之间的质子传递平衡为:

$$HAc + H_2O \rightleftharpoons \boxed{Ac^-} + H_3O^+$$
$$NaAc \longrightarrow \boxed{Ac^-} + Na^+$$

当在该溶液中加入少量强酸时,共轭碱 Ac⁻ 与 H₃O⁺ 结合,因为共轭碱 Ac⁻ 相对于外加 H₃O⁺ 来说是大量的,能够完全消耗外来 H₃O⁺,结果 Ac⁻ 浓度略有减少,HAc 浓度略有增加,溶液中的 H₃O⁺ 浓度没有明显升高。可见,缓冲系中的共轭碱直接发挥抵抗外来强酸的作用,故称为缓冲溶液的抗酸成分。

当溶液中加入少量强碱时,H₃O⁺ 与 OH⁻ 反应,溶液中的 H₃O⁺ 浓度减少,HAc 的质子传递平衡右移,HAc 进一步解离,产生 H₃O⁺。因为缓冲溶液中含有大量的 HAc 和 Ac⁻,结果只是 HAc 浓度略有减少,Ac⁻ 浓度略有增加,溶液中的 H₃O⁺ 浓度没有明显减少。缓冲系中的共轭酸发挥了抵抗外来强碱的作用,故称为缓冲溶液的抗碱成分。

当溶液稀释时,溶液中共轭酸碱浓度同时降低,共轭酸碱浓度之比不变,根据解离平衡,H₃O⁺ 浓度也不变,从另一方面来看,根据稀释定律知,稀释使 HAc 解离度增大,同时同离子效应减弱,促使 HAc 解离出更多 H₃O⁺,所以缓冲溶液的 pH 基本保持不变。

总之,在缓冲溶液中,由于有大量的抗酸成分和抗碱成分,通过共轭酸碱对之间的质子传递平衡的移动,抗酸时消耗共轭碱,生成共轭酸;抗碱时消耗共轭酸,生成共轭碱。共轭酸碱的浓度略有变化,而溶液的 pH 基本保持不变。

3.4.2 缓冲溶液 pH 的计算

缓冲溶液的 pH,可由缓冲体系中的平衡关系来计算。现以弱酸与其共轭碱 HB-NaB 组成的缓冲系为例,来推导缓冲溶液 pH 的计算公式。溶液中的质子传递平衡为:

$$HB + H_2O \rightleftharpoons H_3O^+ + B^-$$
$$NaB \longrightarrow Na^+ + B^-$$

因
$$K_a = \frac{[H^+][B^-]}{[HB]}$$

即:
$$[H^+] = K_a \frac{[HB]}{[B^-]}$$

等式两边各取负对数,得:

$$pH = pK_a + \lg \frac{[B^-]}{[HB]} \tag{3-36}$$

式(3-36)即计算缓冲溶液 pH 的 Henderson-Hasselbalch 方程式。式中 pK_a 为弱酸的质子转移常数的负对数,即 $pK_a = -\lg K_a$,[HB] 和 [B⁻] 为平衡时 HB 和 B⁻ 的浓度。[B⁻] 与 [HB] 的比值称为缓冲比,[B⁻] 与 [HB] 之和称为缓冲溶液的总浓度。

若 c_{HB} 表示 HB 的初始浓度,c_{NaB} 表示 NaB 的初始浓度。设 HB 已解离部分的浓度为 c'_{HB},则 HB 和 B⁻ 的平衡浓度分别为:

$$[HB] = c_{HB} - c'_{HB}$$
$$[B^-] = c_{NaB} + c'_{HB}$$

因来自 NaB 中 B⁻ 的同离子效应,使解离的 HB 很少,c'_{HB} 可以忽略,故[HB]和[B⁻]可分别用初始浓度 c_{HB} 和 c_{B^-} 来表示,所以缓冲溶液 pH 的计算公式也可表示为:

$$pH = pK_a + lg\frac{[B^-]}{[HB]} = pK_a + lg\frac{c_{B^-}}{c_{HB}} \tag{3-37}$$

因 $c_{B^-} = \dfrac{n_{B^-}}{V}$,$c_{HB} = \dfrac{n_{HB}}{V}$,

n_{HB} 和 n_{B^-} 是在同一缓冲溶液中所含共轭酸、碱的物质的量,所以 V 是同一体积,式(3-37)就可改写为:

$$pH = pK_a + lg\frac{n_{B^-}/V}{n_{HB}/V} = pK_a + lg\frac{n_{B^-}}{n_{HB}} \tag{3-38}$$

在使用不同浓度、不同体积的共轭酸、碱来配制缓冲溶液,或通过化学反应得到缓冲对时,用此式更方便。

如使用相同浓度的弱酸及其共轭碱来配制缓冲溶液,即 $c_{HB} = c_{NaB}$,分别量取 NaB 的体积 V_{NaB} 和 HB 的体积 V_{HB},混合,则式(3-39)可改写为:

$$pH = pK_a + lg\frac{c_{B^-} \cdot V_{B^-}}{c_{HB} \cdot V_{HB}} = pK_a + lg\frac{V_{B^-}}{V_{HB}} \tag{3-39}$$

缓冲溶液 pH 的计算公式有四种形式,可根据具体情况灵活选用。

由上面各式可知:

① 当缓冲溶液被适当稀释或浓缩时,溶液体积发生变化,c_{HB} 和 c_{NaB} 也相应改变,但改变的倍数相同,c_{HB}/c_{NaB} 的比值不变,缓冲溶液 pH 亦不变。因此,缓冲溶液具有一定的抗稀释或抗浓缩能力。

② 缓冲溶液的 pH 首先取决于缓冲系中弱酸的酸常数 K_a,其次是缓冲比。同一缓冲系的缓冲溶液,pK_a 一定,其 pH 随着缓冲比的改变而改变。当缓冲比等于 1 时,缓冲溶液的 pH 等于 pK_a。

③ K_a 与温度有关,所以温度对缓冲溶液 pH 也是有影响的,但温度的影响比较复杂,本书对此不作深入讨论。

应用 Henderson-Hasselbalch 方程式计算缓冲溶液的 pH 时,应注意:

① K_a 是共轭酸碱对中的共轭酸的酸常数,要明确缓冲对中何者为共轭酸。

② 公式(3-36)、(3-37)、(3-38)中[HB]和[B⁻]、c_{HB} 和 c_{B^-}、n_{HB} 和 n_{B^-} 是配成缓冲溶液后实际组成缓冲对的共轭酸碱的浓度(物质的量)。

【例 3-10】 将浓度为 100mL 0.100 mol·L⁻¹ HCl 溶液加入 400 mL 0.100 mol·L⁻¹ NH₃·H₂O 中,混合后溶液的 pH 是多少?已知 $pK_b(NH_3) = 4.75$。

【解】 已知:$HCl + NH_3 \cdot H_2O = NH_4Cl + H_2O$

加入的 HCl 与 NH₃·H₂O 完全反应,生成的 NH₄⁺ 与剩余的 NH₃·H₂O 组成共轭酸碱对。缓冲对中各组分的量分别为:

$$n_{NH_3} = 0.100 \times 0.4 - 0.100 \times 0.1 = 0.030 \text{ mol}$$

$$n_{NH_4^+} = n_{HCl} = 0.010 \text{ mol}$$

$$pK_a(NH_4^+) = pK_w - pK_b(NH_3) = 14 - 4.75 = 9.25$$

$$pH = pK_a + lg\frac{n_{NH_3}}{n_{NH_4^+}} = 9.25 + lg\frac{0.030}{0.010} = 9.73$$

【例 3-11】 (1)计算 0.200 0 mol·L^{-1} NaAc 和 0.080 0 mol·L^{-1} HAc 等体积混合后得到的 1.00 L 缓冲溶液的 pH。

(2)在上述缓冲溶液中加入 0.010 0 mol HCl 后,此缓冲溶液的 pH 为多少?

(3)在上述缓冲溶液中加入 0.010 0 mol NaOH 固体后,此缓冲溶液的 pH 为多少?已知 pK_a(HAc)=4.75。

【解】 (1)此混合溶液的缓冲系为 HAc-Ac$^-$,两溶液等体积混合,浓度减半。

$$c_{NaAc}=0.100\ 0\ mol·L^{-1}$$

$$c_{HAc}=0.040\ 0\ mol·L^{-1}$$

$$pH=pK_a(HAc)+\lg\frac{c_{NaAc}}{c_{HAc}}=4.75+\lg\frac{0.100\ 0}{0.040\ 0}=4.75+0.40=5.15$$

(2)加入 HCl 后,外加的 H$^+$ 与 Ac$^-$ 结合成 HAc,加入的 HCl 的量等于 HAc 增加的量,也等于 Ac$^-$ 减少的量。

$$c_{Ac^-}=(0.100\ 0-0.010\ 0)/1=0.090\ 0(mol·L^{-1})$$

$$c_{HAc}=(0.040\ 0+0.010\ 0)/1=0.050\ 0(mol·L^{-1})$$

$$pH=4.75+\lg\frac{0.090\ 0}{0.050\ 0}=4.75+0.26=5.01$$

$\Delta pH=5.01-5.15=-0.14$,即加入 HCl 后,缓冲溶液的 pH 仅下降了 0.14 个单位。

(3)加入 NaOH 固体的量等于 Ac$^-$ 增加的量,也等于 HAc 减少的量。

$$c_{Ac^-}=(0.100\ 0+0.010\ 0)/1=0.110\ 0(mol·L^{-1})$$

$$c_{HAc}=(0.040\ 0-0.010\ 0)/1=0.030\ 0(mol·L^{-1})$$

$$pH=4.75+\lg\frac{0.110\ 0}{0.030\ 0}=4.75+0.56=5.31$$

$\Delta pH=5.31-5.15=0.16$,即加入 NaOH 后,缓冲溶液的 pH 仅升高了 0.16 个单位。

从上例计算结果可知,①在缓冲溶液中加入少量强酸、强碱时,溶液的 pH 变化不大;②上例缓冲溶液中,抗酸成分浓度 $c_{NaAc}=0.100\ 0\ mol·L^{-1}$ 大于抗碱成分浓度 $c_{HAc}=0.040\ 0\ mol·L^{-1}$,故外加强酸时,溶液的 pH 改变比加相同量的强碱时更小些。

3.4.3 影响缓冲溶液缓冲能力的因素

任何缓冲溶液的缓冲能力都有一定的限度,如果外加强酸或强碱的量接近缓冲溶液抗酸成分或抗碱成分的量时,缓冲溶液就会丧失缓冲能力,从而 pH 发生大的改变。因此,缓冲溶液只能在一定范围内保持 pH 基本不变。

理论推导和实验都表明,HB-B$^-$ 缓冲溶液的缓冲能力与缓冲溶液的总浓度和缓冲比有关。当缓冲溶液的缓冲比相同时,总浓度越大,缓冲溶液的缓冲能力越大;而当缓冲溶液的总浓度相同时,缓冲比越接近 1,缓冲溶液的缓冲能力越大。

当缓冲溶液的总浓度一定时,弱酸的浓度与其共轭碱的浓度相差越大,缓冲溶液的缓冲能力就越小。当缓冲比大于 10:1(即 pH>pK_a+1)或小于 1:10(即 pH<pK_a-1)时,可认为缓冲溶液已基本失去缓冲能力。因此,pH=pK_a±1 为缓冲作用的有效区间,称为缓冲溶液的缓冲范围(buffer effective range)。不同缓冲系,因各自弱酸的 pK_a 不同,所以缓冲范围也各不相同。这是配制不同 pH 的缓冲溶液选择缓冲系的依据。

3.4.4　缓冲溶液的选择与配制

在实际工作中,缓冲溶液应满足两方面的要求:一是准确的 pH,二是具有适当的缓冲能力。为此,缓冲溶液的配制应按下述原则和步骤进行。

3.4.4.1　选择合适的缓冲系

选择缓冲系的原则是使所配制的缓冲溶液的 pH 在所选缓冲系的缓冲范围($pK_a \pm 1$)之内,并尽量接近弱酸的 pK_a。这样所配制的缓冲溶液可有较大的缓冲容量。如配制 pH 为 7.4 的缓冲溶液,可选择 NaH_2PO_4-Na_2HPO_4 缓冲系,因 H_3PO_4 的 $pK_{a2}=7.21$。有时可通过在某弱酸中加入强碱或在弱碱中加入强酸来得到所需缓冲系。另外,用于培养细胞等的缓冲溶液,所选缓冲系物质应稳定、无毒,加温灭菌和储存期内要稳定。例如,硼酸—硼酸盐缓冲系有毒,H_2CO_3-$NaHCO_3$ 缓冲系因碳酸容易分解,生物医学上通常不采用。

3.4.4.2　选择适宜的总浓度

总浓度太低,缓冲容量过小;总浓度太高,会导致离子强度太大或渗透浓度过高而不适用。所以,在满足一定的缓冲容量要求的前提下,应选择适宜的缓冲溶液总浓度。实际工作中,一般选用总浓度在 $0.05 \sim 0.2$ mol·L^{-1} 范围内。

3.4.4.3　计算

根据 Henderson-Hasselbalch 方程计算所需缓冲组分的量。为配制方便,常使用相同浓度的弱酸及其共轭碱混合来配制缓冲溶液。用式(3-39)计算出所需共轭酸碱的体积,分别量取体积为 V_{HB} 的 HB 溶液和 V_{B^-} 的 NaB 溶液相混合,即得所需 pH 近似值的缓冲溶液。

3.4.4.4　校正

如果要求得到精确的 pH,则还需在 pH 计监控下对所配缓冲溶液的 pH 加以校正。通过滴加少量较浓的共轭酸碱(或强酸、强碱)来调节,达到准确的 pH。

下面举例说明缓冲溶液的配制方法。

【例 3-12】 医学上缓冲溶液除了要求 pH 准确之外,通常还要求一定的离子强度和渗透浓度,可通过加入适量的 NaCl 来调节。如何配制 1.0 L 具有中等缓冲能力、pH=7.40 并与血浆等渗(渗透浓度为 300 mmol·L^{-1})的缓冲溶液?

【解】 根据配制缓冲溶液的原则,为使缓冲容量尽可能大,应该选择弱酸的 pK_a 接近 7.40 的缓冲系。

查表 3-4 知:$pK_a(H_2PO_4^-)=7.21$,$pK_a(\text{Tris·HCl})=8.08$,所以可以选择 NaH_2PO_4-Na_2HPO_4 或 Tris-Tris·HCl 缓冲对,然后确定总浓度。以 Tris-Tris·HCl 为例,根据要求应具备中等缓冲能力,并考虑计算方便,可选用 0.10 mol·L^{-1} Tris 和 0.10 mol·L^{-1} Tris·HCl 混合配制。最后用 NaCl 调节离子强度,使之与血浆等渗。

根据式(3-39)可得:

$$pH = pK_a + \lg \frac{V_{\text{Tris}}}{V_{\text{Tris·HCl}}}$$

$$7.40 = 8.08 + \lg \frac{V_{\text{Tris}}}{1\,000 - V_{\text{Tris}}}$$

$$\lg \frac{V_{\text{Tris}}}{1\,000 - V_{\text{Tris}}} = -0.68$$

$$\frac{V_{\text{Tris}}}{1\,000 - V_{\text{Tris}}} = 0.208$$

则：
$$V_{Tris}=172(mL)$$
$$V_{Tris \cdot HCl}=1\,000-172=828(mL)$$

即将 172 mL 0.10 mol·L^{-1} Tris 溶液与 828 mL 0.10 mol·L^{-1} Tris·HCl 溶液混合就可配制 1 L pH 为 7.40 的缓冲溶液。

缓冲溶液的渗透浓度 $c_{os}=(0.082\,8\times2+0.017\,2)\times1\,000=182.8(mmol·L^{-1})$

若需要渗透浓度为 300 mmol·L^{-1} 的缓冲溶液则需要加 NaCl：
$$m_{NaCl}=\frac{0.300-0.183}{2}\times1.0\times58.5=3.42(g)$$

如有必要，最后可用 pH 计校正。

表 3-4　常见的缓冲系

缓冲系	质子转移平衡	pK_a(25℃)
HAc-NaAc	$HAc+H_2O \Longrightarrow Ac^-+H_3O^+$	4.76
H_2CO_3-NaHCO$_3$	$H_2CO_3+H_2O \Longrightarrow HCO_3^-+H_3O^+$	6.35
$H_2C_8H_4O_4$-KHC$_8$H$_4$O$_4$*	$H_2C_8H_4O_4+H_2O \Longrightarrow HC_8H_4O_4^-+H_3O^+$	2.89
Tris·HCl-Tris**	$Tris·H^++H_2O \Longrightarrow Tris+H_3O^+$	8.08
NH$_4$Cl-NH$_3$	$NH_4^++H_2O \Longrightarrow NH_3+H_3O^+$	9.25
$CH_3NH_3^+Cl^-$-CH$_3$NH$_2$***	$CH_3NH_3^++H_2O \Longrightarrow CH_3NH_2+H_3O^+$	10.63
NaH$_2$Cit-Na$_2$HCit****	$H_2Cit^-+H_2O \Longrightarrow HCit^{2-}+H_3O^+$	4.77
Na$_2$HCit-Na$_3$Cit	$HCit^{2-}+H_2O \Longrightarrow Cit^{3-}+H_3O^+$	6.39
H_3PO_4-NaH$_2$PO$_4$	$H_3PO_4+H_2O \Longrightarrow H_2PO_4^-+H_3O^+$	2.16
NaH$_2$PO$_4$-Na$_2$HPO$_4$	$H_2PO_4^-+H_2O \Longrightarrow HPO_4^{2-}+H_3O^+$	7.21
Na$_2$HPO$_4$-Na$_3$PO$_4$	$HPO_4^{2-}+H_2O \Longrightarrow PO_4^{3-}+H_3O^+$	12.32

* 邻苯二甲酸—邻苯二甲酸氢钾

** 三(羟甲基)甲胺盐酸盐—三(羟甲基)甲胺，化学式：$(HOCH_2)_3CNH_2·HCl$-$(HOCH_2)_3CNH_2$

*** 甲胺盐酸盐—甲胺

**** 柠檬酸氢钠—柠檬酸氢二钠

根据 Henderson-Hasselbalch 方程计算配制的缓冲溶液，没有考虑到离子强度的影响所带来的偏差，所以其 pH 是不准确的。为了能准确而方便地配制所需 pH 的缓冲溶液，科学家们曾对缓冲溶液的配制进行了精密的系统研究，制定了各种配制准确 pH 缓冲溶液的配方，依照这些配方就可方便快捷地配制所需准确 pH 的缓冲溶液。表 3-5 列出了部分医学上广泛使用的缓冲溶液的配方，以便参考。

表 3-5　Tris 和 Tris·HCl 组成的缓冲溶液

缓冲溶液组成/mol·kg^{-1}			pH(测定值)	
Tris	Tris·HCl	NaCl	25 ℃	37 ℃
0.02	0.02	0.14	8.220	7.904
0.05	0.05	0.11	8.225	7.908
0.006 667	0.02	0.14	7.745	7.428
0.016 67	0.05	0.11	7.745	7.427
0.05	0.05		8.113	7.851
0.016 67	0.05		7.699	7.382

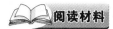 阅读材料

血液中的缓冲系

人体内的酸碱性物质来源于食物、机体的代谢和消化液的吸收。如食物和机体中的糖、脂肪、蛋白质的消化和代谢最终产物 CO_2 是酸的主要来源之一,另外代谢中也会产生乳酸、丙酮酸等酸性物质。蔬菜、水果在体内代谢会产生碱性物质。每时每刻机体都会产生不同种类和不同浓度的酸碱性物质,但是由于我们体内存在着多种生理缓冲系,一般酸碱性物质进入血液时,由于有这些缓冲系统的作用,特别是在肺和肾脏的生理调节作用下,能够维持正常人血浆 pH 在 7.35~7.45 极小范围内波动。

血浆中存在的主要缓冲系有 $NaHCO_3$-H_2CO_3、H_nP-$H_{n-1}P^-$(H_nP 代表蛋白质,$H_{n-1}P^-$ 代表蛋白质钠盐)、Na_2HPO_4-NaH_2PO_4 等。在红细胞内有血红蛋白-血红蛋白钾盐(H_2b-Hb^-)、氧合血红蛋白-氧合血红蛋白钾盐(H_2bO_2-HbO_2^-)、K_2HPO_4-KH_2PO_4、$KHCO_3$-H_2CO_3 等缓冲系。

在这些缓冲系中,$NaHCO_3$-H_2CO_3 缓冲系在血液中的浓度最高,缓冲能力最大,对维持血浆 pH 的正常范围所发挥的作用最大,血浆 pH 主要取决于 $NaHCO_3$-H_2CO_3 的比值。碳酸在溶液中主要是以溶解状态的 CO_2 形式存在,在 CO_2-HCO_3^- 缓冲系中存在如下平衡:

$$CO_2(aq) + H_2O \rightleftharpoons H_2CO_3 \rightleftharpoons H^+ + HCO_3^-$$

25 ℃时,$pK_{a1}(H_2CO_3) = 6.35$,由于 CO_2 是溶解在离子强度为 0.16 mol·kg^{-1} 的血浆中的,因此,体温为 37 ℃时,应校正为 $pK_{a1}'(H_2CO_3) = 6.10$,血浆中的碳酸缓冲系 pH 的计算方程式为:

$$pH = pK_{a1}'(H_2CO_3) + \lg\frac{[HCO_3^-]}{[CO_2(aq)]} = 6.10 + \lg\frac{[HCO_3^-]}{[CO_2(aq)]} \tag{3-40}$$

正常人血浆中 $[HCO_3^-]$ 和 $[CO_2(aq)]$ 浓度分别为 0.024 mol·L^{-1} 和 0.001 2 mol·L^{-1},将其代入式(3-40),可得到血液的正常 pH 为:

$$pH = 6.10 + \lg\frac{0.024}{0.001\ 2} = 6.10 + \lg\frac{20}{1} = 7.40$$

当血浆中 CO_2-HCO_3^- 缓冲系的缓冲比为 1∶20 时,血浆正常 pH 为 7.40,若 pH 小于 7.35,则发生酸中毒(acidosis);若 pH 大于 7.45,则会发生碱中毒(alkalosis);若血液的 pH 小于 6.8 或大于 7.8,就会导致死亡。

在体内,HCO_3^- 是血浆中含量最多的抗酸成分,在一定程度上可以代表血浆对体内所产生非挥发性酸的缓冲能力,所以将血浆中的 HCO_3^- 称为碱储。

人体内正常血浆中 $CO_2(aq)$-HCO_3^- 缓冲系的缓冲比为 1∶20,已超出前面讨论的缓冲溶液有效缓冲比(即 10∶1~1∶10)的范围,似乎应该是缓冲能力很小,但是由于人体是一个开放系统,与外界既有物质的交换又有能量的交换。正常人血浆 pH 能够维持在 7.35~7.45 的狭小范围,是由于体内的缓冲系以及肺和肾脏的生理调节共同作用的结果。当血浆 $[H_3O^+]$ 升高后,血液中大量存在的抗酸成分 HCO_3^- 与 H_3O^+ 结合,$CO_2(aq)$-HCO_3^- 缓冲系的质子转移平衡向左移动,使 $[H_3O^+]$ 不致发生明显的改变。此时 HCO_3^- 减少,H_2CO_3 相应增高,离解出 CO_2,使血 $P(CO_2)$ 升高,刺激呼吸中枢,引起呼吸加深加快,CO_2 的排出量增加,血中 H_2CO_3 相应减少以代偿。同时肾脏通过排出 H^+、NH_4^+ 和重吸收

HCO_3^- 以提高血浆中 $HCO_3^-/CO_2(aq)$ 的比值,使得血浆中的 HCO_3^- 和 $CO_2(aq)$ 的浓度保持相对稳定,从而维持血液 pH 稳定。正常情况下,通过生理调节作用,血浆中的碳酸缓冲系的缓冲比在抗酸抗碱过程中始终保持一定数值不变,因此,总能保持相当强的缓冲能力。

血液中存在的其他缓冲系也有助于维持其 pH 稳定。例如,血液对体内代谢所产生的大量 CO_2 的运转,主要是靠红细胞中血红蛋白和氧合血红蛋白缓冲系来实现的。CO_2 在细胞内与血红蛋白反应为:

$$CO_2 + H_2O + Hb^- \rightleftharpoons H_2b + HCO_3^-$$

反应产生的 HCO_3^- 由血液运输至肺,并与氧合血红蛋白反应:

$$HCO_3^- + H_2bO_2 \rightleftharpoons HbO_2^- + CO_2 + H_2O$$

释放出的 CO_2 从肺呼出。由于血红蛋白和氧合血红蛋白的缓冲作用,使血液的 pH 在大量 CO_2 从组织细胞运输至肺的过程中,不至于受到较大影响。

3.5 难溶强电解质的沉淀—溶解平衡

一般将 298.15 K 时在水中溶解度小于 $0.1\ g \cdot L^{-1}$ 的强电解质称为**难溶强电解质**,如 $AgCl$、$CaCO_3$、CuS 等。难溶强电解质的溶解度虽小,但它们在水中溶解的部分是全部解离的。在难溶强电解质的饱和溶液中,存在着难溶电解质(固相)与其解离的离子(液相)之间的平衡,这种平衡称为**沉淀—溶解平衡**(precipitation-dissolution equilibrium)。

🔍 案 例

龋齿的形成

羟磷灰石[$Ca_{10}(OH)_2(PO_4)_6$](hydroxyapatite,HAP)是骨骼、牙齿的主要成分。龋齿是一种由口腔中多种因素复合作用所导致的牙齿硬组织进行性病损,表现为无机质的脱矿和有机质的分解。97% 的人在生命的某一时刻都曾遭受过龋齿的痛苦。世界卫生组织(WHO)将龋齿列为人类需重点防治的三大疾病(心血管疾病、癌症和龋齿)之一。牙齿的牙釉质很坚硬,当 pH 低于 5.5 时,牙釉质就开始软化或瓦解。因此,当人们用餐后,如果不注意口腔卫生,食物长期滞留在牙缝处腐烂,滋生细菌,细菌代谢则产生有机酸类物质,这类酸性物质与牙釉质长期接触,会使牙釉质中的羟磷灰石开始溶解:

$$Ca_{10}(OH)_2(PO_4)_6(s) + 8H^+ = 10Ca^{2+} + 6HPO_4^{2-} + 2H_2O$$

长期发展下去,则产生龋齿。因此,龋齿的产生本质上是羟磷灰石溶于细菌代谢产生的有机酸。为此,必须注意口腔卫生,经常刷牙,保护牙齿。

3.5.1 难溶强电解质的沉淀溶解平衡与溶度积

3.5.1.1 沉淀溶解平衡与溶度积常数

一定温度下,把难溶强电解质 $AgCl$ 放入水中,一方面,由于水分子的作用,固体表面层的 Ag^+ 和 Cl^- 脱离固体表面,成为水合离子进入溶液,这一过程称为**溶解**(dissolution),另一方面,溶液中的水合离子在运动中碰到固体表面,又重新回到固体表面上,这个过程称为**沉淀**(precipitation)。当 $AgCl$ 的沉淀速率与溶解速率相等时,就达到沉淀溶解平衡,这时的溶液是饱和溶液。$AgCl$ 沉淀与溶液中的 Ag^+ 和 Cl^- 之间的平衡可表示为:

$$AgCl(s) \Longrightarrow Ag^+(aq) + Cl^-(aq)$$

平衡时，$K_{sp} = [Ag^+][Cl^-]$，这里，固体浓度在 K_{sp} 表达式中不出现。

K_{sp} 称为**溶度积常数**(solubility product constant)，简称**溶度积**(solubility product)。

对于 A_mB_n 型的难溶强电解质，其平衡关系为：

$$A_mB_n(s) \Longrightarrow mA^{n+}(aq) + nB^{m-}(aq)$$

$$K_{sp}(A_mB_n) = [A^{n+}]^m[B^{m-}]^n \tag{3-41}$$

式(3-41)表明，在一定温度下，难溶强电解质的饱和溶液中离子浓度幂之乘积为一常数。在溶度积表达式中，离子的浓度单位是 $mol \cdot L^{-1}$。

K_{sp} 的大小反映了难溶强电解质溶解能力的大小，和其他平衡常数一样，K_{sp} 也随温度的变化而改变，不随浓度的变化而改变。在实际工作中，常采用室温 298.15 K 时的溶度积。一些难溶强电解质的 K_{sp} 值列于书后附录一中。

3.5.1.2　溶度积常数与溶解度的关系

一般情况下，溶度积和溶解度都可表示物质的溶解性大小，两者之间有着必然的联系，在一定条件下可以直接进行换算。但它们之间有所区别，除了表达形式不同之外，溶度积 K_{sp} 是难溶强电解质固相与其水溶液中的离子间的多相平衡常数，在一定温度下对于某难溶强电解质而言，K_{sp} 是一个常数，不受溶液中其他离子浓度的影响，而溶解度 S 是指在一定温度下，难溶强电解质饱和溶液的浓度，它的影响因素是多方面的。如后面将讨论到的同离子效应、盐效应、溶液的酸度等，均可能影响难溶电解质的溶解度。

对于 A_mB_n 型难溶强电解质，设溶解度为 S $mol \cdot L^{-1}$，每溶解 1 mol A_mB_n 就产生 (mS) mol 的 A^{n+} 和 (nS) mol 的 B^{m-}：

$$A_mB_n(s) \Longrightarrow mA^{n+} + nB^{m-}$$

平衡时($mol \cdot L^{-1}$)　　　　　　S　　　　mS　　nS

$$K_{sp} = [A^{n+}]^m[B^{m-}]^n = (mS)^m \cdot (nS)^n$$

$$S = \sqrt[(m+n)]{\frac{K_{sp}}{m^m n^n}} \tag{3-42}$$

【例 3-13】　已知 $Mn(OH)_2$ 在 298.15 K 时的溶解度 $S = 3.72 \times 10^{-5}$ $mol \cdot L^{-1}$，求该温度下 $Mn(OH)_2$ 的 K_{sp}。

【解】　　　　　　$Mn(OH)_2(s) \Longrightarrow Mn^{2+}(aq) + 2OH^-(aq)$

由上述平衡知，$[Mn^{2+}] = S$，$[OH^-] = 2S$

$K_{sp}[Mn(OH)_2] = [Mn^{2+}][OH^-]^2 = 4S^3 = 4 \times (3.72 \times 10^{-5})^3 = 2.06 \times 10^{-13}$

【例 3-14】　已知 Ag_2CrO_4 在 298.15 K 时的溶度积 $K = 1.12 \times 10^{-12}$，计算其溶解度。

【解】　　　　　　$Ag_2CrO_4(s) \Longrightarrow 2Ag^+(aq) + CrO_4^{2-}(aq)$

由平衡关系知，在 Ag_2CrO_4 饱和溶液中，每溶解 1 mol Ag_2CrO_4，就生成 1 mol CrO_4^{2-}，同时生成 2 mol Ag^+，即：

$$[Ag^+] = 2S, [CrO_4^{2-}] = S$$

$$K_{sp}(Ag_2CrO_4) = [Ag^+]^2[CrO_4^{2-}] = 4S^3$$

$$S = \sqrt[3]{1.12 \times 10^{-12}/4} = 6.54 \times 10^{-5} (mol \cdot L^{-1})$$

我们将 AgCl、AgI、Ag$_2$CrO$_4$ 的溶度积 K_{sp} 和溶解度 S 进行比较(见表 3-6)可知,对于相同类型的难溶强电解质,其溶度积 K_{sp} 越大时,溶解度 S 越大,可以直接用溶度积来比较它们溶解度的大小。例如,$K_{sp}(AgCl) > K_{sp}(AgI)$,则一定有 $S(AgCl) > S(AgI)$。但对于不同类型的难溶强电解质,它们的溶度积的表示式不同,因此不能直接用溶度积来比较它们溶解度的大小,而是要通过计算来比较。例如,AB 型的 AgCl 的溶度积比 A$_2$B 型的 Ag$_2$CrO$_4$ 大,但 AgCl 的溶解度却比 Ag$_2$CrO$_4$ 的小。

表 3-6 AgCl、AgI 和 Ag$_2$CrO$_4$ 的溶解度和溶度积的比较

电解质类型	难溶强电解质	溶解度/mol·L^{-1}	溶度积
AB	AgCl	1.33×10^{-5}	1.77×10^{-10}
AB	AgI	9.22×10^{-9}	8.51×10^{-17}
A$_2$B	Ag$_2$CrO$_4$	6.54×10^{-5}	1.12×10^{-12}

由于影响难溶强电解质溶解度的因素很多,因此,在运用上述 K_{sp} 与溶解度之间相互换算关系时,应注意以下几点:

①上述方法仅适用于离子强度很小,浓度可以代替活度的溶液。对于溶解度较大的难溶强电解质(如 CaSO$_4$、CaCrO$_4$ 等),由于溶液中离子强度较大,直接换算将产生较大误差。

②适用于溶解后解离出的正、负离子在水溶液中不发生水解等副反应或副反应程度很小的物质。对于难溶的硫化物、碳酸盐、磷酸盐以及含 Fe^{3+} 的盐类等,由于 S^{2-}、CO$_3^{2-}$、PO$_4^{3-}$、Fe^{3+} 易水解,就不宜用上述方法换算。

③适用于已经溶解的部分能完全解离的难溶强电解质。对于 Hg$_2$I$_2$、Hg$_2$Cl$_2$ 等共价性较强的物质,溶液中还存在已溶解的分子与水合离子之间的解离平衡,用上述方法换算也会产生较大误差。

3.5.2 沉淀平衡的移动

3.5.2.1 溶度积规则

在任一条件下,难溶强电解质的溶液中,离子浓度幂之积称为**离子积**(ion product),用符号 Q 表示。对于难溶强电解质 A$_m$B$_n$,有:

$$K_{sp}(A_mB_n) = [A^{n+}]^m [B^{m-}]^n$$

$$Q(A_mB_n) = c_{A^{n+}}^m \cdot c_{B^{m-}}^n$$

Q 的表达式与 K_{sp} 一样,但两者的含义不同。K_{sp} 表示难溶强电解质达到沉淀溶解平衡时,饱和溶液中离子浓度幂的乘积,其中离子浓度是平衡浓度。在一定温度下,K_{sp} 为一常数。而 Q 则表示任何情况下离子浓度幂的乘积,Q 的数值不定,随着溶液中离子浓度的改变而变化。K_{sp} 只是 Q 的一个特例。

对于某一给定的难溶电解质溶液,Q 和 K_{sp} 之间可能有下列三种情况:

①$Q = K_{sp}$ 表示溶液饱和,这时溶液中的沉淀与溶解达到动态平衡,既无沉淀析出又无沉淀溶解。

②$Q < K_{sp}$ 表示溶液不饱和,溶液无沉淀析出,若加入难溶强电解质,则会继续溶解。

③$Q > K_{sp}$ 表示溶液过饱和,会有沉淀析出。

以上称为溶度积规则(rule of solubility product),它是判断沉淀生成和溶解的依据。

3.5.2.2 沉淀的生成

根据溶度积规则,生成沉淀的条件是溶液的离子积大于溶度积,即当 $Q>K_{sp}$ 时,就会有沉淀生成。一般可采用如下方法:

(1)加入沉淀剂。加入能与溶液中所含某种离子生成沉淀的试剂,并使 $Q>K_{sp}$,即有沉淀生成。

【例 3-15】 已知 $K_{sp}(CaCO_3)=3.36\times10^{-9}$。①将 10 mL 0.020 mol·L^{-1} CaCl$_2$ 溶液与等体积同浓度的 Na$_2$CO$_3$ 溶液相混合(忽略体积的变化),判断是否有 CaCO$_3$ 沉淀生成;②已知碳酸的 $K_{a2}=4.68\times10^{-11}$,在 0.1 mol·L^{-1} CaCl$_2$ 溶液中通入 CO$_2$ 气体至饱和,判断有无 CaCO$_3$ 沉淀生成?

【解】 ①溶液等体积混合后,$c_{Ca^{2+}}=0.010$ mol·L^{-1},$c_{CO_3^{2-}}=0.010$ mol·L^{-1}

$$Q=c_{Ca^{2+}}c_{CO_3^{2-}}=(1.0\times10^{-2})\times(1.0\times10^{-2})=1.0\times10^{-4}>K_{sp}(CaCO_3)$$

因此,溶液中有 CaCO$_3$ 沉淀析出。

②饱和 CO$_2$ 水溶液中主要为 H$_2$CO$_3$,上一节介绍过,二元酸的酸根浓度在数值上近似等于其 K_{a2},即:

$$c_{CO_3^{2-}}\approx K_{a2}=4.68\times10^{-11}(\text{mol}\cdot\text{L}^{-1})$$

$$Q=c_{Ca^{2+}}c_{CO_3^{2-}}=0.1\times4.68\times10^{-11}=4.68\times10^{-12}<K_{sp}(CaCO_3)$$

因此,不会有 CaCO$_3$ 沉淀析出。

(2)同离子效应。在难溶强电解质的沉淀平衡体系中,加入与该电解质含有相同离子的易溶强电解质,则难溶强电解质的沉淀平衡将向生成沉淀的方向移动。例如,在 AgCl 的饱和溶液中加入 NaCl,二者都含有 Cl$^-$,由于 NaCl 的加入,使溶液中[Cl$^-$]大大增加,平衡将向生成 AgCl 沉淀的方向移动,如下所示:

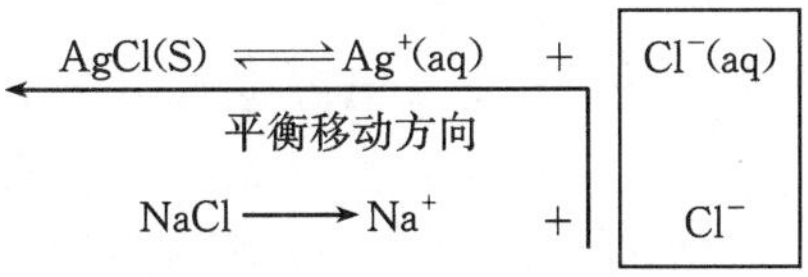

平衡移动的结果,使得 AgCl 的溶解度减小。这种因加入含有相同离子的易溶强电解质使难溶强电解质溶解度减小的现象,称为**沉淀平衡中的同离子效应**(common ion effect)。下面举例说明同离子效应对沉淀溶解度的影响。

🔍 **案 例**

钡 餐

胃肠钡餐造影即消化道钡剂造影,是指用硫酸钡作为造影剂,在 X 线照射下显示消化道有无病变的一种检查方法。由于 X 射线不能透过钡原子,因此,临床上可用钡盐作 X 光造影剂,诊断胃肠道疾病。然而 Ba^{2+} 对人体有毒害,所以可溶性钡盐如 BaCl$_2$、Ba(NO$_3$)$_2$ 等不能用作造影剂。BaCO$_3$ 虽然难溶于水,但可溶解在胃酸中,因此也不能用作造影剂。BaSO$_4$ 既难溶于水,也难溶于酸,是一种较为理想的造影剂。为了降低 Ba^{2+} 的浓度,给患者吞服的 BaSO$_4$ 悬液中加入了稀 Na$_2$SO$_4$ 溶液。这就是利用了同离子效应。

【例 3-16】 已知 $K_{sp}(BaSO_4)=1.08\times10^{-10}$,分别计算①BaSO$_4$ 在纯水中的溶解度;②BaSO$_4$ 在 0.10 mol·L^{-1} BaCl$_2$ 溶液中的溶解度;③BaSO$_4$ 在 0.10 mol·L^{-1} Na$_2$SO$_4$ 溶

液中的溶解度。

【解】 ①在纯水中 $BaSO_4$ 的溶解度为 S，$K_{sp}(BaSO_4) = S^2$，则：

$$S = \sqrt{K_{sp}(BaSO_4)} = 1.04 \times 10^{-5} (mol \cdot L^{-1})$$

②设在 $0.10\ mol \cdot L^{-1}\ BaCl_2$ 溶液中 $BaSO_4$ 的溶解度为 S_2，则：

$$BaSO_4(s) \Longrightarrow Ba^{2+} + SO_4^{2-}$$

平衡时 $\qquad\qquad\qquad S_2 \qquad S_2 + 0.10 \approx 0.10 \qquad S_2$

$$S_2 = c_{SO_4^{2-}} = K_{sp}(BaSO_4)/c_{Ba^{2+}} = 1.08 \times 10^{-10}/0.10 = 1.08 \times 10^{-9}(mol \cdot L^{-1})$$

③设在 $0.10\ mol \cdot L^{-1}\ Na_2SO_4$ 溶液中 $BaSO_4$ 的溶解度为 S_3，则：

$$BaSO_4(s) \Longrightarrow Ba^{2+} + SO_4^{2-}$$

平衡时 $\qquad\qquad\qquad S_3 \qquad\qquad S_3 \qquad 0.10 + S_3 \approx 0.10$

$$S = K_{sp}(BaSO_4)/c_{SO_4^{2-}} = 1.08 \times 10^{-10}/0.10 = 1.08 \times 10^{-9}(mol \cdot L^{-1})$$

计算表明，$BaSO_4$ 在有 Ba^{2+} 和 SO_4^{2-} 存在的溶液中的溶解度比在纯水中的溶解度小得多。在以上案例中，$BaSO_4$ 悬液中加入稀 Na_2SO_4 溶液可以降低 Ba^{2+} 的浓度，就是利用同离子效应降低沉淀的溶解度。在实际工作中，为使某一离子充分沉淀，往往适当多加些沉淀剂，就是应用了同离子效应这一原理。但是，沉淀剂的用量不是愈多愈好，一般过量 $20\% \sim 50\%$ 为宜。因为加入过多，反而使溶解度增大。例如，$AgCl$ 沉淀可因与过量的 Cl^- 发生以下配位反应而溶解：

$$AgCl(s) + Cl^- \Longrightarrow [AgCl_2]^- (或[AgCl_3]^{2-})$$

同时，过量沉淀剂还因增大溶液的离子强度而使沉淀的溶解度增大。如果考虑离子间的相互作用，就应该用离子活度积表示 K_{sp}。例如：

$$AgCl(s) \Longrightarrow Ag^+(aq) + Cl^-(aq)$$

$$K_{sp} = \gamma_{Ag^+}[Ag^+]\gamma_{Cl^-}[Cl^-]$$

若在 $AgCl$ 的饱和溶液中加入一定量的强电解质 KNO_3，它在水溶液中完全解离成 K^+ 和 NO_3^-，使溶液中的离子浓度增大，离子强度增大，活度因子就减小。而 K_{sp} 在一定温度下是一常数，因此 $[Ag^+]$、$[Cl^-]$ 增大，即难溶电解质的溶解度增大。

在难溶电解质溶液中加入不含相同离子的易溶强电解质，使难溶电解质的溶解度略有增大，这一现象称为**沉淀—溶解平衡的盐效应**(salt effect)。

在沉淀平衡中，产生同离子效应的同时也伴随着盐效应。同离子效应与盐效应的效果相反，但通常前者的影响比后者大得多，一般计算可忽略盐效应的影响。

（3）调节溶液的 pH。通过控制溶液的 pH，可以使某些金属离子生成氢氧化物沉淀。

【例 3-17】 已知 $K_{sp}[Fe(OH)_3] = 2.79 \times 10^{-39}$，计算欲使 $0.0100\ mol \cdot L^{-1}$ 的 Fe^{3+} 开始生成 $Fe(OH)_3$ 沉淀及沉淀完全（通常指 $[Fe^{3+}] \leqslant 1.00 \times 10^{-5}\ mol \cdot L^{-1}$）时溶液的 pH。

【解】

$$Fe(OH)_3(s) \Longrightarrow Fe^{3+} + 3OH^-$$

$$K_{sp} = [Fe^{3+}][OH^-]^3$$

$$[OH^-] = \sqrt[3]{\frac{K_{sp}}{[Fe^{3+}]}}$$

① 开始沉淀所需 OH^- 的最低浓度为：

$$[OH^-] = \sqrt[3]{\frac{2.79 \times 10^{-39}}{0.0100}} = 6.53 \times 10^{-13}(mol \cdot L^{-1})$$

$$pOH = 13 - lg6.53 = 12.19$$
$$pH = 1.81$$

理论上,溶液 pH 必须大于 1.81 才开始有沉淀生成。

② 沉淀完全时,$[Fe^{3+}] = 1.00 \times 10^{-5}$ mol·L^{-1},

$$[OH^-] = \sqrt[3]{\frac{2.79 \times 10^{-39}}{1.00 \times 10^{-5}}} = 6.53 \times 10^{-12} (mol·L^{-1})$$

$$pH = 14 - (12 - lg6.53) = 2.81$$

即溶液 pH 必须大于 2.81 才能沉淀完全。

(4)分级沉淀。如果在溶液中有两种以上的离子可与同一试剂反应产生沉淀,首先析出的是离子积最先达到溶度积的化合物。这种按先后顺序沉淀的现象,叫作**分级沉淀**(fractional precipitation)。利用分级沉淀,可通过控制沉淀剂的浓度,使其中一种离子先生成沉淀,其余的离子不沉淀,达到把这种离子从溶液中分离出来的目的。

【例 3-18】 已知 $K_{sp}(AgCl) = 1.77 \times 10^{-10}$,$K_{sp}(AgI) = 8.51 \times 10^{-17}$,在含有 0.010 mol·$L^{-1}$ I^- 和 0.010 mol·L^{-1} Cl^- 的混合溶液中,逐滴加入 $AgNO_3$ 溶液时,哪种离子最先沉淀?当第二种离子开始沉淀时,溶液中第一种离子的浓度是多少?(忽略体积变化)

【解】 根据 $K_{sp}(AgI) = [Ag^+][I^-]$,$K_{sp}(AgCl) = [Ag^+][Cl^-]$ 知,
开始生成 AgI 和 AgCl 沉淀所需的 Ag^+ 浓度分别为:

$$[Ag^+] \geq \frac{K_{sp}(AgI)}{[I^-]} = \frac{8.51 \times 10^{-17}}{0.010} = 8.51 \times 10^{-15} (mol·L^{-1})$$

$$[Ag^+] \geq \frac{K_{sp}(AgCl)}{[Cl^-]} = \frac{1.77 \times 10^{-10}}{0.010} = 1.77 \times 10^{-8} (mol·L^{-1})$$

沉淀 I^- 所需$[Ag^+]$比沉淀 Cl^- 所需$[Ag^+]$少得多,故 AgI 先沉淀。当有 AgCl 沉淀时,加入$[Ag^+] = 1.77 \times 10^{-8}$ mol/L,此时溶液中剩余$[I^-]$为:

$$[I^-] = \frac{K_{sp}(AgI)}{[Ag^+]} = \frac{8.51 \times 10^{-17}}{1.77 \times 10^{-8}} = 4.81 \times 10^{-9} (mol·L^{-1})$$

即 AgCl 开始沉淀时,I^- 已被沉淀得很完全了(离子浓度$\leq 10^{-5}$ mol·L^{-1}时,一般可认为已沉淀完全)。所以,利用分步沉淀可进行离子间的相互分离。例如,上述溶液控制 8.51×10^{-15} mol·$L^{-1} < [Ag^+] < 1.77 \times 10^{-8}$ mol·L^{-1}时,就可使 I^- 沉淀而 Cl^- 不沉淀,使 Cl^- 和 I^- 分离。

3.5.2.3　沉淀的溶解

根据溶度积规则,沉淀溶解的条件为:溶液的离子积小于溶度积,即 $Q < K_{sp}$。要使处于沉淀溶解平衡状态的难溶强电解质向着溶解方向转化,就必须降低该难溶强电解质饱和溶液中某一离子的浓度,使 $Q < K_{sp}$。常用的方法有以下几种:

(1)生成难解离的物质,难溶强电解质可通过生成难解离的水、弱酸、弱碱、配离子、难解离的气体等,使难溶强电解质沉淀溶解。

①金属氢氧化物沉淀的溶解。氢氧化物中的 OH^- 可与酸反应生成难解离的水等物质。降低了 OH^- 的浓度,使 $Q < K_{sp}$,沉淀溶解。例如,$Mg(OH)_2$ 可溶于 HCl 及铵盐中。在 $Mg(OH)_2$ 中加入 HCl(或铵盐)后,生成难解离的 H_2O(或 NH_3),使 c_{OH^-} 降低,则 $Q[Mg(OH)_2] < K_{sp}[Mg(OH)_2]$,沉淀溶解。

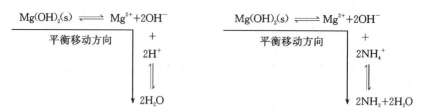

②碳酸盐沉淀的溶解。碳酸盐沉淀可溶解于 HCl 中，CO_3^{2-} 与 H^+ 生成难解离的 HCO_3^- 或 H_2CO_3（即 CO_2 气体和水），CO_3^{2-} 浓度减小，使 $Q(CaCO_3) < K_{sp}(CaCO_3)$，沉淀溶解。例如，$CaCO_3$ 可溶于 HCl 中。

$$CaCO_3(s) \rightleftharpoons Ca^{2+} + CO_3^{2-}$$
$$平衡移动方向 \qquad + \atop H^+$$
$$HCO_3^- \xrightarrow{H^+} CO_2 + H_2O$$

③金属硫化物沉淀的溶解。K_{sp} 较大的金属硫化物，如 ZnS、FeS、MnS 沉淀等可以溶于 HCl 溶液中。例如，在 MnS 沉淀中加入 HCl，由于 HCl 溶液中的 H^+ 与 S^{2-} 生成难解离的 HS^- 或再与 H^+ 结合生成 H_2S 气体，降低了 S^{2-} 的浓度，使 $Q(MnS) < K_{sp}(MnS)$，沉淀溶解。

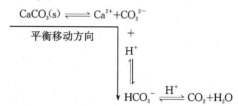

④生成难解离的配离子

有些沉淀由于形成难解离的配合物离子，而使难溶强电解质的沉淀溶解。例如，AgCl 沉淀能溶于氨水，是因为 Ag^+ 与 NH_3 结合成难解离的配离子 $[Ag(NH_3)_2]^+$，使 c_{Ag^+} 降低，$Q(AgCl)$ 减小，沉淀溶解。

$$AgCl(s) \rightleftharpoons Ag^+ + Cl^-$$
$$平衡移动方向 \qquad + \atop 2NH_3$$
$$[Ag(NH_3)_2]^+$$

（2）利用氧化还原反应使沉淀溶解。金属硫化物的 K_{sp} 相差很大，故其溶解情况大不相同。ZnS、PbS、FeS 等 K_{sp} 较大的金属硫化物都能溶于盐酸，而 HgS、CuS 等 K_{sp} 太小，溶液中 S^{2-} 的浓度极小，不足以与加入的 H^+ 反应生成 HS^-，所以不会溶解。在这种情况下，只能通过加入氧化剂，使 S^{2-} 发生氧化还原反应而降低其浓度，以达到溶解的目的。例如，CuS（$K_{sp} = 1.27 \times 10^{-36}$）不溶于 HCl 但可溶于 HNO_3，是因为 HNO_3 具有氧化性，使 CuS 沉淀中的 S^{2-} 氧化而溶解，沉淀—溶解平衡移动过程为：

$$CuS(s) \rightleftharpoons Cu^{2+} + S^{2-}$$
$$\Big\downarrow HNO_3$$
$$\rightarrow S\downarrow + NO\uparrow$$

总反应式为：$3CuS + 8HNO_3 = 3Cu(NO_3)_2 + 3S\downarrow + 2NO\uparrow + 4H_2O$

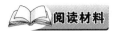 **阅读材料**

尿结石的形成

尿结石是一种常见的泌尿系统疾病,其主要种类有尿酸结石、磷钙结石和草酸钙结石。

在人体内,尿形成的第一步是进入肾脏的血液在肾小球的组织内过滤,将蛋白质、细胞等大分子和"有形物质"滤掉,出来的滤液就是原始的尿,这些尿经过一段细小管道进入膀胱。来自肾小球的滤液通常对草酸钙是过饱和的,即 $Q = c_{Ca^{2+}} \cdot c_{C_2O_4^{2-}} > K_{sp}(CaC_2O_4)$。在血液中由于有蛋白质这样的高分子化合物对草酸钙的保护作用,使草酸钙的溶解度增大,所以草酸钙难以形成沉淀。经过肾小球过滤后,蛋白质等大分子被去掉,因此,在进入肾小管之前管内会有 CaC_2O_4 结晶形成。这种晶体正常时在尿液内呈溶解状态,而在过量时则易沉积形成结石。由此可见,尿中草酸和尿酸的含量多少,是结石形成的重要指标。

引起尿结石的原因很多,其中饮食、营养与结石的形成有着密切的联系。近年来,医学研究发现,经常大量进食高动物蛋白、高脂肪、高糖的食物是引起尿结石的饮食因素之一。人体在摄食大量的动物蛋白和糖后,就会在体内生成较多的草酸和尿酸,并可促进肠道对钙的吸收。脂肪摄入过多则可增加尿液中的草酸盐含量。这些情况都可能促使结石形成。

预防尿结石症最主要的方法是多饮水,增加尿量,使尿中的草酸、尿酸得以稀释,对已形成的小结石也可及早除掉,从而使结石形成或复发的机会大大减少。

参考文献

[1] 孙毓庆.分析化学[M].4 版(上,下).北京:人民卫生出版社,1999.

[2] 魏祖期.基础化学[M].7 版.北京:人民卫生出版社,2008.

[3] 祁嘉义.基础化学[M].北京:高等教育出版社,2003.

[4] Brown T L. Chemistry:The Central Science[M].9th ed. Pearson Education,Inc. 2003.

[5] Timberlake K C. Chemistry[M].7th ed. Addison Wesley Longman,Inc. 1999.

习　　题

1.质子理论是如何定义酸碱的? 如何衡量酸碱的强弱?

2.指出下列各酸的共轭碱。

HPO_4^{2-}、$H_2PO_4^-$、H_2O、H_3O^+、H_2CO_3、HCO_3^-、NH_4^+、H_2S、HS^-

3.指出下列各碱的共轭酸。

HPO_4^{2-}、$H_2PO_4^-$、CO_3^{2-}、HCO_3^-、OH^-、H_2O、NH_3

4.下列物质在水中按碱性由弱到强排列的顺序是(　　　)。

A. $HPO_4^{2-} < OH^- < H_2O < NH_3 < HSO_4^-$

B. $OH^- < NH_3 < HPO_4^{2-} < HSO_4^- < H_2O$

C. $HPO_4^{0} < OH^- < NH_3 < H_2O < HSO_4^-$

D. $HSO_4^- < H_2O < HPO_4^{2-} < NH_3 < OH^-$

5.定性比较下列各溶液 HAc 的 α 大小＿＿＿＿＿(按大小排序)。

A. $0.1 \text{ mol} \cdot L^{-1}$ HAc　　　　　　　B. $0.1 \text{ mol} \cdot L^{-1}$ HAc$+0.1 \text{ mol} \cdot L^{-1}$ NaAc

C. 0.2 mol・L^{-1} HAc　　　　　　　D. 0.1 mol・L^{-1} HAc＋0.1 mol・L^{-1} NaCl

6. 在 0.1 mol・L^{-1} NH_4Ac 溶液中,$[H^+]$ 为(　　)。

A. $\sqrt{0.1K(HAc)}$　　　　　　　　　B. $\sqrt{0.1K(NH_4^+)}$

C. $\sqrt{K(HAc)\cdot K(NH_3)}$　　　　　　D. $\sqrt{K(HAc)\cdot K_w/K(NH_3)}$

E. $\sqrt{K(NH_3)\cdot K_w/K(HAc)}$

7. 下列化学组合中,哪些可能用来配制缓冲溶液?

(1) HCl＋$NH_3\cdot H_2O$　　　　(2) HCl＋Tris　　　　(3) HCl＋NaOH

(4) Na_2HPO_4＋Na_3PO_4　　　(5) H_3PO_4＋NaOH　　　(6) NaCl＋NaAc

8. 在含有固体 AgCl 的饱和溶液中,加入少量下列物质,对 AgCl 的沉淀溶解平衡有什么影响? 并解释之。

(1)盐酸;(2)$AgNO_3$;(3)KNO_3;(4)氨水。

9. 说明 H_3PO_4 溶液中存在着哪几种离子? 请按各种离子浓度的大小排出顺序。其中 H^+ 浓度是否为 PO_4^{3-} 浓度的 3 倍?

10. 解释下列现象。

(1)CaC_2O_4 溶于 HCl 而不溶于 HAc。

(2)在 $H_2C_2O_4$ 溶液中加入 $CaCl_2$ 溶液,则产生 CaC_2O_4 沉淀;当滤去沉淀后,加氨水于滤液中,又产生 CaC_2O_4 沉淀。

11. 当向含有几种能与某沉淀剂生成沉淀的离子混合溶液中逐滴加入该沉淀剂时,它们的沉淀顺序是否按溶度积的大小进行?

12. 计算下列酸碱质子传递平衡常数,并判断反应偏向何方?

$$HNO_2(aq)+CN^-(aq)\Longleftrightarrow HCN(aq)+NO_2^-(aq)$$
$$HSO_4^-(aq)+NO_2^-(aq)\Longleftrightarrow HNO_2(aq)+SO_4^{2-}(aq)$$
$$NH_4^+(aq)+Ac^-(aq)\Longleftrightarrow NH_3(aq)+HAc(aq)$$
$$SO_4^{2-}(aq)+H_2O(l)\Longleftrightarrow HSO_4^-(aq)+OH^-(aq)$$

13. 求 0.20 mol・L^{-1} HCN 溶液的 α 及 pH[已知 $K_a(HCN)=4.9\times10^{-10}$]。

14. 已知 HClO 的 $K_a(HClO)=3.0\times10^{-8}$,初始浓度为 0.007 5 mol・$L^{-1}$,计算溶液中 H^+、ClO^-、HClO 的平衡浓度各是多少?

15. 实验测得某氨水的 pH 为 11.26,已知 NH_3 的 $K_b=1.79\times10^{-5}$,求氨水的浓度。

16. 麻黄碱是一种中枢神经刺激素,制成滴鼻剂用作解充血药。它是一种有机弱碱:$C_{10}H_{15}ON(aq)+H_2O\Longleftrightarrow C_{10}H_{15}ONH^+(aq)+OH^-(aq)$,已知 0.003 5 mol・$L^{-1}$ 的麻黄碱溶液的 pH 为 11.33,试计算:(1)溶液中各种离子的平衡浓度;(2)麻黄碱的 K_b。

17. 计算下列溶液的 pH。

(1) 0.10 mol・L^{-1} HCl 溶液与 0.10 mol・L^{-1} $NH_3\cdot H_2O$ 等体积混合。

(2) 0.10 mol・L^{-1} HAc 溶液与 0.10 mol・L^{-1} $NH_3\cdot H_2O$ 等体积混合。

(3) 0.10 mol・L^{-1} HCl 溶液与 0.10 mol・L^{-1} Na_2CO_3 溶液等体积混合。

(4) 0.10 mol・L^{-1} NaOH 溶液与 0.10 mol・L^{-1} Na_2HPO_4 溶液等体积混合。

(5) 0.10 mol・L^{-1} H_3PO_4 与 0.20 mol・L^{-1} NaOH 溶液等体积混合。

(6) 0.10 mol・L^{-1} Na_3PO_4 与 0.20 mol・L^{-1} HCl 溶液等体积混合。

18. 根据同离子效应,计算下列溶液的 pH:

(1) 0.20 mol・L^{-1} H_3PO_4 溶液与 0.20 mol・L^{-1} Na_3PO_4 等体积混合;

(2) 0.20 mol・L^{-1} Na_2CO_3 溶液与 0.10 mol・L^{-1} HCl 等体积混合。

19. 假设溶于水中的 $Mn(OH)_2$ 完全解离,试计算:

(1) $Mn(OH)_2$ 在水中的溶解度$(mol \cdot L^{-1})$。

(2) $Mn(OH)_2$ 饱和溶液中的$[Mn^{2+}]$和$[OH^-]$。

(3) $Mn(OH)_2$ 在 $0.10\ mol \cdot L^{-1}$ NaOH 溶液中的溶解度[假设 $Mn(OH)_2$ 在 NaOH 溶液中不发生其他变化]。

(4) $Mn(OH)_2$ 在 $0.20\ mol \cdot L^{-1}$ $MnCl_2$ 溶液中的溶解度。

20. $0.20\ mol \cdot L^{-1}$ NH_3 和下列溶液配成的缓冲溶液的 pH 各为多少？已知 $pK_b(NH_3)=4.75$。

(1) $0.10\ mol \cdot L^{-1}$ NH_4Cl 等体积混合；(2) $0.10\ mol \cdot L^{-1}$ HCl 等体积混合。

21. 现有 (1) $0.10\ mol \cdot L^{-1}$ NaOH 溶液，(2) $0.10\ mol \cdot L^{-1}$ NH_3 水溶液，(3) $0.10\ mol \cdot L^{-1}$ Na_2HPO_4 溶液各 50 mL，欲配制 pH=7.0 的溶液，问需分别加入多少毫升 $0.10\ mol \cdot L^{-1}$ HCl 溶液？配成的三种溶液有无缓冲作用？哪一种缓冲能力最好？

22. 取 $0.10\ mol \cdot L^{-1}$ HB 溶液 50.00 mL，与 $0.10\ mol \cdot L^{-1}$ KOH 溶液 20.00 mL 混合，将混合溶液加水稀释至 100.0 mL，测得其 pH 为 5.25，试求此弱酸(HB)的解离平衡常数。

23. 欲配制 pH=7.40 的缓冲溶液 1000 mL。

(1) 今有缓冲系 HAc-NaAc、KH_2PO_4-Na_2HPO_4、NH_4Cl-NH_3，问选用哪一种最好？

(2) 如选用的缓冲系的总浓度为 $0.100\ mol \cdot L^{-1}$，需要固体共轭酸和固体共轭碱的物质的量为多少？(不考虑体积的变化)

(3) 加入 0.40 g 的 NaOH(s)后，缓冲溶液 pH 为多少？(不考虑体积的变化)

24. 向 100 mL 某缓冲溶液中加入 200 mg NaOH 固体(不考虑体积的变化)，所得缓冲溶液的 pH 为 5.60。已知原缓冲溶液共轭酸 HB 的 $pK_a=5.30$，$c_{HB}=0.25\ mol \cdot L^{-1}$，求原缓冲溶液的 pH。

25. 将 $0.10\ mol \cdot L^{-1}$ HAc 溶液和 $0.10\ mol \cdot L^{-1}$ NaOH 溶液以 3∶1 的体积比混合，求此缓冲溶液的 pH 及缓冲容量。

26. 欲配制 100 mL pH=7.21、β=0.144 的磷酸盐缓冲溶液，应取 KH_2PO_4(Mr=136)和 NaOH(Mr=40)各多少克(已知 H_3PO_4 的 $pK_{a1}=2.12$，$pK_{a2}=7.21$，$pK_{a3}=12.67$)？

27. 单纯性酸碱失衡主要靠血气分析诊断，根据 pH 的变化可判断酸中毒还是碱中毒。临床检验测得三人血浆中 HCO_3^- 和溶解的 CO_2 的浓度如下：

(1) $[HCO_3^-]=24.0\ mmol \cdot L^{-1}$、$[CO_2(aq)]=1.20\ mmol \cdot L^{-1}$；

(2) $[HCO_3^-]=21.6\ mmol \cdot L^{-1}$、$[CO_2(aq)]=1.34\ mmol \cdot L^{-1}$；

(3) $[HCO_3^-]=56.0\ mmol \cdot L^{-1}$、$[CO_2(aq)]=1.40\ mmol \cdot L^{-1}$；

试计算三人血浆的 pH，并判断何人属正常，何人属酸中毒(pH<7.35)，何人属碱中毒(pH>7.45)。已知 $pK_{a1}[CO_2(aq)]=6.10$(37 ℃)。

第 4 章

氧化还原反应与原电池

本章要求

1.掌握氧化值的概念、电池的概念、氧化还原反应方向的判断、电极电位的能斯特方程式及其相关计算、氧化还原反应平衡常数的计算。

2.熟悉原电池的组成以及正、负电极反应的特点,熟悉氧化还原反应及其半反应,能够根据电极电位或标准电极电位的大小来判断电极反应中涉及的微粒的氧化性和还原性的相对强弱。

3.了解电极类型、电极电位产生的原因、电动势与自由能的关系、电位法测定溶液 pH 的原理、新型化学电池和生物电化学传感器。

🔍 案 例

人体内的电化学

心脏起搏细胞的功能是产生生物电刺激,使心脏有节律地跳动。在成年人的心脏里,起搏功能局限于一小部分细胞中。由于衰老和疾病,这些起搏细胞会死亡或失效,引起心脏病。全世界每年约有 60 万病例通过手术植入电动心脏起搏器。起搏器虽然挽救了许多人的生命,但也存在需要更换电池、不能接近强磁场等缺点。

美国约翰·霍普金斯大学的科学家在英国《自然》杂志上发表报告说,他们使用基因疗法,改变心脏细胞内外的化学物质流向,产生电压,使普通细胞"变"成了起搏细胞,刺激心脏跳动。

细胞中有一种蛋白质,能像水泵一样使带正电的钾离子流进细胞内部。研究人员使用一种病毒为载体,将一个基因释放到细胞中,产生另一种蛋白质干扰"钾离子泵"的作用。这样,细胞内外部就产生负电位,形成的电信号刺激其他心脏细胞收缩。

只需要对几个细胞进行基因改造,就能达到起搏的目的。研究人员已经在豚鼠身上取得了初步成功,下一步将在猪身上做试验。科学家希望该技术 4 年内能够付诸实用,成为一种比电动起搏器更安全、成本更低的疗法。

氧化还原反应(oxidation-reduction reaction)是一类十分重要的化学反应,该类反应广泛存在于化学反应和生命过程中。通过前面的学习,我们已经知道自发进行的化学反应能对外做功,而化学反应热是一种无序的能量,通常在反应的过程中以热的方式散失在溶液或空气中。如何将这部分能量有效地加以利用,使其服务于人们的日常生活和工农业生产,令这种无序的化学能转化为有序的电能就是电化学所要解决的问题。电化学(electrochemistry)是一门研究电能和化学能相互转化的学科,是生命科学的一门基础相关学科,电化学方法和电化学仪器已经成为发现、诊断、衡量疾病进程和治疗疾病的重要方法和手段。电化学反应属于氧化还原反应,即有电子得失或转移、氧化值(又称氧化数,oxidation number)变化的反应。

本章重点讨论在水溶液中进行的氧化还原反应,将此类反应拆分成氧化还原半反应,组成原电池。阐述原电池的电极电势产生的原因、影响因素以及电极电势的应用,并简要介绍电化学在日常生活和医学中的应用及其最新进展。

4.1 氧化还原反应

4.1.1 氧化值

氧化还原反应是化学反应中一类重要的反应,为了描述氧化还原反应中发生的变化,在此引入了**氧化值**,国际纯粹与应用化学联合会(International Union of Pure and Applied Chemistry,简称 IUPAC)对其给出的定义是某元素一个原子的表观电荷数(apparent charge number),这种电荷数是由假设把每个化学键中的电子指定给电负性较大的原子而求得的。根据此定义,计算元素氧化值要遵循以下几条规则:

(1)单质中元素的氧化值为零。例如,F_2、O_2、Cl_2 等单质分子,其成键电子对无偏向,因此原子的表观电荷数为零。

(2)在电中性的化合物中,所有元素的氧化值之和为零。

(3)单原子离子,元素的氧化值等于离子的电荷数。例如,Cl^- 的氧化值为 -1,Mg^{2+} 的氧化值为 $+2$;对于多原子离子,所有元素的氧化值之和等于离子的电荷数。

(4)氧在化合物中的氧化值一般为 -2,但在过氧化物(如 H_2O_2)中为 -1,在超氧化物(如 KO_2)中为 $-1/2$,在 OF_2 中为 $+2$(F 的电负性比 O 大)。

(5)氢在化合物中的氧化值一般为 $+1$,但在金属氢化物(如 NaH、CaH_2)中为 -1(H 的电负性比金属大)。

(6)卤族元素中,氟的氧化值在所有化合物中均为 -1。其他卤族元素的氧化值在二元化合物中为 -1,但在卤族的二元化合物中,原子序数靠前的卤原子的氧化值为 -1,例如,BrCl 中 Cl 的氧化值为 -1,在含氧化合物中按氧化物决定,例如,ClO_2 中 Cl 的氧化值为 $+4$。

根据以上规则,可求算一些较复杂化合物中元素的氧化值。需特别注意的是,元素的氧化值可以是整数也可以是分数或小数。

4.1.2 氧化还原反应和氧化还原电对

4.1.2.1 氧化还原反应

元素的氧化值发生了变化的化学反应称为**氧化还原反应**。根据中学氧化还原方程式的配平知识点可知,氧化还原反应均由两个相反的过程组成,其中一个是元素的氧化值升高的反应,称为**氧化反应**;另一个是元素的氧化值降低的反应,称为**还原反应**。被氧化的物质称为**还原剂**,被还原的物质称为**氧化剂**。例如,在反应 $Zn+Cu^{2+} \rightleftharpoons Cu+Zn^{2+}$ 中,锌的氧化值从 $0(Zn)$ 升为 $+2(Zn^{2+})$,发生氧化反应,Zn 是还原剂;铜的氧化值从 $+2(Cu^{2+})$ 降为 0 (Cu),发生还原反应,Cu^{2+} 是氧化剂。

氧化还原反应的本质是反应过程中有电子转移,从而导致元素的氧化值发生变化。氧化还原反应中的电子转移,既可以表示某一原子得到或失去电子,也可以表示电子云密度远离或趋向某一原子。

4.1.2.2 氧化还原半反应和氧化还原电对

任意一氧化还原反应中的两个相反过程(含有相同的元素及其对应的原子个数)对应的反应分别为两个氧化还原半反应。例如,氧化还原反应:
$$2MnO_4^- +16H^+ +10Cl^- \rightleftharpoons 2Mn^{2+} +5Cl_2 +8H_2O$$
反应中,锰元素得到电子,生成 Mn^{2+},这个半反应是还原反应:
$$MnO_4^- +8H^+ +5e^- \longrightarrow Mn^{2+} +4H_2O(含有介质)$$
氯元素失去电子,生成 Cl_2,这个半反应是氧化反应:
$$2Cl^- -2e^- \longrightarrow Cl_2$$
氧化反应和还原反应必定同时并存,电子有得必有失。在反应过程中得失电子的数目必须相等。半反应的通式为:
$$氧化态+ne^- \longrightarrow 还原态$$
或
$$Ox+ne^- \longrightarrow Red$$
式中,n 为半反应中电子转移的数目;符号 Ox 为氧化型物质,应包括氧化剂及其相关介质;符号 Red 为还原型物质,应包括还原剂及其相关介质。同一元素原子的氧化型物质及对应的还原型物质构成氧化还原电对。氧化还原电对通常写成氧化型/还原型(Ox/Red),例如,$Cu^{2+}/Cu;Zn^{2+}/Zn;Cl_2/Cl^-$。每个氧化还原半反应中都含有一个氧化还原电对。

4.1.3 氧化还原反应方程式的配平

氧化还原反应方程式的配平方法较多,中学也进行过很多配平练习,在此,我们介绍一种非常有用的方法——离子—电子法(或半反应法)。以中学制备氯气的反应 $KMnO_4+HCl \longrightarrow MnCl_2+Cl_2\uparrow+H_2O$ 的配平为例来说明离子—电子法配平氧化还原反应方程式的具体步骤。

(1)写出正确的离子方程式。
$$MnO_4^- +H^+ +Cl^- \longrightarrow Mn^{2+} +Cl_2\uparrow +H_2O$$
(2)根据氧化还原电对,将离子方程式拆成氧化反应和还原反应两个半反应。

还原反应:$MnO_4^- +H^+ \longrightarrow Mn^{2+} +H_2O$

氧化反应:$Cl^- \longrightarrow Cl_2$

(3)根据物料平衡和电荷平衡,分别配平半反应(尤其应注意不同介质中半反应配平方法的差异)。

还原反应:$MnO_4^- +8H^+ +5e^- \longrightarrow Mn^{2+} +4H_2O$

氧化反应:$2Cl^- -2e^- \longrightarrow Cl_2$

(4)根据氧化剂和还原剂得失电子数相等的原则,找出两个半反应中系数的最小公倍数,并将两个半反应合并成一个配平的离子方程式。

$$2MnO_4^- + 16H^+ + 10Cl^- \rightleftharpoons 2Mn^{2+} + 5Cl_2 + 8H_2O$$

(5)将配平的离子方程式写为分子方程式,注意反应前后氧化值没有变化的离子的配平。

$$2KMnO_4 + 16HCl \rightleftharpoons 2MnCl_2 + 2KCl + 5Cl_2 + 8H_2O$$

离子—电子法配平氧化还原反应方程式的好处是不需要计算元素的氧化值,但它仅适用于在水溶液中进行的反应。用这类方法配平时要特别注意含氧酸根参与的半反应在不同介质中配平方法的差异,一般情况下,酸性介质,只可加 H^+ 和 H_2O,H^+ 加在含氧多的一边;碱性介质,只可加 OH^- 和 H_2O,OH^- 加在含氧少的一边。

4.2　原电池与电极电位

4.2.1　原电池

4.2.1.1　原电池的组成

利用氧化还原反应将化学能转变成电能的装置称为**原电池**(primary battery),简称电池。将锌片置于 $CuSO_4$ 溶液中,可以观察到 $CuSO_4$ 溶液的蓝色逐渐变浅,而锌片上会沉积出一层棕红色的物质。相应的化学反应可表示为:

$$Zn + Cu^{2+} \rightleftharpoons Cu + Zn^{2+} \qquad \Delta_r G_m^{\ominus} = -212.2 \text{ kJ} \cdot \text{mol}^{-1}$$

反应中 Zn 失去电子生成 Zn^{2+},发生氧化反应;Cu^{2+} 得到电子生成 Cu,发生还原反应,Zn 和 Cu^{2+} 之间发生了电子转移。从 $\Delta_r G_m^{\ominus}$ 可以看出这是一个自发性很强的氧化还原反应。但由于 Zn 与 $CuSO_4$ 溶液直接接触,电子直接由 Zn 转移给 Cu^{2+},无法形成电流。反应过程中系统的自由能降低,反应的化学能只是以热能的形式放出,却没有对外做功。为了得到电能,须将此反应拆成两个半反应:

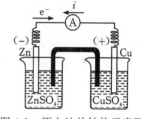

图 4-1　原电池的结构示意图

$$Cu^{2+} + 2e^- \longrightarrow Cu \qquad (还原反应)$$
$$Zn - 2e^- \longrightarrow Zn^{2+} \qquad (氧化反应)$$

如图 4-1 所示,不让 Zn 与 $CuSO_4$ 直接接触,使上述两个半反应分别在两个不同的容器中进行。用盐桥(salt bridge)连接两溶液,用金属导线将两金属片及检流计串联在一起,连通后可以观察到检流计的指针发生偏转,说明回路中有电流通过,这就是铜-锌原电池,又称丹尼尔(Daniell)电池。原电池可以将自发进行的氧化还原反应所产生的化学能转变为电能,同时做电功。

原电池中的盐桥一般是由 U 形玻璃管内充满用琼脂凝胶固定的饱和 KCl 溶液构成。它的作用是通过 K^+ 和 Cl^- 向两个半电池扩散连通电流通路,保持电荷平衡,消除液接电位。盐桥亦可用多孔隔膜代替。

在铜—锌原电池中,一半由 Zn 和 $ZnSO_4$ 溶液组成,称为锌半电池(half cell);另一半由 Cu 和 $CuSO_4$ 溶液组成,称为铜半电池。习惯上称电池是由两个电极组成的,所以一个半电池也称为一个电极(electrode)。

4.2.1.2 电极反应与电池反应

原电池中输出电子的电极称为**负极**(cathode),接受电子的电极称为**正极**(anode)。即电子由负极流向正极,而电流由正极流向负极。在上述铜-锌原电池中,电子从锌片流向铜片,说明锌电极的电位比铜电极的低,则锌电极为负极,铜电极为正极。在正极和负极发生的反应分别为:

正极反应:$Cu^{2+} + 2e^- \longrightarrow Cu$　　　(氧化剂 Cu^{2+} 得到电子,发生还原反应)

负极反应:$Zn - 2e^- \longrightarrow Zn^{2+}$　　　(还原剂 Zn 失去电子,发生氧化反应)

正极反应或负极反应又称为**半电池反应**(half-cell reaction)。由半电池反应相加所得总反应称为**电池反应**(cell reaction):

$$Zn + Cu^{2+} \rightleftharpoons Cu + Zn^{2+}$$

从电池反应式可以看出电池反应就是氧化还原反应。电池反应属于电化学反应,虽然电化学反应和一般化学反应的初、终状态相同,但其反应途径是不同的,所以对应的氧化还原反应放出的热和原电池对外所做的功在数值上是不相等的。

从理论上讲,任何一个氧化还原反应都可以设计成一个原电池,都可拆分成两个电极反应。任何一个电池反应都是氧化还原反应,都是由两个电极反应组成。电极之间的电子转移是由导线和盐桥来实现的,这正是原电池利用氧化还原反应的化学能产生电流的原因所在。

4.2.1.3 电极组成式和电极类型

为了简单方便而又科学地表示一个电极(半电池)组成,通常规定以化学式表示电极中各种物质的组成,并需注明物态,气体应标明压力及依附的惰性电极(如铂),对溶液应注明浓度,用单线"|"表示不同物相之间的接界(有时也用逗号表示),同一相中的不同物质之间用","分开。常用的电极有以下几类:

(1)金属—金属离子电极

金属作电极板浸入到该金属的盐溶液中构成的电极,即金属与其离子组成的电极。如 Ag^+/Ag 电极。

电极反应:$Ag^+ + e^- \rightleftharpoons Ag$

电极组成式:$Ag(s) | Ag^+(c)$

(2)非金属(特别是气体)电极

此类电极是非金属与其离子构成的电极。由于构成这种电极的物质不能导电,因此必须用惰性导体(如铂、金或石墨等)作极板,将气体物质通入含有相应离子的溶液中,构成气体电极。如氢电极。

电极反应:$2H^+ + 2e^- \rightleftharpoons H_2$

电极组成式:$Pt(s) | H_2(p) | H^+(c)$

(3)金属—金属难溶盐(或氧化物)电极

此类电极是将金属表面覆盖一薄层该金属的难溶盐(或氧化物),然后浸入该难溶物负离子的溶液中所构成的电极。如氯化银电极,它是将银丝的表面电镀上一层薄的 AgCl,然后浸入一定浓度的 Cl^- 溶液中构成的。

电极反应:$AgCl + e^- \rightleftharpoons Ag + Cl^-$

电极组成式:$Ag | AgCl(s) | Cl^-(c)$

（4）氧化还原电极

此类电极是将惰性导体（如 Pt）浸入离子型氧化还原电对的溶液中所构成的电极。实际上任何电极上发生的反应都是氧化或还原反应，这里的氧化还原电极只是指两种不同氧化型的离子之间的相互转化，而惰性电极本身只起传导电流的作用。如将 Pt 浸入含有 Fe^{2+}、Fe^{3+} 的溶液，构成 Fe^{3+}/Fe^{2+} 电极。

电极反应：$Fe^{3+}+e^- \rightleftharpoons Fe^{2+}$

电极组成式：$Pt|Fe^{2+}(c_1),Fe^{3+}(c_2)$

4.2.1.4　电池组成式

当两个电极（正极和负极）的组成式的书写规范后，其电池组成式的书写就很简单。书写原电池组成式时，通常规定负极写在左方，正极写在右方，电极的极性在括号内用"＋"、"－"号标注，两个半电池间的盐桥用"‖"表示，如铜-锌原电池可表示为：

$$(-)Zn(s)|Zn^{2+}(c_1)\ \|\ Cu^{2+}(c_2)|Cu(s)(+)$$

用电池组成式来表示比电池结构示意图要简洁得多，所以在书面表达时通常就用电池组成式来代替原电池。严格来讲，电池组成式中各离子的浓度应当以活度表示，但浓度很小时，也可以用浓度代替活度，当浓度为 $1.0\ mol \cdot L^{-1}$ 时也可不必标明。

【例 4-1】　将反应 $2MnO_4^-+16H^++10Cl^- \rightleftharpoons 2Mn^{2+}+5Cl_2+8H_2O$ 设计为原电池，写出正、负极的反应，电池反应及电池组成式。

【分析】　MnO_4^- 是氧化剂，含氧化剂的电对 MnO_4^-/Mn^{2+} 作正极，它属于氧化还原电极；电对 Cl_2/Cl^- 属于气体电极，发生氧化反应，作负极。这两种电极都须用惰性金属铂做导体。

【解】　正极反应：$MnO_4^-+8H^++5e^- \rightleftharpoons Mn^{2+}+4H_2O$

负极反应：$2Cl^--2e^- \rightleftharpoons Cl_2$

电池反应是将正、负极反应按得失电子数（本题为 10）相等的原则合并得到：

$$2MnO_4^-+16H^++10Cl^- \rightleftharpoons 2Mn^{2+}+5Cl_2+8H_2O$$

电池组成式：

$$(-)Pt|Cl_2(p)|Cl^-(c)\ \|\ MnO_4^-(c_1),Mn^{2+}(c_2),H^+(c_3)|Pt(+)$$

【例 4-2】　已知电池组成式：$(-)Ag|AgCl|Cl^-(c_1)\ \|\ Ag^+(c_2)|Ag(+)$，请写出对应的电极反应、电池反应，并说明电极的种类。

【分析】　原电池的负极发生氧化反应，正极发生还原反应，两电极反应相加则得到电池反应（注意两个电极得失电子数要相等，状态类型完全相同的粒子可通过代数规则合并）。应首先判断出所给的原电池是由哪两个电极组成。

【解】　正极反应：$Ag^++e^- \rightleftharpoons Ag(s)$　　此电极为金属—金属离子电极

负极反应：$AgCl(s)+e^- \rightleftharpoons Ag(s)+Cl^-$　　此电极为金属—金属难溶盐电极

电池反应：$Ag^++Cl^- \rightleftharpoons AgCl(s)$

4.2.2　电极电位的产生

用导线连接 Cu-Zn 原电池的两个电极后，就有电流产生，这说明两电极的电势不同，存在电位差。1889 年德国物理化学家能斯特（Nernst W H[*]）提出了双电层理论（electric double

---

*　Nernst W H 主要从事电化学、热力学和光化学方面的研究。因研究热化学，提出热力学第三定律的贡献而获 1920 年诺贝尔化学奖。

layer theory),解释了电极电位的产生。其要点归纳如下：

（1）当金属片插入其盐溶液时，由于分子的热运动和水分子的极性作用，可发生两种倾向：一方面，金属表面的离子有进入溶液生成水合金属离子，把电子留在金属表面的溶解倾向；另一方面，溶液中水合金属离子受到极板上电子的吸引，有接受电子生成金属原子沉积在金属极板表面的倾向。当这两种相反过程的速率相等时，就建立下列动态平衡：

$$M(s) \underset{\text{析出}}{\overset{\text{溶解}}{\rightleftharpoons}} M^{n+}(aq) + ne^-$$

金属愈活泼，金属盐溶液的浓度愈小，溶解倾向就愈大；金属愈不活泼，金属盐溶液浓度愈大，沉积的倾向就愈大。

（2）上述过程达到平衡时，由于正、负电荷的吸引，金属离子不是均匀地分布到整个溶液中，而是集中在金属表面附近的溶液中，形成了双电层（electric double layer），如图 4-2 所示。虽然双电层的厚度很小（10^{-10} m 左右，与分子大小相当），但金属和溶液间却形成了电位差。这种双电层的电位差称为**电极电位**，也称为**绝对电极电位**，或**电极的平衡电位**。

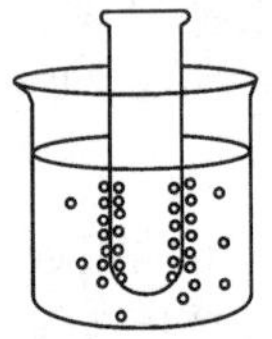

图 4-2　双电层示意图

（3）电极电位的大小与金属的本性有关。若金属溶解趋势大于沉积趋势，达到动态平衡时，金属带负电而溶液带正电。金属愈活泼，溶解趋势愈大，电极电位愈负。反之，则金属带正电，而溶液带负电，金属愈不活泼，沉积趋势愈大，电极电位愈正。电极电位的大小除与金属的本性有关外，还与温度、金属离子的浓度等因素有关。

4.2.3　电极电位的测定

电极电位的绝对值（即单个电极双电层之间的电位差）无法测定。实际应用中选定标准氢电极（standard hydrogen electrode，简称 SHE）作为基准电极，令其电极电位为零，并与其他电极组成原电池，其他电极的电极电位便可根据公式求出。

4.2.3.1　标准氢电极

标准氢电极（SHE）的装置如图 4-3 所示。将镀有一层光亮铂黑的铂片浸入 $[H^+] = 1.0$ mol·L^{-1}（严格来说应是 $\alpha_{H^+} = 1$）的盐酸溶液中，不断通入纯 H_2，并保持 $p_{H_2} = 100$ kPa，铂黑吸附 H_2 达到饱和，并与溶液中的 H^+ 建立平衡。

对应的电极反应为：

$$2H^+(aq, 1.0 \text{ mol} \cdot L^{-1}) + 2e^- \rightleftharpoons H_2(g, 100 \text{ kPa})$$

SHE 的电极组成式可表示为 $Pt \mid H_2(100 \text{ kPa}) \mid H^+(\alpha_{H^+} = 1)$，IUPAC 规定 298.15 K 下标准状态的氢电极（标准氢电极）的电极电位等于零，即 $E_{SHE} = 0.000\,00$ V。

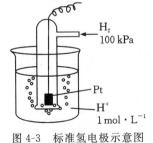

图 4-3　标准氢电极示意图

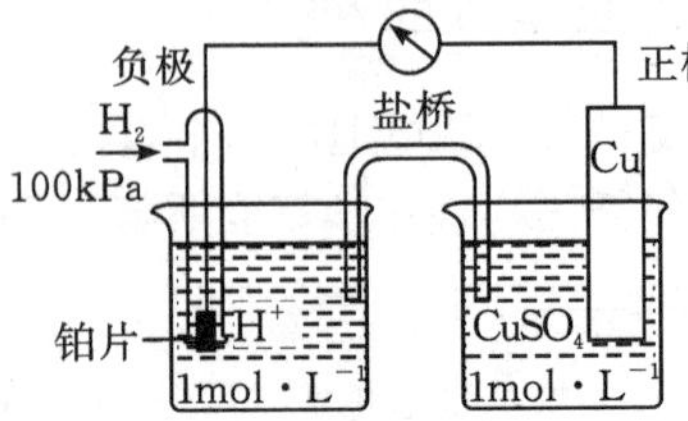

图 4-4　测定铜电极电势示意图

4.2.3.2　电极电位的测定

将待测电极(标准状态)与标准氢电极组成一个原电池,原电池的电动势就是待测电极的电极电势。

$$(-)标准氢电极 \parallel 待测电极(+)$$

$$E^{\ominus} = E_{待测} - E_{SHE} = E_{待测} - 0 = E_{待测} \tag{4-1}$$

例如,要测定铜电极 $Cu|Cu^{2+}$($1\ mol \cdot L^{-1}$)的标准电极电位,可组成如图 4-4 所示的电池:

$$(-)Pt|H_2(p_{H_2} = 100\ kPa)|H^+(1\ mol \cdot L^{-1}) \parallel Cu^{2+}(1\ mol \cdot L^{-1})|Cu(s)(+)$$

测得的电池电动势为 0.341 9 V。

$$E^{\ominus} = E^{\ominus}(Cu^{2+}/Cu) - E_{SHE} = E^{\ominus}(Cu^{2+}/Cu) = 0.341\ 9\ V$$

即,$Cu \mid Cu^{2+}$($1\ mol \cdot L^{-1}$)的标准电极电位为 0.341 9 V。

又如,欲测定锌电极 $Zn \mid Zn^{2+}$ 的标准电极电位,可组成电池:

$$(-)Pt \mid H_2(p_{H_2} = 100\ kPa) \mid H^+(1\ mol \cdot L^{-1}) \parallel Zn^{2+}(1\ mol \cdot L^{-1}) \mid Zn(s)(+)$$

测得电池的电动势为负值,$E^{\ominus} = -0.761\ 8\ V$,说明电子由锌电极流向标准氢电极。所以标准氢电极为正极,锌电极为负极。电池电动势应该恒为正值,正负极需要对换。锌电极 $E^{\ominus}(Zn^{2+}/Zn)$ 的电极电位等于 $-0.761\ 8\ V$。

4.2.3.3　标准电极电位表

电极反应各物质都处于标准态($1.0\ mol \cdot L^{-1}$)时的电极电位,称为该电极的标准电极电位(standard electrode potential),用符号 $E^{\ominus}$ 表示。常见电极的标准电极电势见附录二,表 4-1 中列举了部分电极的 $E^{\ominus}$ 值。

表 4-1　一些常见的电极反应和标准电极电位(298.15 K)

氧化剂氧化能力	电极反应	$E^{\ominus}/V$	还原剂还原能力
增 强	$Na^+ + e^- \rightleftharpoons Na$	-2.71	增 强
	$Zn^{2+} + 2e^- \rightleftharpoons Zn$	$-0.761\ 8$	
	$Pb^{2+} + 2e^- \rightleftharpoons Pb$	$-0.126\ 2$	
	$2H^+ + 2e^- \rightleftharpoons H_2$	$0.000\ 00$	
	$AgCl + e^- \rightleftharpoons Ag + Cl^-$	$0.222\ 33$	
	$Cu^{2+} + 2e^- \rightleftharpoons Cu$	$0.341\ 9$	
	$I_2 + 2e^- \rightleftharpoons 2I^-$	$0.535\ 5$	
	$O_2 + 2H^+ + 2e^- \rightleftharpoons H_2O_2$	0.695	
	$Fe^{3+} + e^- \rightleftharpoons Fe^{2+}$	0.771	
	$Ag^+ + e^- \rightleftharpoons Ag$	$0.799\ 6$	
	$Br_2(l) + 2e^- \rightleftharpoons 2Br^-$	1.066	
	$Cr_2O_7^{2-} + 14H^+ + 6e^- \rightleftharpoons 2Cr^{3+} + 7H_2O$	1.232	
	$Cl_2 + 2e^- \rightleftharpoons 2Cl^-$	$1.358\ 27$	
	$MnO_4^- + 8H^+ + 5e^- \rightleftharpoons Mn^{2+} + 4H_2O$	1.507	

使用标准电极电位表时要注意以下几点：

(1)标准电极电位是指在热力学标准状态下的电极电位,应在满足标准态的条件下使用,即电极中溶液所涉及离子浓度为 $1\ mol\cdot L^{-1}$,电极中的气体分压为 $100\ kPa$。

(2)表中电极电位是相对于 E_{SHE} 测定出的相对数值。

(3)表中电极反应用 $Ox + ne^- \rightleftharpoons Red$ 表示,所以表中电极电位又称为还原电位。但这并不表示该电极一定作正极,如作负极,则电极反应逆向进行。

(4)电极电位是强度性质,它反映了氧化还原电对得失电子的倾向,这种性质与物质的量无关。由于电极反应是可逆的,且是在平衡状态下测定的,它也与反应方程式的书写方向无关,如：

$$Fe^{3+} + e^- \rightleftharpoons Fe^{2+} \qquad E^\ominus = 0.771\ V$$

$$2Fe^{3+} + 2e^- \rightleftharpoons 2Fe^{2+} \qquad E^\ominus = 0.771\ V(而非前一反应的\ 2\ 倍)$$

$$Fe^{2+} - e^- \rightleftharpoons Fe^{3+} \qquad E^\ominus = 0.771\ V(而不是-0.771\ V)$$

(5)由于标准电极电位 $E^\ominus$ 值是在水溶液中测定的,因此不适用于非水溶剂系统及高温下的固相反应。

(6)表中的标准电极电位是温度为 $298.15\ K$ 时的数据,由于电极电位随温度变化并不是很大,因此,此表中的电极电位在其他温度下也可参照使用。

4.2.3.4 标准电极电位(表)的应用

标准电极电位的数据反映了氧化还原电对得失电子的趋向,根据标准电极电位的高低可判断电对氧化还原能力的相对强弱。

(1)电极电位值愈高的电对,其氧化型物质愈易得电子,氧化能力愈强,还原型物质愈不易失去电子,还原能力愈弱。电极电位值愈低的电对,其还原型物质愈易失去电子,还原能力愈强,氧化型物质愈不易得到电子,氧化能力愈弱。

附录二中各电对的 $E^\ominus$ 值自上而下依次增加,说明各电对中氧化型物质的氧化能力自上而下依次增强,而还原型物质的还原能力自上而下依次减弱。左上方的 Li 是最强的还原剂,对应的氧化型 Li^+ 是最弱的氧化剂,而右下方的 F_2 是最强的氧化剂,对应的还原型 F^- 是最弱的还原剂。

(2)氧化还原反应自发进行的方向总是较强氧化剂和较强还原剂作用,生成较弱的还原剂和较弱的氧化剂,即：

$$强氧化剂_1 + 强还原剂_2 = 弱还原剂_1 + 弱氧化剂_2$$

【例 4-3】 试判断标准态下反应 $2Fe^{2+} + I_2 = 2Fe^{3+} + 2I^-$ 自发进行的方向。

【分析】 将反应拆成两个半反应,并查出它们的 $E^\ominus$,两电对中 $E^\ominus$ 值高的氧化型物质为较强的氧化剂,$E^\ominus$ 值低的还原型物质为较强的还原剂。

【解】
$$I_2 + 2e^- \rightleftharpoons 2I^- \qquad E^\ominus_{I_2/I^-} = 0.535\ 5\ V$$

$$Fe^{3+} + e^- \rightleftharpoons Fe^{2+} \qquad E^\ominus_{Fe^{3+}/Fe^{2+}} = 0.771\ V$$

从标准电极电位可以看出,较强的氧化剂是 Fe^{3+},较强的还原剂是 I^-,因此,反应将逆向(由右向左)自发进行,即：

$$2Fe^{3+} + 2I^- \longrightarrow 2Fe^{2+} + I_2$$

若将两个电极的还原反应按照电极电位由小到大的次序排列,那么右下方的强氧化剂和左上方的强还原剂可自发进行氧化还原反应。反之,左上方的弱氧化剂和右下方的弱还原剂则不能自发进行氧化还原反应,这种关系称为"对角线规则"。

4.3 Nernst 方程式及影响电极电位的因素

标准电极电位是在标准状态下测得的,对于一个指定的电极,在一定温度标准状态下,其电极电势是特定的值(298.15 K 下的标准电极电势的值可以查书本后面附录二),然而绝大多数电极反应都是在非标准状态下进行的。通过电极电势的产生原因可知,电极电位的大小除与金属的本性有关外,还与温度、金属离子的浓度等因素有关,它们又如何影响电极电位的大小呢?

4.3.1 电极电位的 Nernst 方程式

当浓度、温度等条件发生变化时电极电位将发生改变。非标准态情况下的电极电位可用能斯特方程式(Nernst equation)来表示。对于任意电极反应:

$$a\text{Ox} + n\text{e}^- \rightleftharpoons b\text{Red}$$

其电极电位 E 可表示为:

$$E_{\text{Ox/Red}} = E_{\text{Ox/Red}}^{\ominus} + \frac{RT}{nF} \ln \frac{c_{\text{Ox}}^a}{c_{\text{Red}}^b} \tag{4-2}$$

式(4-2)为电极电位的能斯特方程式,是电化学中最重要的公式之一。式中 $E^{\ominus}$ 为标准电极电位,R 为气体常数(8.314 J·mol^{-1}·K^{-1}),T 为热力学温度,n 为电极反应中转移的电子数。F 为 Faraday 常数(9.648 5×10^4 C·mol^{-1}),c_{Ox}、c_{Red} 分别表示氧化型、还原型物质浓度对标准浓度($c^{\ominus} = 1.0$ mol·L^{-1})的相对值,单位为 1;a 和 b 分别表示电极反应式中氧化型、还原型微粒前的化学计量数。

能斯特方程式说明电极电位取决于电极的本性($E^{\ominus}$)、温度和浓度(或分压)。

当 T 为 298.15 K 时,将有关常数代入式(4-2)中,得:

$$E_{\text{Ox/Red}} = E_{\text{Ox/Red}}^{\ominus} + \frac{0.059\ 16}{n} \lg \frac{c_{\text{Ox}}^a}{c_{\text{Red}}^b} \tag{4-3}$$

温度一定时,半反应中氧化型、还原型及相关介质浓度发生变化,将影响电极电位的大小。氧化型浓度愈大,则 $E_{\text{Ox/Red}}$ 值愈大;反之,还原型浓度愈大,则 $E_{\text{Ox/Red}}$ 值愈小。

应用能斯特方程式时应注意:

(1)纯固体(例如,固体单质 Cu、难溶强电解质 AgCl 等)或纯液体(例如,金属 Hg、液体 Br$_2$ 等)的浓度视为 1 mol·L^{-1},即其浓度项不出现在方程中。例如,

$$Pb^{2+}(aq) + 2e^- \rightleftharpoons Pb(s)$$

$$E_{Pb^{2+}/Pb} = E_{Pb^{2+}/Pb}^{\ominus} + \frac{0.059\ 16}{2} \lg c_{Pb^{2+}}$$

$$Br_2(l) + 2e^- \Longrightarrow 2Br^-(aq)$$

$$E_{Br_2/Br^-} = E_{Br_2/Br^-}^{\ominus} - \frac{0.059\ 16}{2}\lg c_{Br^-}^2 = E_{Br_2/Br^-}^{\ominus} - 0.059\ 16\ \lg c_{Br^-}$$

（2）气体物质，则用相对分压 $p/p^{\ominus}$ 表示。例如：

$$2H^+(aq) + 2e^- \Longrightarrow H_2(g)$$

$$E_{H^+/H_2} = E_{H^+/H_2}^{\ominus} + \frac{0.059\ 16}{2}\lg \frac{c_{H^+}^2}{p_{H_2}/p^{\ominus}}$$

（3）若电极反应有 H^+、OH^- 或 Cl^- 等参加，而它们不是氧化型或还原型物质，氧化值不变，则称为介质。它们的浓度也必须写入能斯特方程式中。介质若处于反应式氧化型一侧，就当作氧化型处理；若处于反应式还原型一侧，则当作还原型处理。

例如，298.15 K 时，$Cr_2O_7^{2-}(aq) + 14H^+(aq) + 6e^- \Longrightarrow 2Cr^{3+}(aq) + 7H_2O(l)$

$$E_{Cr_2O_7^{2-}/Cr^{3+}} = E_{Cr_2O_7^{2-}/Cr^{3+}}^{\ominus} + \frac{0.059\ 16}{6}\lg \frac{c_{Cr_2O_7^{2-}}\cdot c_{H^+}^{14}}{c_{Cr^{3+}}^2}$$

又如：
$$AgCl(s) + e^- \Longrightarrow Ag(s) + Cl^-(aq)$$

$$E_{AgCl/Ag} = E_{AgCl/Ag}^{\ominus} - 0.059\ 16\ \lg c_{Cl^-}$$

4.3.2 电极半反应中各物质浓度对电极电位的影响

从电极的 Nernst 方程式可知，电极反应式中各物质的浓度发生变化可以对电极电位产生影响。通过式（4-3）可知，浓度项为对数值，还要乘上小于 1 的量 $\frac{0.059\ 16}{n}$，一般情况下浓度对电极电位的影响并不大，只有当氧化型或还原型物质浓度改变很大时，或电极反应式中物质（离子或气体）前的系数很大时才对电极电位产生显著的影响。下面我们就讨论在几种比较特殊的情况下，物质浓度改变对电极电势的影响。

4.3.2.1 溶液酸度对电极电位的影响

对于有 H^+ 或 OH^- 参加的电极半反应，溶液的酸碱度对电极电位的影响非常明显，绝大多数含氧酸根的氧化能力随介质酸度的增大而增强。

【例 4-4】 已知电极反应 $MnO_4^- + 8H^+ + 5e^- \Longrightarrow Mn^{2+} + 4H_2O(l)$　$E^{\ominus} = 1.507$ V

若 MnO_4^- 和 Mn^{2+} 仍为标准状态，即浓度均为 1 mol·L^{-1}，求 298.15 K，pH=6 时，此电极的电极电位。

【分析】 当 pH=6 时，$[H^+] = 1.0 \times 10^{-6}$ mol·L^{-1}，$c_{Mn^{2+}} = c_{MnO_4^-} = 1$ mol·L^{-1}，反应式中 $n=5$。

【解】 298.15 K 时，按式（4-3）得：

$$E_{MnO_4^-/Mn^{2+}} = E_{MnO_4^-/Mn^{2+}}^{\ominus} + \frac{0.059\ 16}{5}\lg \frac{c_{MnO_4^-}\cdot c_{H^+}^8}{c_{Mn^{2+}}}$$

$$= 1.507 + \frac{0.059\ 16}{5}\lg c_{H^+}^8$$

$$= 1.507 - \frac{0.059\ 16 \times 8}{5}pH$$

$$= 1.507 - \frac{0.059\ 16 \times 8}{5} \times 6 = 0.939(V)$$

同理,当其他离子浓度保持不变,pH＝12 时,此时 $E_{MnO_4^-/Mn^{2+}}$ 为 0.371 V。通过计算可知,当 H^+ 浓度由 1 mol·L^{-1} 变为 $1.0×10^{-6}$ mol·L^{-1} 或者更低时,电极电位从 1.507 V 降到 0.939 V 或者更低。电极电位越低,说明电极中对应的氧化态 MnO_4^- 的氧化能力比在标准状态下降低得越多。这说明酸度对含氧酸根的氧化性影响较大,含氧酸根的氧化能力随介质酸度的增大而增强。

4.3.2.2　离子转化为沉淀对电极电位的影响

在氧化还原电对中,加入沉淀剂使组成电极的离子生成沉淀,会导致该电极的电极电位变化。

【例 4-5】　已知银电极的电极反应为 $Ag^+ + e^- \rightleftharpoons Ag$,$E^\ominus = 0.7996$ V。若在此电极溶液中加入 NaCl,使其生成 AgCl 沉淀,并维持 Cl^- 浓度为 1.0 mol·L^{-1},求 298.15 K 时该电极电位的值(已知 AgCl 的 $K_{sp} = 1.77×10^{-10}$)。

【分析】　当加入 NaCl 时,氧化型物质 Ag^+ 将和 Cl^- 发生沉淀反应,Ag^+ 浓度下降,从而使电极电位降低。当沉淀平衡建立后,氧化型物质 Ag^+ 的浓度受下列平衡控制,

$$AgCl(s) \rightleftharpoons Ag^+(aq) + Cl^-(aq)$$

因为 $K_{sp}(AgCl) = [Ag^+][Cl^-] = 1.77×10^{-10}$,所以 $[Ag^+] = \dfrac{K_{sp}(AgCl)}{[Cl^-]}$。

【解】　根据能斯特方程式有:

$$
\begin{aligned}
E_{Ag^+/Ag} &= E^\ominus_{Ag^+/Ag} + \frac{0.05916}{n} lg \frac{[Ag^+]}{[Ag]} \\
&= E^\ominus_{Ag^+/Ag} + 0.05916 × lg \frac{K_{sp}(AgCl)}{[Cl^-]} \\
&= 0.7996 + 0.05916 × lg1.77×10^{-10} \\
&= 0.2223 (V)
\end{aligned}
$$

从这个例子可以看出,形成难溶电解质对电极电位的影响很大,AgCl 的氧化性比 Ag^+ 弱得多。由于 $c(Cl^-)$ 为 1.0 mol·L^{-1},因而求出的 E 的值实际上已是电极 $Ag(s)|AgCl(s)|Cl^-(aq)$ 的标准电极电位。

4.3.2.3　离子转化为难离解的物质对电极电位的影响

若使电极中氧化型或还原型离子通过化学反应等途径转化生成难解离的物质,也会造成电极电位的改变。

【例 4-6】　向标准氢电极的 H^+ 溶液中加入 NaAc,并使溶液中 Ac^- 浓度为 1.0 mol·L^{-1},H_2 的分压维持为 100 kPa。根据能斯特方程计算此时氢电极的电极电位。

【分析】　标准氢电极的电极反应为:

$$2H^+(aq) + 2e^- \rightleftharpoons H_2(g) \quad E^\ominus_{H^+/H_2} = 0.00000 \text{ V}$$

加入的 Ac^- 与 H^+ 结合生成 HAc:$H^+ + Ac^- \rightleftharpoons HAc$,若使 Ac^- 浓度维持 1.00 mol·L^{-1},因 K_{HAc} 很小,且 Ac^- 产生同离子效应,HAc 的解离生成的 H^+ 浓度已很小,所以 $c_{HAc} \approx$ 1.00 mol·L^{-1},则此溶液为缓冲溶液。其 H^+ 浓度可以通过 Henderson-Hasselbalch 方程求出。

$$pH = pK_a + lg \frac{c_{Ac^-}}{c_{HAc}} = pK_a + lg \frac{1}{1} = pK_a = 4.76$$

【解】 根据电极电位的 Nernst 方程式：

$$E_{H^+/H_2}=E_{H^+/H_2}^{\ominus}+\frac{0.059\,16}{2}\lg\frac{c_{H^+}^2}{p_{H_2}/p^{\ominus}}=-0.059\,16\times4.76=-0.282(V)$$

可见，由于加入 NaAc 后生成难解离的物质 HAc，降低了氧化型物质 H^+ 的浓度，所以电极电位降低了。

4.4 电池电动势及其应用

用导线和盐桥将任意两个电极连接，从理论上就可以组成一个原电池，该原电池电动势的大小取决于电极电势，电池电动势就是电池反应的推动力。根据热力学知识，Δ_rG_m 是等温等压下化学反应自发进行的推动力，因此电池电动势和 Gibbs 自由能变之间必定有某种内在联系。

4.4.1 电池电动势的 Nernst 方程式

对于任意电池反应：

$$a Ox_1+d Red_2 \Longrightarrow b Red_1+c Ox_2$$

按照上面指定的反应，其电池电动势 E 就等于正极电极电势 E_{Ox_1/Red_1} 与负极电极电势 E_{Ox_2/Red_2} 之差：

$$E=E_{Ox_1/Red_1}-E_{Ox_2/Red_2}$$

将正负极对应的 Nernst 方程式代入上式，则有：

$$E=\left(E_{Ox_1/Red_1}^{\ominus}+\frac{RT}{nF}\ln\frac{c_{Ox_1}^a}{c_{Red_1}^b}\right)-\left(E_{Ox_2/Red_2}^{\ominus}+\frac{RT}{nF}\ln\frac{c_{Ox_2}^c}{c_{Red_2}^d}\right)$$

$$=(E_{Ox_1/Red_1}^{\ominus}-E_{Ox_2/Red_2}^{\ominus})+\left(\frac{RT}{nF}\ln\frac{c_{Ox_1}^a}{c_{Red_1}^b}-\frac{RT}{nF}\ln\frac{c_{Ox_2}^c}{c_{Red_2}^d}\right)$$

$$=E^{\ominus}+\frac{RT}{nF}\ln\frac{c_{Ox_1}^a c_{Red_2}^d}{c_{Red_1}^b c_{Ox_2}^c} \tag{4-4a}$$

$$=E^{\ominus}-\frac{RT}{nF}\ln Q \tag{4-4b}$$

式(4-4)为电池电动势的能斯特方程式，式中 $E^{\ominus}$ 为标准电池电动势，R 为气体常数（8.314 J·mol^{-1}·K^{-1}），T 为热力学温度，n 为电池反应中转移的电子数。F 为 Faraday 常数（$9.648\,5\times10^4$ C·mol^{-1}），Q 为反应商。反应商 Q 的书写与第 8 章化学反应等温方程式中的要求一致。

4.4.2 原电池的电池电动势与 Gibbs 自由能变的关系

由热力学可知，在恒温恒压可逆过程中，体系做的最大非体积功等于体系自由能的减少值，在电池反应过程中，体系做的最大非体积功就是电功 W_{max}'，即：

$$\Delta_rG_m=W_{max}'$$

原电池是一种可逆电池,即让电池通过的电流无限小,电池反应不以热的形式传递能量,电池内部始终处于平衡状态,电极上发生的化学反应及能量变化是可逆的。系统所做的非体积功全部为电功,又由于系统对外做功的值规定为负,所以有:

$$W'_{max} = -qE = -nFE$$

$$\Delta_r G_m = W'_{max} = -qE = -nFE \tag{4-5a}$$

当电池反应中所有微粒都处于标准状态时,

$$\Delta_r G_m^\ominus = -nFE^\ominus \tag{4-5b}$$

式中,n 是电池反应中所转移电子的物质的量,单位为 mol;$E(E^\ominus)$ 是原电池的(标准)电池电动势,F 为法拉第常数,单位为 $C \cdot mol^{-1}$,不太精确计算时其值可取 96 500 $C \cdot mol^{-1}$。通过式(4-5a)、(4-5b)可将自由能变 $\Delta_r G_m$、$\Delta_r G_m^\ominus$ 与电池电动势 E、$E^\ominus$ 联系起来。

4.4.3 电池电动势的应用

4.4.3.1 用电池电动势判断氧化还原反应的自发性

自由能的变化($\Delta_r G_m$)是恒温恒压下化学反应能否自发进行的一般性判据。因此,对于原电池(氧化还原)反应,既可以用 $\Delta_r G_m$,也可以用 E 来判断其自发进行的方向。

$$\Delta_r G_m < 0, E > 0, 反应正向自发进行$$
$$\Delta_r G_m > 0, E < 0, 反应逆向自发进行$$
$$\Delta_r G_m = 0, E = 0, 反应达到平衡$$

若组成电极的各物质均处于标准态时,则可根据标准电动势 $E^\ominus$ 的正、负来判断氧化还原反应自发进行的方向。应当指出,自发进行的氧化还原反应,其电池电动势恒为正值($E > 0$)。但由未知其自发进行方向的氧化还原反应方程式设计成的原电池,因其正、负极是预先指定的,计算结果可能出现 $E < 0$ 的情况,这说明反应是逆向进行的,应把正、负电极调换过来。

【例 4-7】 判断反应 $2Fe^{2+} + Cu^{2+} = Cu + 2Fe^{3+}$ 在标准状态下自发进行的方向。

【分析】 假设反应按所写反应方程式正向进行,则 Cu^{2+} 发生还原反应,电对 Cu^{2+}/Cu 为正极;Fe^{2+} 发生氧化反应,电对 Fe^{3+}/Fe^{2+} 为负极。电池组成式为:

$(-)Pt|Fe^{2+}(1.00\ mol \cdot L^{-1}), Fe^{3+}(1.00\ mol \cdot L^{-1}) \| Cu^{2+}(1.00\ mol \cdot L^{-1})|Cu(+)$

【解】 正极:$Cu^{2+} + 2e^- \rightleftharpoons Cu$ $E^\ominus = 0.341\ 9\ V$;

负极:$Fe^{2+} \rightleftharpoons Fe^{3+} + e^-$ $E^\ominus = 0.771\ V$;

$E^\ominus = E_+^\ominus - E_-^\ominus = 0.341\ 9\ V - 0.771\ V = -0.429\ 1\ V$

因为 $E^\ominus < 0$,所以反应按照指定的反应方程式逆向自发进行。

当然,也可根据电极电位高低来判断氧化还原反应自发进行的方向。标准状态下,在电极电位高的电对中,氧化态微粒与电极电位低的还原态微粒组成的反应必定正向进行,反之逆向进行。

【例 4-8】 计算 298.15 K 时,下列电池组成式对应的原电池反应自发进行的方向,已知:$E_{MnO_4^-/Mn^{2+}}^\ominus = 1.507\ V, E_{Cl_2/Cl^-}^\ominus = 1.358\ V$。

Pt│MnO_4^-（0.1 mol·L^{-1}），Mn^{2+}（1.0 mol·L^{-1}），H^+（0.01 mol·L^{-1}）‖Cl^-（0.1 mol·L^{-1}），Cl_2（100 kPa）│Pt

【分析】 由指定的原电池组成式可知，电极 Cl_2/Cl^- 作正极，电极 MnO_4^-/Mn^{2+} 作负极。如果是标准态下的反应，可直接用标准电池电动势或标准电极来判断反应自发的方向。然而本题中两电极都处于非标准状态，所以此种情况要先求出原电池在非标准状态下的电池电动势。

【解】 正极的电极反应为：$Cl_2 + 2e^- \rightleftharpoons 2Cl^-$

$$E_+ = E_{Cl_2/Cl^-}^\ominus + \frac{0.059\ 16}{2}\lg\frac{p_{Cl_2}/100}{c_{Cl^-}^2} = 1.358 + \frac{0.059\ 16}{2}\lg\frac{100/100}{(0.1)^2} = 1.417\ V$$

负极的电极反应为：$MnO_4^- + 8H^+ + 5e^- \rightleftharpoons Mn^{2+} + 4H_2O$

$$E_- = E_{MnO_4^-/Mn^{2+}}^\ominus + \frac{0.059\ 16}{5}\lg\frac{c_{MnO_4^-}\ c_{H^+}^8}{c_{Mn^{2+}}}$$

$$= 1.507 + \frac{0.059\ 16}{5}\lg\frac{0.1 \times (0.01)^8}{1.0} = 1.306\ V$$

$$E = E_+ - E_- = 1.417\ V - 1.306\ V = 0.111\ V > 0$$

所以此反应正向进行。

从例 4-8 中可以看出，浓度的变化可以导致整个氧化还原反应自发进行的方向的改变。

判断非标准态下氧化还原反应自发进行的方向，应用 E 而不是 $E^\ominus$ 来判断。但由于标准电池电动势 $E^\ominus$ 是决定电池电动势的主要因素，浓度对反应方向的影响较小，因此有时直接用 $E^\ominus$ 作判据。一般认为：若 $E^\ominus > +0.3$ V，非标准状态下的反应也可正向自发进行；若 $E^\ominus < -0.3$ V，非标准状态下的反应也可逆向自发进行。在这两种情况下浓度的变化一般不能改变反应的方向，但若 -0.3 V $\leqslant E^\ominus \leqslant +0.3$ V，浓度的变化可能改变反应的方向（见例 4-8）。

用电动势 E 来判断氧化还原反应自发进行的方向时，与 ΔG 一样，电动势 E 只能判断反应能否发生，不能说明反应的速率，即不能说"E 越大，反应速率越快"。

4.4.3.2 判断氧化还原反应进行的程度（计算反应的平衡常数 K）

氧化还原反应进行的程度可以用反应的平衡常数来判断，平衡常数可以由氧化还原反应的标准自由能的变化（$\Delta_r G_m$）求出，而 $\Delta_r G_m$ 可以从氧化还原反应对应的标准电极电势求得。

根据 $$\Delta_r G_m^\ominus = -RT\ln K^\ominus$$

而 $$\Delta_r G_m^\ominus = -nFE^\ominus$$

所以 $$-nFE^\ominus = -RT\ln K^\ominus$$

将 $T = 298.15$ K，$R = 8.314$ J·K^{-1}·mol^{-1}，$F = 9.648\ 5 \times 10^4$ C·mol^{-1}，代入上式得：

$$\lg K^\ominus = \frac{nE^\ominus}{0.059\ 16} = \frac{n(E_+^\ominus - E_-^\ominus)}{0.059\ 16} \tag{4-6}$$

式中，n 是配平的氧化还原反应方程式中转移的电子数，是两个电极反应中转移的电子数的最小公倍数。氧化还原反应的平衡常数与电子转移数有关，即与反应方程式的写法有关。

$E^\ominus$ 愈大,反应进行愈完全(注意:并不是反应进行得愈快,平衡常数只讨论可能性问题)。对于不同的氧化还原反应,其电池的标准电动势在 $0.2\sim0.4$ V 范围内,表明该反应较彻底地完成。计算表明,对于 $n=2$ 的反应,$E^\ominus>0.2$ V 时,或者当 $n=1$,$E^\ominus>0.4$ V 时,均可使得 $K^\ominus>10^6$,此时平衡常数较大,认为反应进行得相当完全。

【例 4-9】　求 298.15 K 时,反应 $Zn+Cu^{2+}\Longleftrightarrow Zn^{2+}+Cu$ 的平衡常数 $K^\ominus$。

【分析】　先将该氧化还原反应设计成原电池:$(-)Zn|Zn^{2+}\parallel Cu^{2+}|Cu(+)$,可从标准电极电位表中查出两个电对的值 $E^\ominus$,代入式(4-6)求 $K^\ominus$。

【解】　正极:$Cu^{2+}+2e^-\Longleftrightarrow Cu$　　　　$E^\ominus(Cu^{2+}/Cu)=0.3419$ V

负极:$Zn^{2+}+2e^-\Longleftrightarrow Zn$　　　　$E^\ominus(Zn^{2+}/Zn)=-0.7618$ V

配平的氧化还原反应方程式中得失电子数 $n=2$,代入式(4-6)得:

$$\lg K^\ominus=\frac{2E^\ominus}{0.05916}=\frac{2\times(0.3419+0.7618)}{0.05916}=37.31$$

$$K^\ominus=1.95\times10^{37}$$

$K^\ominus=1.95\times10^{37}\gg10^6$,此时平衡常数非常大,该反应进行得非常彻底。

【例 4-10】　选择合适的电极组成原电池,求 298.15 K 时 AgCl 的溶度积常数 K_{sp}。

【分析】　AgCl 的沉淀溶解平衡为:$AgCl(s)\Longleftrightarrow Ag^++Cl^-$

$$K_{sp}(AgCl)=[Ag^+][Cl^-]$$

选用 $Ag^+|Ag$ 电极作正极,$Ag|AgCl(s)|Cl^-$ 电极作负极组成电池:

$$(-)Ag|AgCl(s)|Cl^-(1.0\ mol\cdot L^{-1})\parallel Ag^+(1.0\ mol\cdot L^{-1})|Ag(+)$$

正极:$Ag^++e^-\Longleftrightarrow Ag$　　　　　　$E^\ominus_+=0.7991$ V

负极:$AgCl(s)+e^-\Longleftrightarrow Ag+Cl^-$　　　　$E^\ominus_-=0.22233$ V

电池反应式　　　　　　　$Ag^++Cl^-=AgCl(s)$

该电池反应是 AgCl(s) 沉淀溶解平衡的逆反应,其平衡常数的倒数为 AgCl(s) 的溶度积常数 K_{sp}。

【解】　电池电动势为:$E^\ominus=E^\ominus_+-E^\ominus_-=0.7991$ V-0.22233 V$=0.57677$ V

此电池反应的平衡常数为:

$$\lg K^\ominus=\frac{E^\ominus}{0.05916}=\frac{(0.7991-0.22233)}{0.05916}=9.75$$

$$K^\ominus=5.61\times10^9$$

AgCl 的溶度积常数 K_{sp} 为:

$$K_{sp}=1/K^\ominus=1.78\times10^{-10}$$

按上述方法,类比选择附录中合适的电极组成电池,可求出水的离子积常数 K_w 和银氨配离子的配位平衡常数 K_s 等。

4.5　电位法测定溶液的 pH

电位分析法(potentiometry)是通过原电池电动势(或电极电位)的测量确定待测物质活度(或浓度)的方法,是电分析化学方法的重要分支。测定溶液的 pH 时,通常用玻璃电极

(glass electrode)作 pH 指示电极(indicator electrode)，用饱和甘汞电极(saturated calomel electrode，简称 SCE)作参比电极（reference electrode）。

（一）玻璃电极｜待测 pH 溶液 ‖ SCE(＋)

其中玻璃电极电位随待测物质中 H^+ 的浓度（或活度）而改变，符合能斯特方程式的电极。参比电极是指电极电位已知，且为定值、稳定而不受待测物质浓度影响的电极。在整个原电池电路电流为零的条件下测定上述原电池的电动势，求出玻璃电极的电极电位，并由能斯特方程计算出待测物质中 H^+ 的浓度，再根据 H^+ 的浓度与 pH 之间的关系即可得到待测溶液的 pH。

4.5.1 常用参比电极

标准氢电极(SHE)是测量标准电极电位的基础，可作为参比电极。但 SHE 由于制作麻烦，操作条件苛刻，且电极中铂黑很容易受到其他物质的毒化，微量的砷、汞、硫及氰化物都会改变其电极电位，因此在实际应用中很少使用。常用的参比电极是饱和甘汞电极和氯化银电极。

4.5.1.1 饱和甘汞电极

饱和甘汞电极是由 $Hg(l)$，$Hg_2Cl_2(s)$ 以及饱和的 KCl 溶液组成，结构如图 4-5 所示。它由两个玻璃套管组合，内管的上部是汞，电极引线联结的金属丝插入 Hg 中，中部为 Hg-Hg_2Cl_2 的糊状混合物，下端用玻璃纤维或石棉塞紧。外管盛有饱和 KCl 溶液，支管下部端口用素烧瓷（多孔性物质）堵塞，能使内外液体接触但不流失。外管上端有一侧口，便于补入饱和 KCl 溶液。盛有饱和 KCl 溶液的外管还能起到盐桥的作用。甘汞电极的组成式：

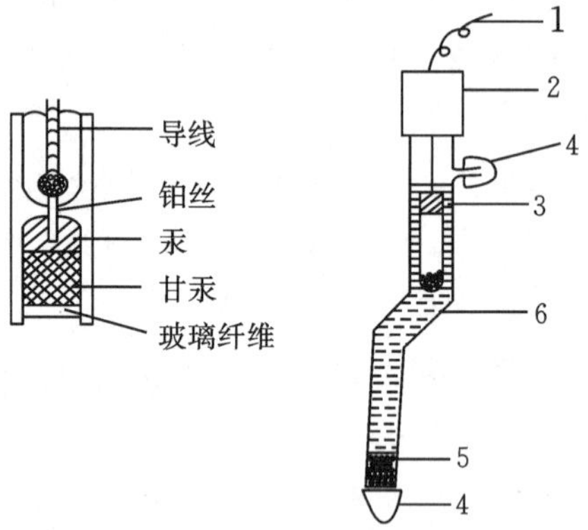

1. 导线　2. 绝缘体　3. 内部电极　4. 橡皮帽
5. 多孔物质　6. 饱和 KCl 溶液

图 4-5　甘汞电极

$Hg_2Cl_2(s)\,|\,Hg(l)\,|\,Pt(s)\,|\,Cl^-(c)$

电极反应式：$Hg_2Cl_2(s)+2e^- \rightleftharpoons 2Hg(l)+2Cl^-(aq)$

电极在 298.15 K 时的能斯特方程式为：

$$E_{SCE}=E^\ominus+\frac{0.059\,16}{2}\lg\frac{1}{c_{Cl^-}^2}=E^\ominus-0.059\,16\,\lg c_{Cl^-}$$

298.15 K 时，$E^\ominus=0.268\,08$ V，当 KCl 溶液达到饱和时，其氯离子的浓度为一定值，代入求得 $E_{SCE}=0.241\,2$ V。该电极在指定的温度下，电极电位的值比较稳定，且制备简单，使用方便，但电极电位的值随温度的变化较大。

4.5.1.2 AgCl/Ag 电极

AgCl/Ag 电极属于金属—金属难溶盐电极，它是将银丝的表面电镀上一层薄的 AgCl，然后浸入盛有一定浓度的 KCl 溶液的玻璃管中，玻璃管的下端用石棉丝封住，上端用导线引出。

电极组成式 $\qquad$ $Ag \mid AgCl(s) \mid Cl^-(c)$

电极反应 $\qquad$ $AgCl + e^- \rightleftharpoons Ag + Cl^-$

电极在 298.15 K 时的能斯特方程式为:

$$E = E^\ominus + \frac{0.059\ 16}{1}\lg\frac{1}{c_{Cl^-}} = E^\ominus - 0.059\ 16\ \lg c_{Cl^-}$$

298.15 K 时,$E^\ominus = 0.222\ 33$ V,当 KCl 溶液达到饱和时,其氯离子的浓度为一定值,代入求得 $E = 0.197\ 1$ V。该电极对温度的变化不敏感,甚至在较高的温度下也可以使用。

4.5.2 指示电极

4.5.2.1 玻璃电极

玻璃电极的构造如图 4-6 所示。玻璃管的下部是由成分特殊的玻璃制成的薄膜球,膜厚约 $50 \sim 100$ nm,其中插入一支氯化银电极作为内参比电极,球内装有 0.1 mol·L^{-1} HCl 溶液作内参比溶液。引出的导线需用金属网套管屏蔽,以防止由静电干扰和漏电所引起的实验误差。将玻璃电极置于待测 pH 溶液中构成指示电极,其电极电位为:

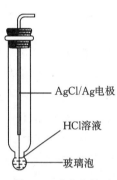

AgCl/Ag电极

HCl溶液

玻璃泡

$$E_{玻} = K_{玻} + \frac{RT}{F}\lg H^+ = K_{玻} - \frac{RT}{F}pH \qquad (4\text{-}7)$$

图 4-6 玻璃电极

此电位不是由氧化还原反应产生,而是因膜两侧溶液 H^+ 浓度不同,造成在膜内、外的固—液界面上的电荷分布不同,故称为膜电位,也称浓差电位。式中的 $K_{玻}$ 从理论上讲是常数,但实际上是一个未知数,因为每个玻璃电极的玻璃薄膜表面都会存在一定的差异,也就会有不同的 $K_{玻}$,即使是同一支玻璃电极,其 $K_{玻}$ 也会随时间变化,所以每次使用前必须校正。

玻璃电极一般适用于测量 pH 为 $1 \sim 10$ 的溶液。玻璃电极不受氧化剂、还原剂存在的影响,并且能在胶体或有色溶液中使用。

4.5.2.2 复合电极

将指示电极和参比电极组装在一起就构成**复合电极**(combination electrode)。测定 pH 使用的复合电极通常由玻璃电极-AgCl/Ag 电极或玻璃电极—甘汞电极组合而成。其结构为电极外套将玻璃电极和参比电极包裹在一起并固定,敏感的玻璃泡则位于外套的保护栅内,参比电极的补充液由外套上端小孔加入。复合电极的优点在于使用方便,并且测定值较稳定。

4.5.3 电位法测定溶液的 pH

测定溶液的 pH 时,将玻璃电极和饱和甘汞电极(一起构成复合电极)与待测溶液组成一个原电池

$$(-)玻璃电极 \mid 待测 pH 溶液 \parallel SCE(+)$$

电池的电动势 E_x 为:

$$E_x = E_{SCE} - E_{玻} = E_{SCE} - (K_{玻} + \frac{2.303RT}{F}\lg H^+) = E_{SCE} - K_{玻} + \frac{2.303RT}{F}pH_x \quad (4\text{-}8)$$

由于在一定温度下 E_{SCE} 为一常数,但 $K_{玻}$ 是未知数,为了求出溶液的 pH 必须消去 $K_{玻}$,可先将此玻璃电极和饱和甘汞电极浸入 pH=pH$_s$ 的标准缓冲溶液中,组成一个原电池

(一)玻璃电极|标准缓冲溶液 ‖ SCE(+)

测其电动势 E_s

$$E_s = E_{SCE} - E_{玻} = E_{SCE} - K_{玻} + \frac{2.303RT}{F}pH_s \quad (4\text{-}9)$$

将式(4-8)与(4-9)合并,消去 $K_{玻}$,即得待测溶液的 pH

$$pH_x = pH_s + \frac{(E_x - E_s)F}{2.303RT} \quad (4\text{-}10)$$

温度一定时,T、F 和 R 均为常数,pH$_s$ 为已知的标准值,只要先后两次测定电池电动势 E_s 和 E_x 即可求出溶液的 pH。式(4-10)是 IUPAC 确认的 pH 的操作定义(operational definition of pH)。为减少误差,应使测定 E_s 和 E_x 时的温度和条件尽量相同。由于被测溶液与标准缓冲溶液离子组成不同、电位测量误差等原因,测量的相对误差一般为±5%。

在化学实验中所用的 pHS-3C 的酸度计就是根据这一原理设计的。在实际测量过程中,并不需要先分别测定 E_s 和 E_x,再通过公式(4-10)计算待测溶液的 pH,而是先将复合电极插入有确定 pH 的标准缓冲溶液中组成原电池,测定原电池的电动势并转换成 pH(通过操作仪器表面的 pH-mV 转换键即可完成),通过反复调整仪器的定位和校正旋钮使仪器的测量值与标准缓冲溶液的 pH 一致,这一过程称为定位(也称 pH 校正),再用待测溶液代替标准缓冲溶液在 pH 计上直接测量,仪表显示的 pH 即为待测溶液的 pH。

4.6 化学电源与生物化学传感器

利用自发的化学反应生产电能的电源称为**化学电源**,简称为电池。化学电源具有能量转化效率高、方便、安全可靠等优点。目前使用的电池可以分为一次电池(不能重复使用的电池,如干电池、丹尼尔电池等)、二次电池(经充电后可反复使用的电池,如铅蓄电池、镉—镍电池等)、燃料电池等。除了化学电源以外,新型电池还包括更为环保的物理电源,主要指太阳能电池和温差发电器。现阶段,这些化学与物理电源已广泛应用于国民经济(如信息、能源、交通运输、办公和工业自动化等)、人们日常生活以及卫星、载人飞船、军事武器与装备等各个领域。

4.6.1 新型电源及其发展趋势

近年来,新型高能电池发展很快,锌镍蓄电池、金属燃料电池等依然受到极大重视,并不断取得技术进步。目前备受关注的新型化学电池有以下几类:

4.6.1.1 镉—镍电池

镉—镍电池的负极为海绵状金属镉,正极为氧化镍,电解液为 KOH 或 NaOH 水溶液。镉—镍电池的最大特点是循环寿命长,可达 2 000~4 000 次,并且电池结构紧凑、牢固、耐冲

击、耐振动、自放电较小、性能稳定可靠、可大电流放电、使用温度范围宽。其缺点是电流效率、能量效率、活性物质利用率较低,价格较贵并会产生重金属污染。工业上生产的大容量电池,仍以极板盒式电池为主。近十余年来,镉—镍电池发展很快,其中仅移动通信方面年需求量即可达 15 亿块以上。

4.6.1.2　锂电池

锂电池是用金属锂作负极活性物质,使用非水电解质溶液的电池。锂电池通常可按电解质性质分为锂有机电解质电池、锂无机电解质电池、固体电解质电池和锂熔盐电池等。随着 20 世纪微电子技术的发展,小型化的设备日益增多,对电源提出了很高的要求。锂电池也随之进入了大规模的使用阶段。其最早应用于心脏起搏器中,由于锂电池的自放电率极低,放电电压平缓,使得起搏器植入人体长期使用成为可能。

由于锂的标准电极电位最低(-3.045 V),锂电池一般有高于 3.0 V 的标准电压,因此,以锂为负极组成的电池具有比能量大、电池电压高的电性能,更适合作集成电路电源,并且具有放电电压平稳、工作温度范围宽、低温性能好、贮存寿命长等优点。1992 年索尼(Sony)公司成功开发了锂离子电池。它的实用化使移动电话、笔记本电脑等便携式电子设备的重量和体积大大减小,并且使使用时间大大延长。由于锂离子电池中不含有重金属铬,与镉—镍电池相比,大大减少了对环境的污染。

4.6.1.3　燃料电池

燃料电池的工作物质主要是可燃性气体氢,按其所用电解质材料可分为碱溶液型、磷酸型、溶化碳酸盐型、固体电解质型和固体高分子型五种类型。

燃料电池和其他电池的主要差别在于,燃料电池不是将还原剂、氧化剂全部储存在电池内,而是在工作时不断从外界输入氧化剂和还原剂,同时将电极反应产物不断排出电池。因此,燃料电池是名副其实的将燃料燃烧反应的化学能连续和直接转化为电能的"能量转换机器"。燃料电池的能量转化率很高,可达 80% 以上,为热机效率的两倍多。燃料电池的高能量转化率可达到节省燃料的目的。另外,传统的燃料能源在空气中燃烧时要产生大量的烟、雾、尘和有害气体,会污染大气,危害生态环境,而燃料电池在燃烧时,只产生水,不会产生这些污染问题。所以科学家预言,燃料电池将成为 21 世纪获得电力的重要途径,是继水力、火电、核能发电后的第四类发电途径——化学能发电。

4.6.1.4　太阳能电池

太阳能电池是通过光电效应或者光化学效应直接将光能转化成电能的装置。太阳光照在半导体 p-n 结上,形成新的空穴——电子对,在 p-n 结电场的作用下,空穴由 n 区流向 p 区,电子由 p 区流向 n 区,接通电路后就形成电流。这就是光电效应太阳能电池的工作原理。

太阳能发电有两种方式,一种是光—热—电转换方式,另一种是光—电直接转换方式。太阳能电池是最有前途的新型电源,具有永久性、清洁性和灵活性三大优点。太阳能电池寿命很长,只要太阳存在,太阳能电池就可以一次投资而长期使用。与火力发电、核能发电相比,太阳能电池不会引起环境污染。太阳能电池可以大、中、小同时发展,大到百万千瓦的中型电站,小到只供一户用的太阳能电池组,这是其他电源无法比拟的。当电力、煤炭、石油等不可再生能源频频告急,能源问题日益成为制约国际社会经济发展的瓶颈时,越来越多的国家开始实行"阳光计划",开发太阳能资源,寻求经济发展的新动力。与国际上蓬勃发展的光伏发电相比,中国落后于发达国家 9~15 年,但是,中国太阳能电池产业正以每年 30% 的速度增长,成为全球发展最快的国家。

4.6.2 电化学生物传感器

传感器、通信系统和计算机共同构成现代信息处理系统。传感器相当于人的感官,是计算机与自然界及社会的接口,是为计算机提供信息的工具。传感器通常由敏感(识别)元件、转换元件、电子线路及相应结构附件组成。生物传感器是指用固定化的生物体成分(酶、抗原、抗体、激素等)或生物体本身(细胞、细胞器、组织等)作为感应器件的传感器。**电化学生物传感器**(electrochemical biosensor)则是指由生物材料作为敏感元件,电极(固体电极、离子选择性电极、气敏电极等)作为转换元件,以电势或电流为特征检测信号的传感器。图 4-7 是电化学生物传感器(酶电极传感器)基本构成示意图。由于使用生物材料作为

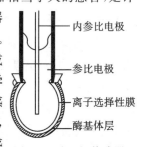

内参比电极
参比电极
离子选择性膜
酶基体层

图 4-7 酶电极传感器

的敏感元件,所以电化学生物传感器具有高度选择性,是快速、直接获取复杂体系组成信息的理想分析工具。一些研究成果已在生物技术、食品工业、临床检测、医药工业、生物医学、环境分析等领域获得实际应用。

根据作为敏感元件所用生物材料的不同,电化学生物传感器分为酶电极传感器、微生物电极传感器、电化学免疫传感器、组织电极与细胞器电极传感器、电化学 DNA 传感器等。

4.6.2.1 酶电极传感器

以葡萄糖氧化酶(glucose oxidase,简称 GOD)电极为例简述其工作原理。在 GOD 的催化下,葡萄糖($C_6H_{12}O_6$)被氧气氧化生成葡萄糖酸($C_6H_{12}O_7$)和过氧化氢(H_2O_2)。

$$C_6H_{12}O_6 + O_2 \xrightarrow{\text{葡萄糖氧化酶}} C_6H_{12}O_7 + H_2O_2$$

根据上述反应知,可通过氧电极(测氧的消耗)、过氧化氢电极(测 H_2O_2 的产生)和 pH 电极(测酸度变化)来间接测定葡萄糖的含量。因此,只要将 GOD 固定在上述电极表面即可构成测葡萄糖的 GOD 传感器,这便是**第一代酶电极传感器**。由于这种传感器是间接测定法,因此干扰因素较多。**第二代酶电极传感器**是采用氧化还原电子媒介体在酶的氧化还原活性中心与电极之间传递电子。第二代酶电极传感器可不受测定体系的限制,测量浓度线性范围较宽,干扰少。现在不少研究者又在努力发展第三代酶电极传感器,即酶的氧化还原活性中心直接和电极表面交换电子的酶电极传感器。目前已有的商品酶电极传感器包括 GOD 电极传感器、L-乳酸单氧化酶电极传感器、尿酸氧化酶电极传感器等。在研究中的酶电极传感器则非常多,例如,将乙醇氧化酶电极传感器与汽车的点火装置相连等。

4.6.2.2 微生物电极传感器

由于离析酶的价格昂贵且稳定性较差,限制了其在电化学生物传感器中的应用,从而使研究者想到直接利用活的微生物来作为分子识别元件的敏感材料。这种将微生物(常用的主要是细菌和酵母菌)作为敏感材料固定在电极表面构成的电化学生物传感器称为**微生物电极传感器**。其工作原理大致可分为三种类型:其一,利用微生物体内含有的酶(单一酶或复合酶)系来识别分子,这种类型与酶电极类似;其二,利用微生物对有机物的同化作用,通

过检测其呼吸活性(摄氧量)的提高,即通过氧电极测量体系中氧的减少来间接测定有机物的浓度;其三,通过测定电极敏感的代谢产物间接测定一些能被厌氧微生物所同化的有机物。

微生物电极传感器在发酵工业、食品检验、医疗卫生等领域都有应用。例如,在食品发酵过程中测定葡萄糖的佛鲁奥森假单胞菌电极;测定甲烷的鞭毛甲基单胞菌电极;测定抗生素头孢菌素的菌电极等。微生物电极传感器由于价廉、使用寿命长而具有很好的应用前景,但是它的选择性和长期稳定性等还有待进一步提高。

4.6.2.3　电化学免疫传感器

抗体对相应抗原具有唯一性识别和结合功能。**电化学免疫传感器**就是利用这种识别和结合功能将抗体或抗原和电极组合而成的检测装置。

根据电化学免疫传感器的结构可将其分为直接型和间接型两类。直接型的特点是在抗体与其相应抗原识别结合的同时,将其免疫反应的信息直接转变成电信号。这类传感器在结构上可进一步分为结合型和分离型两种。前者是将抗体或抗原直接固定在电极表面上,传感器与相应的抗体或抗原发生结合的同时产生电势改变;后者是用抗体或抗原制作抗体膜或抗原膜,当其与相应的配基反应时,膜电势发生变化,测定膜电势的电极与膜是分开的。间接型的特点是将抗原和抗体结合的信息转变成另一种中间信息,然后再把这个中间信息转变成电信号。这类传感器在结构上也可进一步分为结合型和分离型两种。前者是将抗体或抗原固定在电极上,而后者的抗体或抗原和电极是完全分开的。间接型电化学免疫传感器通常是采用酶或其他电活性化合物进行标记,将被测抗体或抗原的浓度信息加以化学放大,从而达到极高的灵敏度。

电化学免疫传感器的例子有:诊断早期妊娠的 HCG 免疫传感器;诊断原发性肝癌的甲胎蛋白(AFP)免疫传感器;测定人血清蛋白(HSA)免疫传感器;IgG 免疫传感器;胰岛素免疫传感器;等等。

4.6.2.4　组织电极与细胞器电极传感器

直接采用动植物组织薄片作为敏感元件的电化学传感器称为**组织电极传感器**,其原理是利用动植物组织中的酶,优点是酶活性及其稳定性均比离析酶高,材料易于获取,制备简单,使用寿命长等。但在选择性、灵敏度、响应时间等方面还存在不足。

动物组织电极主要有:肾组织电极、肝组织电极、肠组织电极、肌肉组织电极、胸腺组织电极等。植物组织电极敏感元件的选材范围很广,包括不同植物的根、茎、叶、花、果等。植物组织电极制备比动物组织电极更简单,成本更低并易于保存。**细胞器电极传感器**是利用动植物细胞器作为敏感元件的传感器。细胞器是指存在于细胞内的被膜包围起来的微小"器官",如线粒体、微粒体、溶酶体、过氧化氢体、叶绿体、氢化酶颗粒、磁粒体等。其原理是利用细胞器内所含的酶(往往是多酶体系)。

4.6.2.5　电化学 DNA 传感器

电化学 DNA 传感器是近几年迅速发展起来的一种生物传感器。其用途是检测基因及一些能与 DNA 发生特殊相互作用的物质。电化学 DNA 传感器是利用单链 DNA(ssDNA)或基因探针作为敏感元件固定在固体电极表面,加上识别杂交信息的电活性指示剂(称为杂交指示剂)共同构成的检测特定基因的装置。其工作原理是利用固定在电极表面的某一特定序列的 ss DNA 与溶液中的同源序列的特异识别作用(分子杂交)形成双链 DNA(ds DNA)(电极表面性质改变),同时借助一能识别 ss DNA 和 ds DNA 的杂交指示剂的电流响应信号的改变来达到检测基因的目的。

已有检测灵敏度高达 $10\sim13$ g·mL^{-1} 的电化学 DNA 传感器的报道,但电化学 DNA 传感器离使用化还有相当大的距离,主要是由于传感器的稳定性、重现性、灵敏度等都还有待提高。有关 DNA 修饰电极的研究除对于基因检测有重要意义外,还可将 DNA 修饰电极用于其他生物传感器的研究,用于 DNA 与外源分子间的相互作用研究,如抗癌药物筛选、抗癌药物作用机理研究,以及用于检测 DNA 结合分子。无疑,电化学 DNA 传感器将成为生物电化学的一个非常有生命力的前沿领域。

生物电化学所涉及的面非常广,内容很丰富。以上介绍的只是该交叉学科一些领域的概况。可以相信,随着相关学科的发展,生物电化学传感器在医学、药学等领域的应用必将显现出巨大的优势。

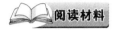
阅读材料

神奇的人体内能量

心脏起搏器、植入式耳蜗、血糖监测仪等现代仪器在临床上的应用,使得人类健康越来越依赖于各种电子设备。科学家还在尝试多种可植入电子设备的研发。例如,大脑刺激器有的能够阻断饥饿信号,具有减肥功能;有的可治疗帕金森氏症或者慢性疼痛。另外还有一些传感器,可用于检测癌症或心脏病发作时肌体发出的警告信号。不过,所有这些植入式设备都有一个缺陷,虽然它们的输出功率都很小,大约不过 $10\ \mu W$ 或者几毫瓦,但是一旦电量耗尽,周期性地更换电池不仅麻烦而且也相当不现实。例如,心脏病病人不得不每隔几年就重新接受一次手术更换起搏器电池,每次费用多达 2 万美元。为此,研究人员试图找到一种一劳永逸的方法,那就是利用人体内部能量来为这些植入式电子设备供电。这当然不是什么神秘的超自然力,而是将身体内部储存的化学能、身体释放出来的热能或者肌肉脉动产生的动能转化为电能。研究人员希望,未来的医疗设备可以良性"寄生"在人体内,在需要的时候从人体内部能量中"偷取"一点点来维持身体各器官的正常运转。

一、人体内有"1 000 节 AA(5 号)电池"

葡萄糖广泛存在于各种食物中,是新陈代谢不可缺少的营养物质,也是人体活动所需能量的重要来源。人体每天摄入的食物所产生的能量相当于 1 000 节 AA(5 号)电池,因此对于植入式医疗设备而言,人体内的葡萄糖无疑是最充足的能量来源。

2005 年,日本东北大学教授西泽松彦领导的研究小组新开发出了一种利用血液中的糖分发电的燃料电池。电池的电极上涂有分解血液中葡萄糖的酶,葡萄糖分解后,电子在电池两极之间移动,从而产生电流。利用人民币 1 分硬币大小的电极,研究人员得到了相当于 0.2 mW 的电量。这样的生物电池可为植入糖尿病患者体内的测定血糖值的装置或者心脏起搏器提供充足电量。

到目前为止,大部分在实验室中研制出来的植入式生物燃料电池都是使用酶作为催化剂,加快反应过程,同时也产生更多电能。这种电池的缺点在于,酶往往在几个小时后就会自动分解,从而严重影响电池的使用寿命。为此,研究人员也尝试采用从温泉细菌中提取的更为持久的酶来进行催化。美国密苏里州圣路易斯大学的电化学专家甚至将酶装进薄膜"口袋"中,但是在"外衣"的保护下,酶的生命也仅延长到了两天,因此,酶燃料电池走向实用还有待进一步改进和完善。

二、微米纳米发电机

2006年12月,英国工贸部宣布启动一项开发体内微型发电机的计划,投资额高达百万英镑。该项目的设计工作大部分由南安普敦大学附属的一家公司负责。该公司已经研制出了一套原型,大小约是预期装置的5倍,并已在实验室中开始测试。公司首席执行官罗伊·弗里兰表示,他们分别从心跳以及肢体运动两个方面来研发这种利用人体动能发电的装置,但出于商业考虑,他不肯透露有关发电机工作原理的具体细节。

这个研究项目的带头人、英国卓联(Zarlink)半导体公司商业开发部经理马丁·麦克休说,他们的最终目标是制造一个直径6 mm、长20 mm或30 mm的发电设备,大小与烟头相当,输出功率达到 $100\sim150\ \mu W$,可以驱动心脏起搏器或者生物传感器。

另一种将动能转化为电能的方法是利用压电效应。压电敏感元件受到外力作用时就会产生电流,但由于材料的脆弱性以及输出功率有限,其开发前景并不被看好。不过,美国佐治亚理工学院的研究人员在这方面仍取得了一定的突破,并于2007年4月公布了他们研制出纳米发电机的消息。发电机的基座上垂直密布着无数根直径只有40 nm的氧化锌电线,电线顶端覆盖着一块导电板,即使向导电板施加很小的压力,氧化锌电线也很容易发生弯曲,从而产生电流。研究小组负责人王中林教授表示,氧化锌导线长短不一,只有不到万分之一的导线能够接触到导电板并参与发电。到目前为止,这款纳米发电机的输出电量只能达到几皮瓦(1 pW=百亿分之一瓦),随着制作工艺的改进,其效率还将大幅提高。他希望将来能够借助人体血管搏动或者肌肉运动产生的微小压力来形成电流,甚至还可以将这种纳米级的发电机植入胸腔,在不与心脏器官接触的情况下,将心跳产生的动能转化为电能。

三、皮肤温差也能发电

人体能量会以热的形式大量散失,即使只是坐着阅读一篇文章,散失的热量也有100 W,运动越激烈,热量散失也就越多。其中的部分热能,确切来说,就是皮肤与空气的温差,或者身体不同部位的温差就可以使电子移动起来,由此产生电流。日本精工手表公司就曾研制出一款不需要电池的手表,依靠从手腕皮肤吸收几微瓦热量自行运转,但其外形笨重、价格昂贵,再加上人体周身皮肤温差只能产生很小的电压,输出功率难以达到实际应用水平,因此精工公司至今也没有将这款手表投入商业生产。

美国加州的热力生命能量公司主要生产工业用温差发电系统。该公司目前也在研制能够在只有几摄氏度温差环境下工作的发电机,这与人体皮肤温差原理大致相当。公司首席技术官英葛·斯塔克说,将1 000台这样的发电机组合在一起,就能够提高能量输出。该公司已经研制成功的原型系统可以在5 ℃温差条件下发电 $100\ \mu W$,足以驱动一个心脏起搏器或者生物传感器。

美国北卡三角洲国际研究院采用纳米材料制成 $1\ cm^3$ 大小的发电装置,可以在0.9 ℃温差范围内,输出 $144\ \mu W$ 电量,考虑到能量损失,最终输出电量也达到了 $67\ \mu W$,足以维持心脏起搏器正常工作。由于使用了热电半导体薄膜,这种装置还有进一步小型化的潜力。当然,如何在提高设备耐用性、可靠性的同时降低成本,仍然是研究人员亟待解决的课题。研究小组负责人相信,如果成本可以大幅下降,利用这种薄膜技术最终可以研制成输出功率足以满足手机或者iPod播放器需要的热电贴片。他说,人体大约有千分之三左右的热量是从手掌和颈部散失的,如果贴片的大小可以覆盖手掌或颈部面积的 1/10,并将所散失热量的万分之一转化为电能,这块贴片也能输出 $10\sim20$ mW 电量,可以为充电电池补足 3 次电力。

目前,科学家已经开发出好几套人体内部能量提取系统原型。未来几年后,很多微型医疗设备可能就完全不再需要电池了。也许将来某一天,手机、MP3 等小型便携式电器也能够直接依靠人体"充电",真正实现"即插即用",甚至以我们的身体作为发电媒介,在握手的时候就能够通过彼此携带的微型电脑自动交换电子名片。

参考文献

[1] 魏祖期.基础化学[M].7 版.北京:人民卫生出版社,2008.

[2] 傅献彩.大学化学[M].北京:高等教育出版社,1999.

[3] 祁嘉义.基础化学[M].北京:高等教育出版社,2003.

[4] 高小霞.电分析化学导论[M].北京:科学出版社,1986.

[5] 许春向,邹学贤.现代卫生化学[M].北京:人民卫生出版社,2000.

[6] 万洪文,詹正坤.物理化学[M].北京:高等教育出版社,2002.

[7] Petrucci R H,Harwood W S and Herring F G. General Chemistry:Principle and Modern Application[M]. Eighth Edition/影印本.北京:高等教育出版社,2004.

习　　题

1.求 $Cr_2O_7^{2-}$ 和 $S_2O_3^{2-}$ 中镉和硫的氧化值。

2.在酸性介质的条件下,配平下列氧化还原反应方程式。写出每个氧化还原反应对应的两个半电池反应,并写出电极组成和电池组成式。

(1) $MnO_4^- + H_2O_2 \longrightarrow Mn^{2+} + O_2$

(2) $MnO_4^- + C_2O_4^{2-} \longrightarrow Mn^{2+} + CO_2$

3.在标准状态下,写出下列反应的电池组成,并判断反应自发进行的方向。

(1) $Zn(s) + Ag^+(aq) \longrightarrow Zn^{2+}(aq) + Ag(s)$

(2) $Cr^{3+}(aq) + Cl_2(g) \longrightarrow Cr_2O_7^{2-} + Cl^-(aq)$

(3) $IO_3^-(aq) + Fe^{2+}(aq) \longrightarrow Fe^{3+}(aq) + I_2(s)$

4.通过查附录一表 3,各找出两种满足下列要求的物质。

(1) 能将 Co^{2+} 还原成 Co,但不能将 Zn^{2+} 还原成 Zn;

(2) 能将 Br^- 氧化成 Br_2,但不能将 Cl^- 氧化成 Cl_2。

5.同种金属及其盐溶液能否组成原电池? 若能,请写出下列电池反应方程式,判断原电池的正、负极。

$$Cu|Cu^{2+}(10^{-4}\ mol \cdot L^{-1}) \parallel Cu^{2+}(10^{-1}\ mol \cdot L^{-1})|Cu$$

6.当 $[OH^-]=0.010\ 0\ mol \cdot L^{-1}$,$O_2$ 分压为 100 kPa 时,氧电极的电极电位是多少? 与其标准状态下的电极电位比较,能说明什么? $[O_2 + 2H_2O + 4e^- = 4OH^-, E^{\ominus}_{O_2/OH^-} = 0.401\ V]$。

7.已知标准电极电位 $E^{\ominus}_{Sn^{2+}/Sn} = -0.137\ 5\ V$,$E^{\ominus}_{Fe^{3+}/Fe^{2+}} = 0.771\ V$,$E^{\ominus}_{Hg^{2+}/Hg_2^{2+}} = 0.920\ V$,$E^{\ominus}_{Br_2/Br^-} = $

1.066 V。用上述几个电极中的微粒,从理论上可以写出几个正向自发进行的反应方程式?

8. 计算下列反应的电池电动势,并写出其电池组成式。

$$2Ag + Cu^{2+}(0.1\ mol \cdot L^{-1}) = 2Ag^+(0.1\ mol \cdot L^{-1}) + Cu$$

9. 二氧化氯作为消毒剂用于水的净化处理,

(1) 二氧化氯的生成反应为 $2NaClO_2(aq) + Cl_2(g) = 2ClO_2(g) + 2NaCl(aq)$,

已知,$ClO_2 + e^- \Longrightarrow ClO_2^-$ $E^\ominus = 0.954\ V$;$Cl_2 + 2e^- \Longrightarrow 2Cl^-$ $E^\ominus = 1.358\ V$,计算该反应的电池电动势 $E^\ominus$、$\Delta_r G_m^\ominus$ 和 $K^\ominus$。

(2) 二氧化氯的消毒作用在于 $ClO_2(g) \longrightarrow ClO_3^-(aq) + Cl^-(aq)$,请配平该反应式。

10. 已知,$Co^{3+} + 3e^- \Longrightarrow Co$ $E^\ominus = 1.26\ V$;$Co^{2+} + 2e^- \Longrightarrow Co$ $E^\ominus = -0.28\ V$,求:

(1) 当钴金属溶于 $1.0\ mol \cdot L^{-1}$ 硝酸时,反应生成的是 Co^{3+} 还是 Co^{2+}(假设在标准条件下);

(2) 如果改变硝酸的浓度,可以改变(1)中的结论吗?试分析原因。(已知 $E^\ominus_{NO_3^-/NO} = 0.96\ V$)

11. 根据以下电池的条件,求出胃液的 pH。已知,298.15 K 时,SCE 的电极电位为 0.241 2 V,对应的电池电动势 $E = 0.420\ V$。

$$Pt|H_2(100\ kPa) \parallel 胃液|SCE$$

12. 已知,$Hg_2SO_4(s) + 2e^- \Longrightarrow 2Hg(l) + SO_4^{2-}(aq)$,$E^\ominus = 0.612\ V$。$Hg_2^{2+}(aq) + 2e^- \Longrightarrow Hg(l)$ $E^\ominus = 0.797\ V$。试求 Hg_2SO_4 溶度积常数。

13. 已知电极反应 $Ag^+(aq) + e^- \Longrightarrow Ag(s)$ $E^\ominus = 0.799\ 6\ V$。若在溶液中加入 NH_3 时,生成难解离的 $[Ag(NH_3)_2]^+$。假定反应平衡时 $[Ag(NH_3)_2]^+$ 浓度为 $1.00\ mol \cdot L^{-1}$,求 298.15 K 时,该电极的电极电位。已知生成 $[Ag(NH_3)_2]^+$ 反应的平衡常数为 1.12×10^7。

14. 在附录二中查出相应的电极电位,设计出原电池,通过电池电动势计算298.15 K,标准状态下液态水的标准摩尔生成吉布斯自由能 $\Delta_f G_m^\ominus$。液态水的生成反应方程式为:

$$2H_2(g) + O_2(g) = 2H_2O(l)$$

15. 同 14 题,设计出原电池,计算 298.15 K,标准状态下水的离子积 K_w。

16. 在 298.15 K 时,以玻璃电极为负极,以饱和甘汞电极为正极,用 pH 为 6.0 的标准缓冲溶液测其电池电动势为 0.350 V;然后用 $0.010\ mol \cdot L^{-1}$ HAc 溶液测其电池电动势为 0.231 V。计算此弱酸溶液的 pH,并计算弱酸的解离常数 K_a。

第 5 章

物质结构基础

本章要求

1. 了解核外电子运动状态的近代概念、波粒二象性、Schrodinger 方程、波函数和原子轨道、几率密度和电子云、氢质子的 s、p、d 波函数的角度分布及电子云图形、四个量子数及用它表示核外电子的运动状态几率密度、电子云的概念和四个量子数的物理意义及其取值范围。

2. 掌握现代价键理论的要点和 σ 键、π 键的特征。

3. 掌握杂化轨道理论基本要点、杂化类型、特征，掌握等性、不等性杂化概念及应用。

4. 了解分子极性，熟悉分子间力类型、特点、产生原因；氢键形成条件、特征、应用。

🔍 案例

缺铁性贫血

缺铁性贫血(iron-deficiency anemia, IDA)是由于体内缺少铁质而影响血红蛋白合成所引起的一种常见贫血。这种贫血的特点是骨髓、肝、脾及其他组织中缺乏可染色铁,血清铁浓度和血清转铁蛋白饱和度均降低。典型病例贫血是属于小细胞低色素型,是贫血中常见类型,普遍存在于世界各地。在生育年龄妇女(特别是孕妇)和婴幼儿,这种贫血的发病率很高。上海地区高危人群临床流行病学调查显示:月经期妇女、妊娠妇女和青少年缺铁性贫血患病率分别为 10.39%、19.28% 及 9.84%,缺铁患病率分别为 43.3%、66.27% 及 13.17%。其主要的致病因素,月经期妇女为月经过多,青少年为营养因素缺乏。中老年缺铁性贫血患者应警惕消化道肿瘤。缺铁性贫血在钩虫病流行地区不但多见,而且程度也比较重。此病发生没有明显的季节性,治愈率较高,为 80%。铁的摄入不足,铁的吸收不良,失血过多等原因均会影响血红蛋白和红细胞生存而发生贫血。

铜参与造血过程主要是影响铁的吸收、运送与利用(血红蛋白及细胞色素系统的合成)。铜可促使无机铁变为有机铁,使三价铁变为二价铁,能促进铁由贮存场所进入骨髓,加速血红蛋白和卟啉的合成。铜还可加速幼稚细胞的成熟及释放。动物缺铜时,首先发生血铜降低,形成"低血铜症",然后,铁代谢出现肠道吸收的铁减少、肝、肾及脾内的储存铁减少、血清铁降低、组织贮存铁困难、骨髓中的铁利用困难、红细胞成熟困难、成熟红细胞的半寿期缩短等症状。上述情况使红细胞容积减少,出现低色素小细胞性贫血。出现这些症状后补铁无效,补铜后改善。

既然元素与人体健康有这么紧密的联系,那么本节我们就来学习一些关于元素的原子结构与它们各自性能的关系。

5.1　原子的结构

5.1.1　原子核外电子运动的特性

5.1.1.1　量子化

若某一物理量的变化是按一个基本量的整倍数进行不连续的变化,就说这个物理量是**量子化**的,最小的基本量称为**量子**。例如,原子的辐射能只能按一个基本量或其整倍数一份一份地吸收或发射,所以说原子的能量是量子化的。每一个量子的能量与相应电磁波的频率成正比。

$$E = h\nu \tag{5-1}$$

式中,$h = 6.626 \times 10^{-34}$ J·s 为普朗克(Planck)常数;ν 为频率。

宏观物体的运动是连续变化的,而用来描述核外电子运动状态的物理量,如角动量、能量等的变化却是不连续的,都具有量子化的特征。

5.1.1.2　波粒二象性

通过对基础物理知识的学习我们知道,光既具有波动性,又具有粒子性,前者由衍射和干涉现象所证实,后者则表现为光能够产生光压和光电效应,光的这种二重性就称为光的**波粒二象性**。

1924 年法国物理学家德布罗意(Louis de Broglie)受上述事实的启发而大胆预言,一切实物粒子(即具有静止质量的微观粒子)如电子、质子、中子、原子等,都与光一样具有波粒二象性的特征。同时指出微观粒子的波长 λ 和质量 m、运动速率 v 可通过普朗克常数联系起来。

$$\lambda = \frac{h}{mv} \tag{5-2}$$

这就是著名的德布罗意公式。式中,波长 λ 表示粒子的波动性;mv 则表示其粒子性;它表明粒子性和波动性共存于一个物体上。

19 世纪物理学家在研究低气压下气体的放电现象时首先发现了电子,随后又测定了电子的质核比,那时人们就认识了电子的粒子性。而电子的波动性则是在 1927 年才被电子衍射实验所证实。一束电子流经加速并通过金属晶体(晶体中质点按一定方式排列,相当于一个光栅),在照相底片上得到的是一系列明暗相间的衍射环纹,如图 5-1 所示。

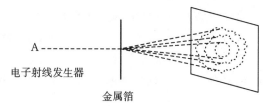

图 5-1　电子衍射示意图

由于根据衍射实验得到的电子波的波长与按德布罗意公式计算的结果一致，因此有力证实了电子具有波动性。随后又证明中子、质子等其他微观粒子都具有波动性。

其实，凡是物质皆具有粒子性和波动性。可以说，任何物体的运动都会产生"物质波"，只不过对于宏观物体来说，其波长极短，它的波动性难以被觉察，主要表现为粒子性，服从经典力学的运动规律。

5.1.1.3　统计性

物质波是一种怎样的波呢？可根据电子衍射实验来讨论。假如只有一个电子穿过晶体光栅，那么在照相底片上只会得到一个其位置不能准确预测的感光斑点，若是少数几个电子，则所得感光斑点也无明显规律可循，但若是大量电子穿过晶体，就能得到有确定规律的衍射环。所以说电子衍射图像是大量电子的集体行为，或者说是单个电子无数次重复的统计结果。因此，电子波是一种统计性的波，称为几率波。

在衍射图上，衍射强度大（亮）的地方，电子出现的几率密度大，衍射强度小（暗）的地方，电子出现的几率密度小。在空间任意一点上，电子波的强度与电子出现的几率密度成正比。

由此可见具有波动性的电子运动没有确定的运动轨道，只是遵循与波的强度成正比的几率密度分布规律。量子力学中所谓的"轨道"只是沿用了经典物理学中的说法，实际上它是微观粒子的"运动状态"，而微观粒子的运动状态在量子力学中是用波函数来描述的。

5.1.2　核外电子运动状态的描述

5.1.2.1　波函数与原子轨道

我们知道，电磁波可以用波函数 ψ 来描述，量子力学从微观粒子具有波粒二象性出发，认为微观粒子的运动状态也可以用波函数来描述。波函数 ψ 是用空间坐标 x,y,z 来描写的数学表达式，它可以通过求解量子力学的基本方程——**薛定谔方程**（Schrödinger E）得到。

$$\frac{\partial^2\psi}{\partial x^2}+\frac{\partial^2\psi}{\partial y^2}+\frac{\partial^2\psi}{\partial z^2}+\frac{8\pi^2 m}{h^2}(E-V)\psi=0 \tag{5-3}$$

式中，E 是系统的总能量，V 是系统的势能，m 是微粒的质量。

解薛定谔方程就是解出其中的波函数 $\psi(x,y,z)$ 和与波函数相对应的能量 E，这样就可以了解电子运动的状态和能量的高低。由于解此方程相当复杂，对大家来说也没有解这个方程的必要，在基础化学课程中只需要掌握由求解方程所得到的一些重要概念。

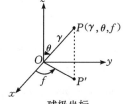

球极坐标

图 5-2　直角坐标与球极坐标的关系

为求解方便，常把直角坐标转变成球极坐标，使 $\psi=\psi(r,\theta,f)$，如图 5-2 所示。对于多变量方程，经数学上的变数分离法处理后，$\psi=\psi(r,\theta,f)$ 的函数式变为：

$$\psi(r,\theta,f)=R(r)Y(\theta,f) \tag{5-4}$$

式中,$R(r)$只是径向 r 的函数,称为波函数的径向分布,$Y(\theta,f)$是 θ 和 f 的函数,称为波函数的角度分布。

在求解薛定谔方程时,由于量子化条件的限制,自然地得到了相互制约的三个量子数,它们只能取如下数值。

主量子数 $n=1,2,3,\cdots,n$(正整数)　　　　共 n 个取值

角量子数 $l=0,1,2,\cdots,n-1$　　　　　　共 n 个取值

磁量子数 $m=0,\pm1,\pm2,\cdots,\pm l$　　　　共 $(2l+1)$ 个取值

注意:所谓"取值",并非是真正的数值,0,1,2 等只具有量子化符号的意义,且相互约束,如当 $n=1$ 时,只能取 $l=0,m=0$。

求解结果表明,波函数 ψ 的具体表达式与上述三个量子数有关。三个确定的量子数组成一套参数,代入方程才能得到一组合理的解,即波函数 $\psi(n,l,m)$ 及其相应的能量 E。例如,基态氢原子的原子轨道 $n=1,l=0,m=0$,解方程得到:

$$\psi(1,0,0)=\sqrt{\frac{1}{\pi a_0^3}}e^{-r/a_0} \qquad E=-2.179\times10^{-18}\mathrm{J} \tag{5-5}$$

式中,r 为电子离核的距离;a_0 为波尔半径。

由上述可知,波函数可用一组量子数来描述,每一个由一组量子数所确定的波函数表示电子的一种状态。在量子力学中,把三个量子数都有确定值的波函数称为一个原子轨道。波函数和原子轨道是同义词,这里原子轨道的含义不同于宏观物体的运动轨道,也不同于波尔所说的固定轨道,它指的是电子的一种空间运动状态。

5.1.2.2　几率密度与电子云

按照光的传播原理,波函数 ψ 描述电场或磁场的大小,$|\psi|^2$ 与光的强度即光子密度成正比。由于电子能产生与光相似的衍射图像,所以可认为电子波的 $|\psi|^2$ 代表电子出现的几率密度(即电子在核外某处单位体积内出现的概率大小)。

人们常把电子在核外出现的几率密度大小用点的疏密来表示,电子出现几率密度大的区域即 $|\psi|^2$ 大的地方用密集的小点表示,$|\psi|^2$ 小的地方用稀疏的小点表示,这样得到的图像称为**电子云**。电子云是电子在核外空间各处出现几率密度大小的形象化描述。图 5-3 是基态氢原子(1s)电子云示意图。由图可以看出,电子的几率密度随核距离的增大而减小,在半径为 53 pm 的球面内出现的几率最大,而在离核 200 pm 以外的空间出现的概率小到可以忽略。

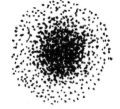

图 5-3　基态氢原子(1s)电子云示意图

5.1.2.3　四个量子数

解薛定谔方程必须先确定三个量子数。对于三维运动的电子,用三个量子数就可以描述其运动状态。但根据实验和理论的进一步研究发现,电子还作自旋运动,因此还需要第四个量子数——自旋量子数 m_s。只有四个量子数都确定,才能完全描述核外电子的运动状态。下面对四个量子数分别加以讨论。

(1)主量子数 n　主量子数 n 描述核外电子的能量高低和电子在核外出现概率最大的区域离核的远近。n 取正整数,n 数值越大,电子的能量越高,电子离核的平均距离越远。

通常把具有相同 n 的各原子轨道并称为"电子层",与 n 值对应的电子层可用光谱符号表示如下。

n 值	1	2	3	4	5	6	⋯
电子层符号	K	L	M	N	O	P	⋯

(2)**角量子数 l**　角量子数 l 主要表示原子轨道和电子云的形状。在同一电子层中,通常将具有相同 l 值的各原子轨道合并称为同一"电子亚层",简称为亚层。与 l 值对应的电子亚层符号表示如下。

l 值	0	1	2	3	4	5	6	⋯
电子亚层(能级)符号	s	p	d	f	g	h	i	⋯

$n=1$ 的电子层有一个亚层,用 1s 表示;$n=2$ 的电子层有两个亚层,用 2s 和 2p 表示;$n=3$ 的电子层有三个亚层,用 3s,3p,3d 表示。在给定的电子层中,s,p,d 等轨道的能量稍有差别,所以亚层又称为能级。在多电子原子中,原子轨道的能级是由 n 和 l 共同决定的。

不同的轨道具有不同的大小、形状和空间取向。s,p,d 原子轨道和电子云的角度分布剖面图如图 5-4 和图 5-5 所示。

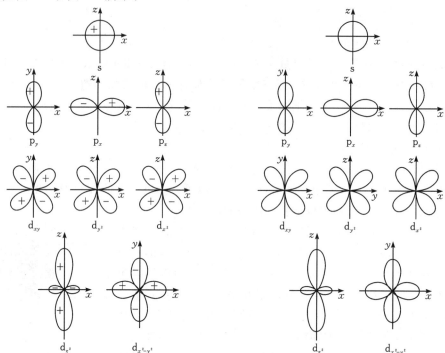

图 5-4　s,p,d 原子轨道的角度分布剖面图　　　图 5-5　s,p,d 电子云的角度分布剖面图

如图所示,s 轨道呈球形对称分布,p 轨道为哑铃型,d 轨道呈花瓣形。图 5-4 中的"＋"、"－"是解方程的结果,表示该区域的波函数 ψ 为正值或负值,不要误以为它是带正电或负电。这些原子轨道的角度分布图在化学键的形成中有着重要意义。

(3)**磁量子数 m**　角量子数 l 相同的电子具有确定的电子云形状,但在空间可以沿着不同的方向伸展,电子云在空间的伸展方向由磁量子数 m 决定。当 $l=0$ 时,$m=0$,即 s 亚层只有一个球形对称的 s 轨道,无方向性;当 $l=1$ 时,$m=0,\pm1$,说明 p 亚层有三个空间取向不同的原子轨道(p_x,p_y,p_z);当 $l=2$ 时,$m=0,\pm1,\pm2$,说明 d 亚层有五个空间取向不同的原子轨道,参见图 5-4。

m 与能量无关,即 l 相同的几个原子轨道能量是等同的,这样的轨道称为等价轨道或简并轨道。

(4)**自旋量子数 m_s**　　原子中电子不仅绕核旋转,而且还绕着本身的轴做自旋运动,电子自旋运动的特征用自旋量子数 m_s 来描述。m_s 的取值只有两个,即 $+\frac{1}{2}$ 和 $-\frac{1}{2}$。"$+$"、"$-$"表示电子自旋的两种不同方向(顺时针和逆时针方向)。这两个方向通常用向上和向下的箭头表示,即"↑"和"↓"。m_s 是不依赖于 n,l,m 三个量子数的独立量。

要全面描述电子的运动状态,必须用四个量子数 n、l、m 和 m_s。n、l、m 分别决定了电子离核的平均距离、轨道的形状和空间取向,即决定了电子的空间运动状态。m_s 决定了电子的自旋状态。

5.2　元素周期律

通过前面讨论,我们已经了解了描述核外电子运动状态的波函数,那么核外电子是如何分布的呢?多电子原子核外电子的分布对元素的性质有着直接的影响,而多电子原子核外电子的分布规律又与原子轨道的能级高低有关。

5.2.1　多电子原子轨道的能级

美国著名化学家鲍林(L. Pauling)根据大量光谱实验数据以及理论计算结果指出,在氢原子中原子轨道能量只与 n 有关,与 l 无关;而在多电子原子中,轨道能量与 n 和 l 都有关。Pauling 用小圆圈代表原子轨道,按能量高低的顺序将其排列成近似能级图(图 5-6)。图中每一个方框中的几个轨道能量相近,称为一个能级组。这种能级组的划分与元素周期表划分七个周期是一致的,即元素周期表中元素划分为周期的本质原因是原子轨道的能量关系。

由图 5-6 可见,角量子数 l 相同的能级其能量由主量子数 n 决定,n 越大轨道能量越大,如 $E_{1s} < E_{2s} < E_{3s} < E_{4s}$,但主量子数 n 相同,角量子数 l 不同的能级,能量随 l 的增大而升高,如 $E_{ns} < E_{np} < E_{nd} < E_{nf}$,此现象称为"能级分裂",当 n 和 l 都不相同时,还会出现"能级交错"现象,如 $E_{4s} < E_{3d} < E_{4p}$ 等。能级交错现象可用屏蔽效应和钻穿效应来解释。

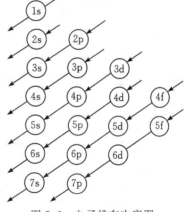

图 5-6　电子排布次序图

5.2.1.1　屏蔽效应

在多电子原子中,电子不仅受到原子核的吸引,而且电子与电子之间存在排斥作用。对某一指定电子而言,其余电子会抵消核电荷对该指定电子的吸引作用,这种"抵消作用"就叫作**屏蔽效应**。由于屏蔽效应而使核电荷减小的数值称为屏蔽常数,用符号 σ 表示。通常把电子实际上所受到的核电荷数称为有效核电荷数,用 Z^* 表示,则:

$$Z^* = Z - \sigma$$

在原子中,如果屏蔽效应越大,则有效核电荷就越小,因而电子具有的能量就越大。要计算原子填入轨道中某一电子的有效核电荷,必须知道屏蔽常数。屏蔽常数等于其余电子

(屏蔽电子)对指定电子(被屏蔽电子)的屏蔽值(S)之和,即 $\sigma = \sum S_i$。每个电子的屏蔽值是由光谱实验总结出来的。若被屏蔽的电子是 s 电子或 p 电子,同层又没有 d 电子或 f 电子,则 S 值可简单取数如下:

外层每一个电子对内层被屏蔽电子的 $S=0$;

同层每一个电子对同层被屏蔽电子的 $S=0.35$(第一层电子之间的 $S=0.30$);

$(n-1)$ 层每一个电子对 n 层被屏蔽电子的 $S=0.85$;

$(n-2)$ 层及其以内的各层的每一个电子,对 n 层被屏蔽电子的 $S=0.85$;

对于 d 轨道和 f 轨道上的电子,对 n 层被屏蔽电子的 $S=1.00$。

例如,对于钾原子,根据上述规则计算,如果最后一个电子填在 4s 上,则受到的有效核电荷数 $Z^* = Z - S = 19 - (0.85 \times 8 + 1.00 \times 10) = 2.2$;若填在 3d 上,则受到的有效核电荷数 $Z^* = Z - S = 19 - (1.00 \times 18) = 1.0$。可见电子在 4s 上受到的有效核电荷数比 3d 上受到的力大,所以 4s 能级较 3d 为低,即 $E_{4s} < E_{3d}$。

5.2.1.2 钻穿效应

从量子力学观点来看,电子可以出现在原子内任何位置上,因此,最外层电子有时也会出现在核附近,这就是说外层电子可钻入内电子壳层而更靠近核。这种电子渗入原子内部空间而更靠近核,使电子能量降低的现象称为**钻穿效应**。钻穿效应的结果是降低了其他电子对它的屏蔽作用,起到了增加有效核电荷、降低轨道能量的作用。电子钻穿得越靠近核,其能量就越低。

电子钻穿能力的大小可以从核外电子的径向分布看出(图 5-7)。图中电子云的径向分布函数 $D(r) = r^2 R^2(r)$,$D(r)$ 是在半径为 r 的球面上的薄球壳内电子出现的概率。由图 5-7 可看到,在同一主层中,ns 电子云多一个近核峰,np 又比 nd 电子云多一个近核峰。峰离核越近,表明该电子在越靠近核的区域有部分出现的机会;或者说它们的钻穿能力大小是 $ns > np > nd$。因此,同一主层不同亚层电子能量的高低顺序是:$E_{ns} < E_{np} < E_{nd} < E_{nf}$。

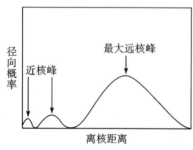

图 5-7　$n=3$ 时 3s 电子云径向分布图

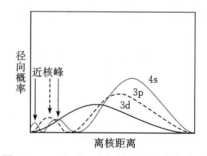

图 5-8　4s,3p 和 3d 电子云的径向分布图

由图 5-8 可看到,4s 的最大峰虽然比 3d 离核远,但它有三个小峰钻到 3d 峰内而靠近核,即 4s 电子的钻穿能力强,导致其能量低于 3d,出现 $E_{4s} < E_{3d}$ 的能级交错现象。

5.2.2　核外电子分布的三个原理

5.2.2.1 鲍林(Pauli)不相容原理

Pauli 不相容原理为"在同一个原子中,不可能有四个量子数完全相同的两个电子"。这一原理说明在同一个原子中不可能有运动状态完全相同的电子。一个原子轨道由三个量子数 n、l 和 m 决定,对一个电子作完整的描述则还需要第四个量子数 m_s,而 m_s 仅有两个值,所以这一原理也可这样表述:同一个原子轨道最多能容纳 2 个自旋相反的电子。由此可以推算各能级或电子层中电子的最大容量(表 5-1)。若以 n 代表电子层号数,则每层电子最大容量为 $2n^2$。

表 5-1 量子数和原子轨道

n	l	亚层符号	m	轨道数		电子最大容量	
1	0	1s	0	1	1	2	2
2	0	2s	0	1	4	2	8
	1	2p	$0,\pm1$	3		6	
3	0	3s	0	1	9	2	18
	1	3p	$0,\pm1$	3		6	
	2	3d	$0,\pm1,\pm2$	5		10	
4	0	4s	0	1	16	2	32
	1	4p	$0,\pm1$	3		6	
	2	4d	$0,\pm1,\pm2$	5		10	
	3	4f	$0,\pm1,\pm2,\pm3$	7		14	

5.2.2.2 能量最低原理

能量最低原理为"在不违背 Pauli 不相容原理的前提下,电子将尽可能优先占据能量最低的轨道",即电子按能级顺序由低到高排列。

5.2.2.3 洪特(Hund)规则

Hund 规则为"电子在 n,l 都相同的轨道上分布时,总是尽可能分布在不同的轨道,并且自旋平行"。这样的电子填入方式可使原子能量最低。

当能量相同的轨道处于全充满(如 p^6,d^{10},f^{14})、半充满(如 p^3,d^5,f^7)或全空(如 p^0,d^0,f^0)时,通常是比较稳定的。这也可以说是洪特规则的一个特例,实际上洪特规则也属于能量最低原理。

5.3 元素性质的周期性和原子结构的关系

5.3.1 原子核外电子分布和外层电子分布

根据上述原理和近似能级顺序,可以写出大多数元素原子核外电子的分布。电子在核外的分布常称为电子构型。

【例 5-1】 写出 $_6$C,$_{22}$Ti,$_{24}$Cr,$_{26}$Fe,$_{30}$Zn 原子的核外电子分布。

【解】 各原子的核外电子分布为:

$_6$C $1s^2 2s^2 2p^2$

$_{22}$Ti $1s^2 2s^2 2p^6 3s^2 3p^6 3d^2 4s^2$

$_{24}$Cr $1s^2 2s^2 2p^6 3s^2 3p^6 3d^5 4s^1$

$_{26}$Fe $1s^2 2s^2 2p^6 3s^2 3p^6 3d^6 4s^2$

$_{30}$Zn $1s^2 2s^2 2p^6 3s^2 3p^6 3d^{10} 4s^2$

书写原子核外电子分布的几点说明:

(1)在书写电子分布时,应把同一层各轨道排在一起写。如在填充电子时,由于能级交错,3d 能级高于 4s,即 4s 轨道先于 3d 轨道填充电子,但在最后书写时要把 3d 写在 4s 前面。因为 4s 轨道填充电子后,核和电子所组成的力场发生变化,4s 轨道能级升高,因此,失去电子时,应先失去 4s 电子,后失去 3d 电子。

(2)对于原子序数较大的元素,其原子的电子构型常采用缩写方法,即将排布内层已达到稀有气体的电子结构部分用该稀有气体符号加上方括号表示,称为原子实。如 $_6C$ 的电子构型可写为 $[He]2s^22p^2$,$_{22}Ti$ 的电子构型可写为 $[Ar]3d^24s^2$。

(3)电子构型也可用轨道表示。用一个小圆圈或一根短线代表一个轨道,用一个箭头代表一个电子。

如 $_6C$ 可写为: ↑↓　↑↓　↑　↑　＿
　　　　　　　1s　2s　　2p

$_{24}Cr$ 可写为: ↑　↑　↑　↑　↑　　　↑
　　　　　　　　　3d　　　　　　4s

一般内层充满,用原子实表示,外层才是其特征轨道。

(4)表 5-2 列出了周期表中原子序数为 1～112 各元素原子的电子分布。

可以看出尚有少数元素原子的电子层结构呈现例外,如 $_{41}Nb$,$_{44}Ru$,$_{57}La$ 等,它们的电子构型既不符合能级图排布顺序也不符合半充满、全充满规则,实际上这是光谱实验事实。对于核外电子分布,只要掌握一般分布规律,并尊重实验事实,注意少数例外即可。

由于化学反应中通常只涉及外层电子的改变,所以一般不必写出完整的电子分布,只需写出外层电子分布即可。外层电子分布又称为外层电子构型,各族元素原子的外层电子构型详见表 5-3。对于主族元素,其外层电子构型即为最外层电子分布,如氯原子的外层电子构型为 $3s^23p^5$,而对于副族元素,则是最外层 s 电子和次外层 d 电子的分布,如钛原子的外层电子构型为 $3d^24s^2$。可见,所谓原子的外层电子并不一定是最外层电子,而是指对物质性质有较明显影响的电子。

当原子失去电子而成为正离子时,一般是能量较高的最外层电子先失去电子,而且往往引起电子层数的减少。当原子得到电子成为负离子时,原子所得电子总是分布在最外层电子层上。因此,在书写离子的电子构型时,一般是先写出原子的电子构型,然后根据电子的得失加减电子。注意失电子顺序并不完全是原子中电子填充顺序的逆过程。

【例 5-2】 写出 Ti^{2+},Fe^{2+},Fe^{3+},Cl^- 的电子排布及外层电子构型。

【解】　离子的电子分布　　　　　　　　外层电子构型

Ti^{2+}　$1s^22s^22p^63s^23p^63d^2$　　　　$3s^23p^63d^2$

Fe^{2+}　$1s^22s^22p^63s^23p^63d^6$　　　　$3s^23p^63d^6$

Fe^{3+}　$1s^22s^22p^63s^23p^63d^5$　　　　$3s^23p^63d^5$

Cl^-　$1s^22s^22p^63s^23p^6$　　　　　　$3s^23p^6$

根据离子的外层电子分布,离子的外层电子构型主要可分为 5 种类型(见表 5-3)。离子的外层电子构型直接影响离子的性质,例如,Fe^{2+} 比 Fe^{3+} 稳定,正是由于前者的外层电子构型处于半充满状态的缘故。

5.3.2　多电子原子结构与周期系

原子的电子结构与元素周期系的关系非常密切。核外电子分布是元素周期律的基础,周期表是周期律的表现形式。

5.3.2.1　原子核外电子分布和元素周期系的关系

(1)元素原子的电子层数或最高能级组数等于该元素在周期表中所处的周期数。

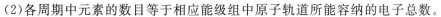

（2）各周期中元素的数目等于相应能级组中原子轨道所能容纳的电子总数。

（3）周期中各元素的分族是原子的电子构型所作分类的结果。

周期表中把性质相似的元素排成纵行，称为族，共有 16 个族。由于Ⅷ族包括三个纵行，所以共有 18 个纵行。

表 5-2　原子中电子的分布

周期	原子序数	元素	电子构型	周期	原子序数	元素	电子构型
1	1	H	$1s^1$	5	37	Rb	$[Kr]5s^1$
	2	He	$1s^2$		38	Sr	$[Kr]5s^2$
2	3	Li	$[He]2s^1$		39	Y	$[Kr]4d^1 5s^2$
	4	Be	$[He]2s^2$		40	Zr	$[Kr]4d^2 5s^2$
	5	B	$[He]2s^2 2p^1$		41	Nb	$[Kr]4d^4 5s^1$
	6	C	$[He]2s^2 2p^2$		42	Mo	$[Kr]4d^5 5s^1$
	7	N	$[He]2s^2 2p^3$		43	Tc	$[Kr]4d^5 5s^2$
	8	O	$[He]2s^2 2p^4$		44	Ru	$[Kr]4d^7 5s^1$
	9	F	$[He]2s^2 2p^5$		45	Rh	$[Kr]4d^8 5s^1$
	10	Ne	$[He]2s^2 2p^6$		46	Pd	$[Kr]4d^{10}$
3	10	Na	$[Ne]3s^1$		47	Ag	$[Kr]4d^{10} 5s^1$
	12	Mg	$[Ne]3s^2$		48	Cd	$[Kr]4d^{10} 5s^2$
	13	Al	$[Ne]3s^2 3p^1$		49	In	$[Kr]4d^{10} 5s^2 5p^1$
	14	Si	$[Ne]3s^2 3p^2$		50	Sn	$[Kr]4d^{10} 5s^2 5p^2$
	15	P	$[Ne]3s^2 3p^3$		51	Sb	$[Kr]4d^{10} 5s^2 5p^3$
	16	S	$[Ne]3s^2 3p^4$		52	Te	$[Kr]4d^{10} 5s^2 5p^4$
	17	Cl	$[Ne]3s^2 3p^5$		53	I	$[Kr]4d^{10} 5s^2 5p^5$
	18	Ar	$[Ne]3s^2 3p^6$		54	Xe	$[Kr]4d^{10} 5s^2 5p^6$
4	19	K	$[Ar]4s^1$	6	55	Cs	$[Xe]6s^1$
	20	Ca	$[Ar]4s^2$		56	Ba	$[Xe]6s^2$
	21	Sc	$[Ar]3d^1 4s^2$		57	La	$[Xe]5d^1 6s^2$
	22	Ti	$[Ar]3d^2 4s^2$		58	Ce	$[Xe]4f^1 5d^1 6s^2$
	23	V	$[Ar]3d^3 4s^2$		59	Pr	$[Xe]4f^3 6s^2$
	24	Cr	$[Ar]3d^5 4s^1$		60	Nd	$[Xe]4f^4 6s^2$
	25	Mn	$[Ar]3d^5 4s^2$		61	Pm	$[Xe]4f^5 6s^2$
	26	Fe	$[Ar]3d^6 4s^2$		62	Sm	$[Xe]4f^6 6s^2$
	27	Co	$[Ar]3d^7 4s^2$		63	Eu	$[Xe]4f^7 6s^2$
	28	Ni	$[Ar]3d^8 4s^2$		64	Gd	$[Xe]4f^7 5d^1 6s^2$
	29	Cu	$[Ar]3d^{10} 4s^1$		65	Tb	$[Xe]4f^9 6s^2$
	30	Zn	$[Ar]3d^{10} 4s^2$		66	Dy	$[Xe]4f^{10} 6s^2$
	31	Ga	$[Ar]3d^{10} 4s^2 4p^1$		67	Ho	$[Xe]4f^{11} 6s^2$
	32	Ge	$[Ar]3d^{10} 4s^2 4p^2$		68	Er	$[Xe]4f^{12} 6s^2$
	33	As	$[Ar]3d^{10} 4s^2 4p^3$		69	Tm	$[Xe]4f^{13} 6s^2$
	34	Se	$[Ar]3d^{10} 4s^2 4p^4$		70	Yb	$[Xe]4f^{14} 6s^2$
	35	Br	$[Ar]3d^{10} 4s^2 4p^5$		71	Lu	$[Xe]4f^{14} 5d^1 6s^2$
	36	Kr	$[Ar]3d^{10} 4s^2 4p^6$				

续表

周期	原子序数	元素	电子构型	周期	原子序数	元素	电子构型
6	72	Hf	$[Xe]4f^{14}5d^26s^2$	7	92	U	$[Rn]5f^36d^17s^2$
	73	Ta	$[Xe]4f^{14}5d^36s^2$		93	Np	$[Rn]5f^46d^17s^2$
	74	W	$[Xe]4f^{14}5d^46s^2$		94	Pu	$[Rn]5f^67s^2$
	75	Re	$[Xe]4f^{14}5d^56s^2$		95	Am	$[Rn]5f^77s^2$
	76	Os	$[Xe]4f^{14}5d^66s^2$		96	Cm	$[Rn]5f^76d^17s^2$
	77	Ir	$[Xe]4f^{14}5d^76s^2$		97	Bk	$[Rn]5f^97s^2$
	78	Pt	$[Xe]4f^{14}5d^96s^2$		98	Cf	$[Rn]5f^{10}7s^2$
	79	Au	$[Xe]4f^{14}5d^{10}6s^1$		99	Es	$[Rn]5f^{11}7s^2$
	80	Hi	$[Xe]4f^{14}5d^{10}6s^2$		100	Fm	$[Rn]5f^{12}7s^2$
	81	T	$[Xe]4f^{14}5d^{10}6s^26p^1$		101	Md	$[Rn]5f^{13}7s^2$
	82	Pb	$[Xe]4f^{14}5d^{10}6s^26p^2$		102	No	$[Rn]5f^{14}7s^2$
	83	Bi	$[Xe]4f^{14}5d^{10}6s^26p^3$		103	Lr	$[Rn]5f^{14}6d^17s^2$
	84	Po	$[Xe]4f^{14}5d^{10}6s^26p^4$		104	Ri	$[Rn]5f^{14}6d^27s^2$
	85	At	$[Xe]4f^{14}5d^{10}6s^26p^5$		105	Ha	$[Rn]5f^{14}6d^37s^2$
	86	Rn	$[Xe]4f^{14}5d^{10}6s^26p^6$		106	Sg	$[Rn]5f^{14}6d^47s^2$
7	87	Fr	$[Rn]7s^1$		107	Bh	$[Rn]5f^{14}6d^57s^2$
	88	Ra	$[Rn]7s^2$		108	Hs	$[Rn]5f^{14}6d^67s^2$
	89	Ac	$[Rn]6d^17s^2$		109	Mt	$[Rn]5f^{14}6d^77s^2$
	90	Th	$[Rn]6d^27s^2$		110	Ds	$[Rn]5f^{14}6d^87s^2$
	91	Pa	$[Rn]5f^26d^17s^2$		111	Rg	$[Rn]5f^{14}6d^97s^2$
					112	Uub	$[Rn]5f^{14}6d^{10}7s^2$

同一族元素的电子层数虽然不同,但它们的外层电子构型相同。对于主族元素,族数等于最外层电子数;对于副族元素,其族数等于最外层电子数与此外层 d 电子数(0~5)之和。

表 5-3 离子的外层电子构型

类型	外层电子构型	实例
2 电子构型	$1s^2$	Li^+,Be^+
8 电子构型	ns^2np^6	Na^+,S^{2-}
9~17 电子构型	$ns^2np^6nd^{1\sim9}$	Cu^{2+},Mn^{2+}
18 电子构型	$ns^2np^6nd^{10}$	Zn^{2+},Ag^+
18+2 电子构型	$(n-1)s^2(n-1)p^6(n-1)d^{10}4s^2$	Sn^{2+},Pb^{2+}

5.3.2.2 元素性质的周期性递变与原子结构的关系

原子的电子层结构随核电荷数的增加而出现周期性变化,它导致原子的某些性质如原子半径、电离能、电子亲和能和电负性等也呈周期性变化,并进一步导致与之有关的元素的某些性质,如金属性、非金属性和化合价等呈现出周期性的变化。

(1)原子半径

由于电子云没有明显的界面,因此,原子大小的概念是比较模糊不清的,但可以用物理量原子半径来近似描述。原子半径有共价半径、金属半径和范德华半径。如果一个元素的两个原子以共价单键结合时,两原子核间距的一半称为原子的**共价半径**(r_c);金属晶体中相邻两原子核间距的一半称为**金属半径**;在稀有气体形成的单原子分子晶体中,分子间以范德华力相互联系,则两个同种原子核间距离的一半称为**范德华半径**。原子半径大小主要取决于原子的有效核电荷数和核外电子层数。同周期内的主族元素从左到右原子半径明显减小,反映出金属性明显减弱,非金属性逐渐增强;过渡金属元素从左到右原子半径减小的趋势不及主族元素明显,镧系元素从左到右原子半径略有收缩,这是由于新增加的电子填入外层第三层上,对外层电子的屏蔽效应更大,外层电子受到的有效核电荷数增加更小,因此半径增加更慢。由于镧系收缩导致镧系以后的各元素与第五周期的同族元素原子半径非常接近,如 Zr 与 Hf、Nb 与 Ta、Mo 与 W 等,它们的化学性质极为相近,在自然界共生在一起,并且难以分离。

(2)电离能与电子亲和能

在化学反应中,各元素原子将得到或失去电子使自己的外层电子构型变成稳定的构型,其得失电子的能力可用电离能、电子亲和能来描述。

电离能(I): 基态气态原子或离子失去一个电子所需要的最低能量称为第一电离能(I_1),其余类推。原子的第一电离能可作为原子失去电子难易程度的度量标准。电离能越大,表示原子失去电子越难,即金属性越弱。

电子亲和能(E_A): 元素的气态原子在基态得到一个电子成为一价气态负离子所放出的能量。原子的第一电子亲和能可用来衡量原子获得一个电子的难易程度。

(3)电负性

为了全面衡量分子中原子争夺电子的能力,鲍林于 1932 年提出了电负性的概念。元素的**电负性**是指原子在分子中吸引电子的能力,用 X 表示。他指出氟的电负性为 4.0,并根据热化学数据比较各元素原子吸引电子的能力,得出其他元素的电负性。电负性越大,表示原子在分子中吸引电子的能力越强,即元素的非金属性越强。一般来说,金属元素的电负性小于 2.0,而非金属元素的电负性则大于 2.0(少数例外,如某些第Ⅷ族元素和 Au、Si 等)。

(4)氧化值

元素的**氧化值**表示化合物中各个原子所带的电荷(或形式电荷)数,该电荷数是假设将化合物中的成键电子都指定归于电负性更大的原子而求得的。如 NaCl 分子中,Cl 的氧化值为-1,Na 的氧化值为$+1$。

元素所呈现的氧化值与原子的外电子层结构密切相关。元素参加化学反应时,原子常失去或获得电子以使其最外电子层结构达到 2、8 或 18 个电子的稳定结构。在化学反应中,参与化学键形成的电子称为价电子。元素的氧化值取决于价电子的数目,而价电子的数目则取决于原子的外电子层结构。

元素的最高氧化值等于价电子的总数。对于主族元素,次外层电子层已经充满,所以最外层电子是价电子。主族元素最高氧化值从左到右逐渐升高,并等于该元素所属的族数。对于副族元素,除最外层电子外,未充满的次外层的 d 电子也是价电子。由于元素周期性地重复外层电子结构,因此最高正氧化值的变化也呈现周期性。

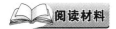

化学元素与人体健康

1.人体必需元素

化学元素组成了宇宙万物,人类也不例外。在人类的生命过程中,不断地与地球生物圈进行着以化学元素为基础的物质交换。在自然界存在的 92 种元素中,目前在人体中可检测出的有 80 多种。总质量分数占人体重量 99.95％以上的 11 种常量元素和 18 种微量元素,对于维持人体正常生理功能是不可缺少的,故称之为生命必需元素或生物元素。

(1)常量生命元素与人体健康

在自然界中,构成生物体的 H,C,N,O,Na,Mg,P,S,Cl,K,Ca 11 种常量元素位于周期表主族元素前 20 位。按 11 种元素在人体内的质量分数从大到小排列,顺序为:O 65％,C 18％,H 10％,N 3％,Ca 1.5％,P 1％,K 0.35％,S 0.25％,Na 0.15％,Cl 0.15％,Mg 0.05％。这些元素在人体内以不同的形式存在,其生物功能涉及生命活动的各个方面。H,C,N,O,P,S 6 种非金属元素是组成人体的最主要成分,它们是蛋白质、核酸、脂肪的主要构成元素,是生命活动的基础。Na,Mg,K,Ca 在周期表中彼此相邻,均以水合离子的形式存在于人体内,对于维持细胞内外电解质平衡,维持体液的渗透压,保持神经和肌肉的正常生理机能起着重要作用。

① 钙和磷

钙是人体必需的重要元素,99％的钙存在于骨骼中,骨骼是钙的仓库。钙参加一切生命活动,它是血液凝结的激发剂,还具有维持组织,尤其是肌肉和神经正常反应的功能。人体缺钙易患多种疾病,抽筋是缺钙的典型表现;有些婴幼儿睡觉时,即使在室温并不高的情况下大量出汗(俗称盗汗),也是缺钙的表现;更年期的妇女,由于钙的流失,极易患骨质疏松等综合征,缺钙也是引起高血压的原因之一。

我们要学会科学补钙,首先要注意平时多摄入富含钙的食物。钙的吸收很重要,补充维生素 D 可增加肠道对钙质的吸收。适当地增加户外运动,既可促进维生素 D 的合成,又可防止缺钙。人体中的含钙量是一定的,少了不行,多了也无益处,过多或过少都会影响骨骼、肌肉和神经的正常功能。

磷也是骨骼和牙齿的重要组成元素。磷在体内以磷酸盐的形式存在时,起着维持体内正常酸碱度的作用。磷以磷脂的形式存在时,是糖和脂肪吸收和代谢过程中必需的物质。

② 钾和钠

钾和钠是维持体内渗透平衡和酸碱平衡的重要元素,也是控制肌肉及神经细胞的应激性物质。当人体大量失水后,因缺钠会感到头晕、乏力,长期缺钠容易患心脏病,并可能导致低钠综合征。但是,钠摄入过多又会导致血管平滑肌肿胀,使管腔变窄,阻力增大,从而引起高血压和导致心脏负担过重。

钾离子存在于细胞内液中,除参与许多细胞内酶的作用,钾还可以促进人体内钠及其他有害毒素的排泄。如果在饮食中以部分钾盐取代钠盐,对某些糖尿病人、高血压病人大有好处。新鲜绿叶蔬菜、新鲜水果及豆类中富含钾,如果食物的烹调方式不当,会致使青菜中的钾在煮、炒中丢失,从而增加低钾和高血压的患病率。因而科学的饮食习惯、调整钠和钾的摄入比例,对预防高血压的发病率有重要意义。

(2)微量生命元素的功能

通常,我们将人体中质量分数低于 0.01% 的元素称为微量元素,分别是 Fe,Cu,Zn,Co,Mn,Cr,Se,I,Ni,F,Mo,V,Sn,Si,Sr,B,Rb,As,共 18 种。人体内 18 种必需微量元素的含量虽然很低,但它们却有着重要的生理功能。这些微量元素可作为酶的活性因子,参与激素和维生素的生理作用,参与常量元素的运载作用,维持核酸的正常代谢。微量元素生理功能的逐一发现,揭开了许多生命的奥秘,使过去难以理解的生命现象得到科学的解释,对这一领域的深入研究必将大大提高人类生命的质量。研究微量元素在生命过程中的作用以及微量元素与疾病关系的科学,是当今科学界引人注目的崭新领域,是当代生命科学活跃的前沿和趋向。

① 铁

铁是人类认识最早、人体内质量分数最多的微量元素,人体内含铁量为 3~5 g。铁的功能极为重要,它是血红蛋白、肌肉蛋白、细胞色素的组成成分,以 Fe^{2+} 与原卟啉形成的配合物的形式存在,在体内参与氧气的运输、贮存及利用。缺铁会引起人贫血,免疫机制受损,抵抗力减弱,易发生感染等症状,若体内含铁量过多,还会导致胰腺纤维化及功能不良,干扰体内铬的输送及导致色素代谢紊乱,致使皮肤呈棕黑色。此外,铁还是很多酶的活性中心。

② 锌

在微量元素中,锌在人体内的质量分数仅低于铁,它是许多酶的活性中心,在人体内发现的含锌酶有 100 多种,锌参与体内大多数的新陈代谢过程。人体缺锌会引起锌酶的活性降低,引起有关的代谢紊乱。儿童缺锌会出现厌食、营养不良,并影响脑、心、胰和甲状腺的正常发育。缺锌可引起人体的免疫缺陷,增加易感染性,并可使生殖力下降,视力减退,身材矮小及侏儒综合征也与锌缺乏有关。目前,锌的测定已列为临床生化检验项目。

③ 铜

在微量元素中,铜在人体内的质量分数位于第三位,大部分以结合状态的金属蛋白质和金属酶存在于肌肉、骨骼、肝脏和血液中。铜主要参与造血过程,对铁的代谢也具有重要作用。缺铜是引起缺铜性贫血、白化病的主要原因。铜还是体内一种重要的抗氧化剂 SOD(超氧化物歧化酶)的重要组成部分。

④ 锰

锰主要以金属酶的形式存在,是多种酶的激活剂。锰对碳水化合物的新陈代谢具有重要作用。缺锰会影响骨骼的正常生长发育,导致骨骼畸形,也会使胰腺产生胰岛素的能力降低,还会引起智力低下、性功能障碍等疾病。

⑤ 碘

碘是合成甲状腺素的重要原料,甲状腺素是一种重要的激素,它能促进新陈代谢和人体发育。缺碘会出现甲状腺肿大,儿童缺碘会出现盗汗,成年人缺碘会出现全身乏力、肌肉痉挛、内分泌失调、神经系统紊乱、呆傻、骨质疏松、糖尿病、心脏病等一系列症状。世界上有若干地区存在着缺碘性地方病,这一地区的居民大多患有"大脖子"病,就是单纯性的甲状腺病。防治碘缺乏症的最有效方法是长期服用加碘食盐,但是碘也不能摄入过量,过量会发生碘中毒。

⑥ 硒

人类对硒的认识比较晚,硒是对人体健康极为重要的必需微量元素。硒是保护细胞膜的酶——谷胱甘肽过氧化酶的必要组成部分,它对于免疫细胞吞噬病菌的能力有着重要的作用,因而硒可以保护体内的细胞不受损害,维持细胞的正常功能。硒能抑制致癌性很强的过氧化物和自由基在体内的形成,从而抑制癌的发生和发展。因缺硒而引起的一种以心肌病变为主要表现的地方病——克山病,在我国已得到基本控制,这是我国医学研究的重要成果。

以上列举了几种人体必需微量元素,应该指出的是,"必需"和"非必需"的界限是相对的。随着检测手段和诊断方法的进步和完善,今天认为是非必需的元素,明天可能会发现它是必需的。即使是必需元素,也有一个最佳摄入量问题,过量和不足都不利于身体健康。

2.环境污染中对人体有害的元素

工业的发展和社会物质文明进步的同时,也给人类的生存环境带来污染,尤其是重金属污染来源十分广泛,其盐类不但非常稳定,而且还可通过食物链在生物体内富集,使人类的健康遭受很大危害。下面列举几种对人体有害的元素。

① 镉

镉主要通过饮食和呼吸进入人体。甲壳类和动物肝、肾中镉的含量较高;河水若被污染,饮用水及灌溉农作物的水中镉的含量较高;烟草易富集镉,吸烟者体内镉的平均含量往往高于不吸烟者。在人体中,镉最先危害的器官是肾和肺,镉一旦被吸收后排出非常缓慢,它在人体内聚集使含巯基的酶失去活性而出现毒性,中毒的典型症状是骨痛病,患者的全身关节、骨骼痛不可忍,使人在疼痛中死去。生育期男女若吸收较多的镉,可引起核酸立体结构发生变化,使其生理功能受抑制或破坏。镉的污染若来自孕妇,则影响体内胎儿的健康成长。

② 汞

汞及大部分汞的化合物均有剧毒。汞进入人体大约有三种途径:一是经饮食由消化道吸收;二是经呼吸由肺部吸收;三是由皮肤直接吸收。汞主要危害人类的神经系统和肾脏,它还能干扰核酸代谢的各个水平,包括核酸的转译和复制能力,可引起染色体畸变。汞中毒可导致人肢体麻木,语言、听觉、视觉障碍,严重者可导致精神错乱,甚至死亡,汞蒸气还能通过脐带危害胎儿的生长。汞可在浮游生物、鱼、虾体内富集,通过生物链使人类中毒。例如,20世纪50年代日本九州熊本县水俣镇几百名儿童神经系统发育不全,或先天麻痹痴呆,或脑瘫痪而死亡,就是因为儿童的父母食用了被汞污染的鱼类。

③ 铅

铅及铅化合物对人体均有害,它是危害儿童健康的头号元素,主要来自于含铅汽油造成的汽车尾气的污染。铅主要通过呼吸道进入人体,在人体内主要分布于骨骼之中,其次分布在血液和肝、肾部位,铅与蛋白质的巯基结合而抑制酶的活性。过量的铅直接危害造血系统、心血管系统、神经系统和肾脏,对儿童智力产生不可逆的影响。

5.4 现代价键理论

分子是由原子组成的,它是保持物质基本化学性质的最小微粒,也是参与化学反应的基本单元。分子的性质主要取决于分子的化学组成和分子的结构。分子的结构内容包括分子中原子间的相互作用和原子在空间的排列,即化学键和空间构型。我们知道化学键按成键时电子运动状态的不同,可分为离子键、共价键(包括配位键)和金属键三种基本类型。在这三种类型化学键中,以共价键相结合的化合物占已知化合物的 90％以上,本章将在原子结构的基础上着重讨论形成化学键中的共价键理论(包括价键理论、杂化轨道理论和分子轨道理论)和对分子构型的初步认识,同时对分子间的作用力作适当介绍。

案 例

蛋白质的α-螺旋结构和β-折叠

α-螺旋(α-helix)是蛋白质中最常见最典型且含量最丰富的二级结构元件。在 α-螺旋中,每个螺旋周期包含 3.6 个氨基酸残基,残基侧链伸向外侧,同一肽链上的每个残基的酰胺氢原子和位于它后面的第 4 个残基上的羧基氧原子之间形成氢键。这种氢键大致与螺旋轴平行。一条多肽链呈 α-螺旋构象的推动力就是所有肽键上的酰胺氢和羧基氧之间形成的链内氢键。在水环境中,肽键上的酰胺氢和羧基氧既能形成内部(α-螺旋内)的氢键,也能与水分子形成氢键。如果后者发生,多肽链呈现类似变性蛋白质那样的伸展构象。疏水环境对于氢键的形成没有影响,因此,更可能促进 α-螺旋结构的形成。

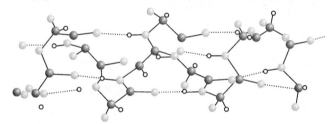

图 5-9　蛋白质的 α-螺旋结构

β-折叠也是一种重复性的结构,可分为平行式和反平行式两种类型,它们是通过肽链间或肽段间的氢键维系。可以把它们想象为由折叠的条状纸片侧向并排而成,每条纸片可看成是一条肽链,称为 β-折叠股或 β-股(β-strand),肽主链沿纸条形成锯齿状,处于最伸展的构象,氢键主要在股间而不是股内。α-碳原子位于折叠线上,由于其四面体性质,连续的酰胺平面排列成折叠形式。需要注意的是,在折叠片上的侧链都垂直于折叠片的平面,并交替着从平面上下两侧伸出。平行折叠片比反平行折叠片更规则,且一般是大结构,而反平行折叠片可以少到仅由两个 β-股组成。

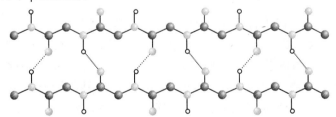

图 5-10　蛋白质的 β-折叠

5.4.1　价键理论

同核双原子分子 H_2,O_2,N_2 为什么会形成？是什么作用使相同的原子结合成分子？

早在 1916 年,美国化学家 Lewis G N 等人就提出了原子价的电子理论——经典的**共价键理论**。他们指出原子间共有电子满足"八隅律",即原子外层由于共享电子对,满足稀有气体的八电子层结构时,就可以形成共价键,这样分子中原子间的结合力就是**共价键**。

例如,氢分子通过共用一对电子,每个 H 均成为 He 的电子构型,形成共价键。

经典的共价键理论初步揭示了共价键和离子键的区别,解释了电负性相近的元素之间原子的成键事实。但 Lewis 没有说明这种键的实质,适应性不强。同时不能说明以下问题:

(1)电子均是带负电,同性相斥,为什么还能形成电子对?

(2)计算表明对于氢分子(H_2),共用电子对和原子核的静电作用的结合能只约占共价键键能的 5%,那么氢分子(H_2)中大部分的键能是怎样产生的?

(3)许多化合物中原子最外层电子数超过了或不够 8 个也可以成键。如 BF_3、PCl_5 不符合八隅律,如何解释?

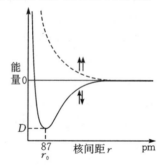

(4)共价键为什么还有方向性和饱和性?

1927 年,德国化学家 Heitler W 和 London F 用量子力学处理氢气分子(H_2),解决了两个氢原子之间化学键的本质问题,使共价键理论从经典的 Lewis 理论发展到今天的现代共价键理论。

5.4.1.1　氢分子中的化学键

量子力学计算表明,氢分子的形成是自旋相反的两个具有 $1s^1$ 电子构型的 H 彼此靠近,随着核间距离的减小,两个轨道发生重叠,电子云密集在两核之间为两核共享,两个带正电荷的原子核靠共享的电子对吸引在一起,形成稳定的分子。这种分子中原子间通过电子配对(即原子轨道重叠)结合而形成的化学键称为共价键。

图 5-11　H_2 分子形成过程中能量与核间距的变化

图 5-11 中虚线表示如果两个氢原子自旋平行,H_2 分子能量与核间距的关系。实线则假定两原子自旋反向,当体系能量达到最低点时,核间距为 87 pm,如果两原子继续靠近,能量再次升高,因此 r_0 位置对应的状态称为 H_2 的基态。如果两原子电子自旋平行,将产生排斥力,体系能量升高,不能形成稳定的化学键,这种不稳定的状态称为推斥态。自旋相反的两个电子的电子云密集在这两个原子核之间,降低了两核之间的正电排斥,使体系能量降低,能形成稳定的共价键。共价键的本质就是原子共享电子,被共享的电子就像一个带负电荷的桥,把两个带正电荷的核吸引在一起,从而形成了稳定的分子。

5.4.1.2　现代价键理论的要点

将对 H_2 的处理结果推广到其他分子中,形成了以量子力学为基础的现代价键理论(valence-bond theory,简称 V.B. 法),其要点为:

(1)A,B 两原子各有一个单电子,当 A,B 两原子相互接近时,两电子以自旋相反的方式结成电子对,即两个电子所在的原子轨道能相互重叠,则体系能量降低,形成化学键。当 A,B 两原子各有一个未成对电子时,形成共价单键;当有两个或三个未成对电子,则可形成双键或叁键,共用电子对超过 2 的称为多重键。

(2)自旋方向相反的单电子配对形成共价键后,就不能再和其他原子中的单电子配对。所以,每个原子所能形成共价键的数目取决于该原子中的单电子数目,这就是共价键的饱和性。

(3)成键时,两原子轨道重叠愈多,两核间电子云愈密集,形成的共价键愈牢固,这称为原子轨道最大重叠原理。因此共价键具有方向性。

例如,H_2 中可形成一个共价键,HCl 分子中,也形成一个共价键。对于 N_2 分子,N 原子的最外层电子结构为 $2s^2 2p^3$。

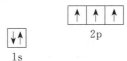

每个 N 原子有三个单电子,所以形成 N_2 分子,N 与 N 原子之间可形成三个共价键,写成:

$$:N \equiv N: \text{ 或 } N \equiv N$$

5.4.1.3　共价键的类型

共价键的形成是由于原子与原子接近时它们的原子轨道相互重叠的结果,根据上述原子轨道重叠的原则,s 轨道和 p 轨道有两类不同的重叠方式,即可形成两类重叠方式不同的共价键——σ 键和 π 键。

(1)σ 键

σ 键是沿着键轴的方向以"头碰头"的方式发生轨道重叠,如 s-s(H_2 分子中的键)、p_x-s(HCl 分子中的键)、p_x-p_x(Cl_2 分子中的键)等(图 5-12),轨道重叠部分是沿着键轴呈圆柱形分布的。

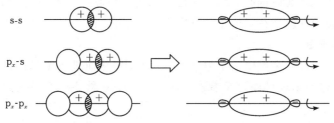

图 5-12　σ 键的形成

σ 键的特点:将成键轨道沿着键轴旋转任意角度,图形及符号均保持不变,即 σ 键轨道对键轴呈圆柱形对称,或键轴是 n 重轴。

(2)π 键

π 键是原子轨道以"肩并肩"(或平行)的方式发生轨道重叠,如 p_x-p_x 成 σ 键后,p_z-p_z、p_y-p_y 的重叠轨道重叠部分通过键轴有一个镜面,镜面上下(或前后)两部分符号相反,所以具有镜面反对称性。

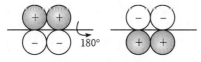

图 5-13　π 键的形成

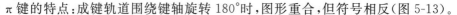

π键的特点:成键轨道围绕键轴旋转180°时,图形重合,但符号相反(图5-13)。

π键的对称性为:通过键轴的节面呈现反对称(图形相同,符号相反),为"肩并肩"重叠。例如,N_2分子中两个原子沿z轴成键时,p_z与p_z"头碰头"形成σ键,此时,p_x和p_x,p_y和p_y以"肩并肩"重叠,形成π键。所以N_2分子中有1个σ键,2个π键,其结构式可用N≡N表示。

σ键的轨道重叠程度比π键的轨道重叠程度大,因而σ键比π键牢固,两者的比较见表5-4。

表5-4 σ键和π键

	重叠方式	对称情况	重叠程度	键能	化学活性
σ键	"头碰头"	沿键轴方向呈圆柱形对称	大	大	不活泼
π键	"肩并肩"	镜面反对称	小	小	活泼

根据成键原子提供电子形成共用电子对方式的不同,共价键可分为正常共价键和配位共价键。如果共价键是由成键两原子各提供1个电子配对成键的,则称为正常共价键,如H_2、O_2、HCl等分子中的共价键。如果共价键的形成是由成键两原子中的一个原子单独提供电子对进入另一个原子的空轨道共用而成键的,则称为配位共价键(coordinate covalent bond),简称配位键(coordination bond)。通常为区别于正常共价键,配位键用"→"表示,箭头从提供电子对的原子指向接受电子对的原子。例如,在CO分子中,形成CO分子时,与N_2相仿,同样用了三对电子,形成三个共价键,一个σ键和两个π键。不同之处是,其中一个π键是配位键,成键电子完全由氧原子提供。CO可表示成:C≡O:。

配位键必须同时具备两个条件:一个成键原子的价电子层有孤对电子;另一个成键原子的价电子层有空轨道。配位键的形成方式虽然和正常共价键不同,但形成以后,两者是没有区别的。关于配位键理论将在配位化合物中作进一步介绍。

5.4.1.4 键参数

化学键的形成情况完全可由量子力学的计算得出,从而进行定量描述。但通常用几个物理量加以描述,这些物理量称为键参数。共价键的键参数主要有键能、键长、键角和键的极性。

(1)键能

键能(bond energy)是从能量因素来衡量共价键强度的物理量。对于双原子分子,键能(E)就等于分子的解离能(D)。在100 kPa和298.15 K下,将1 mol理想气态分子AB解离为理想气态的A、B原子所需要的能量,称为AB的解离能,单位为$kJ \cdot mol^{-1}$。

$$AB(g)\text{——}A(g)+B(g) \quad \Delta H=E_{AB}=D_{AB}$$

对于双原子分子,解离能D_{AB}等于键能E_{AB},但对于多原子分子,则要注意解离能与键能的区别与联系,如NH_3:

$$NH_3(g)\text{——}H(g)+NH_2(g) \quad D_1=435.1 \ kJ \cdot mol^{-1}$$

$$NH_2(g)\text{——}H(g)+NH(g) \quad D_2=397.5 \ kJ \cdot mol^{-1}$$

$$NH(g)\text{——}H(g)+N(g) \quad D_3=338.9 \ kJ \cdot mol^{-1}$$

同一种共价键在不同的多原子分子中的键能虽有差别，但差别不大。我们可以用不同分子中同一种键能的平均值，即平均键能作为该键的键能。一般键能愈大，键愈牢固。表 5-5 列出了一些双原子分子的键能和某些键的平均键能。

表 5-5 一些双原子分子的键能和某些键的平均键能 $E/kJ \cdot mol^{-1}$

分子名称	键能 /kJ·mol^{-1}	分子名称	键能 /kJ·mol^{-1}	共价键	平均键能 /kJ·mol^{-1}	共价键	平均键能 /kJ·mol^{-1}
H_2	436	HF	565	C—H	413	N—H	391
F_2	165	HCl	431	C—F	460	N—N	159
Cl_2	247	HBr	366	C—Cl	335	N=N	418
Br_2	193	HI	299	O—O	143	N≡N	946

（2）键长

分子中两个成键原子的核间平衡距离称为**键长**（bond length）。光谱及衍射实验的结果表明，同一种键在不同分子中的键长几乎相等。因而可用其平均值即平均键长作为该键的键长。例如，C—C 单键的键长在金刚石中为 154.2 pm，在乙烷中为 153.3 pm，在丙烷中为 154 pm，在环己烷中为 153 pm，因此将 C—C 单键的键长定为 154 pm。就相同的两原子形成的键而言，单键键长＞双键键长＞叁键键长。一般键长越小，键能越大，键越强。碳碳键的键长和键能见表 5-6。

表 5-6 碳碳键的键长和键能

化学键	键长/pm	键能/kJ·mol^{-1}
C—C	154	345.6
C=C	133	602.0
C≡C	120	835.1

（3）键角

分子中同一原子形成的两个化学键间的夹角称为**键角**（在多原子分子中才涉及键角）。例如，H_2S 分子中 H—S—H 键的键角为 92°，决定了 H_2S 分子的构型为"V"字形；CO_2 分子中 O—C—O 键的键角为 180°，则 CO_2 分子为直线形。因而，键角是决定分子几何构型的重要因素。

（4）键的极性

键的极性是由于成键原子的电负性不同而引起的。当成键原子的电负性相同时，核间的电子云密集区域在两核的中间位置，两个原子核正电荷所形成的正电荷重心和成键电子对的负电荷重心恰好重合，这样的共价键称为非极性共价键（nonpolar covalent bond）。例如，H_2，O_2 分子中的共价键就是非极性共价键。当成键原子的电负性不同时，核间的电子云密集区域偏向电负性较大的原子一端，使之带部分负电荷，而电负性较小的原子一端则带部分正电荷，键的正电荷重心与负电荷重心不重合，这样的共价键称为极性共价键（polar covalent bond）。例如，HCl 分子中的 H—Cl 键就是极性共价键。成键原子的电负性差值愈大，键的极性就愈大。当成键原子的电负性相差很大时，可认为成键电子对完全转移到电负性很大的原子上，这时原子转变为离子，形成离子键。因此，从键的极性看，可认为离子键是最强的极性键，极性共价键是由离子键到非极性共价键之间的一种过渡情况。

5.4.2　杂化轨道理论

BF$_3$ 分子中键角为 $120°$，NH$_4^+$ 中键角为 $109°28'$，在成键过程中轨道之间的夹角是怎样形成的？如何解释构型的存在？CH$_4$ 为什么是正四面体结构？这些问题用一般价键理论难以解释。1931 年由 Pauling L 等人在价键理论的基础上提出了杂化轨道理论（hybrid orbital theory），实质上仍属于现代价键理论，但它在成键能力、分子的空间构型等方面丰富和发展了现代价键理论。

5.4.2.1　杂化轨道理论的概念及其理论要点

在形成多原子分子的过程中，中心原子的若干能量相近的原子轨道重新组合，形成一组新的轨道，这个过程叫作**轨道的杂化**，产生的新轨道叫作**杂化轨道**。例如，形成 CH$_4$ 分子时，中心碳原子的 2s 和 2p$_x$，2p$_y$，2p$_z$ 四个原子轨道发生杂化，形成一组（四个）新的杂化轨道，即 4 个 sp^3 杂化轨道，这些 sp^3 杂化轨道不同于 s 轨道，也不同于 p 轨道，它们有自己的波函数、能量、形状和空间取向。

在杂化过程中形成的杂化轨道的数目等于参加杂化的轨道的数目。杂化实质是波函数 ψ 线性组合得到新的波函数，即**杂化轨道的波函数**。例如，s 和 p$_x$ 杂化，产生两个杂化轨道，分别用 Φ_1 和 Φ_2 表示：

$$\Phi_1 = \sqrt{\frac{1}{2}}\psi_s + \sqrt{\frac{1}{2}}\psi_{p_x}; \Phi_2 = \sqrt{\frac{1}{2}}\psi_s + \sqrt{\frac{1}{2}}\psi_{p_x}$$

杂化轨道中有波函数，也有自身的轨道角度分布：

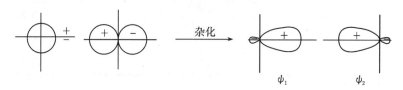

杂化轨道理论的基本要点有：

（1）原子中只有能量相近的、不同类型的原子轨道[如 ns 与 np；$(n-1)$d，ns 与 np 等]才能杂化，而且杂化只有在形成分子的过程中才会发生，原子若处于孤立状态就不会发生杂化。

（2）原子轨道杂化时，一般是使成对电子激发到空轨道而形成单电子，其所需的能量完全由成键时放出的能量予以补偿。

（3）杂化轨道的数目等于参与杂化的原子轨道的总数。

5.4.2.2　杂化轨道的类型和分子的空间构型

按参加杂化的原子轨道种类，轨道的杂化有 sp 和 spd 两种主要类型。按杂化后形成的几个杂化轨道的能量是否相同，轨道的杂化可分为等性杂化和不等性杂化。

（1）等性杂化

等性杂化是指形成的杂化轨道中所含的成分和能量都是相同的杂化。常见的有多种，在此只介绍 sp^n 型的等性杂化及其分子的空间构型。

能量相近的 ns 轨道和 np 轨道之间的杂化称为 **sp 型杂化**。按参加杂化的 s 轨道和 p 轨道数目的不同，sp 型杂化又可分为 sp、sp^2、sp^3 三种杂化。

①sp 杂化

由 1 个 s 轨道和 1 个 p 轨道组合成 2 个 sp 杂化轨道的过程称为 **sp 杂化**,所形成的轨道称为 **sp 杂化轨道**。每个 sp 杂化轨道均含有 1/2 的 s 轨道成分和 1/2 的 p 轨道成分。为使相互间的排斥能最小,轨道间的夹角为 180°(图 5-14)。当 2 个 sp 杂化轨道与其他原子轨道重叠成键后就形成直线形分子。

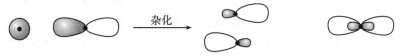

2个sp杂化轨道   2个sp杂化轨道的空间图形

图 5-14   sp 杂化轨道的空间取向

②sp² 杂化

由 1 个 s 轨道与 2 个 p 轨道组合成 3 个 sp² 杂化轨道的过程称为 **sp² 杂化**。每个 sp² 杂化轨道含有 1/3 的 s 轨道成分和 2/3 的 p 轨道成分,为使轨道间的排斥能最小,3 个 sp² 杂化轨道呈正三角形分布,夹角为 120°(图 5-15)。当 3 个 sp² 杂化轨道分别与其他 3 个相同原子的轨道重叠成键后,就形成正三角形构型的分子。

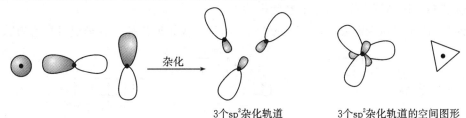

3个sp²杂化轨道   3个sp²杂化轨道的空间图形

图 5-15   sp² 杂化轨道的空间取向

③sp³ 杂化

由 1 个 s 轨道和 3 个 p 轨道组合成 4 个 sp³ 杂化轨道的过程称为 **sp³ 杂化**。每个 sp³ 杂化轨道含有 1/4 的 s 轨道成分和 3/4 的 p 轨道成分。为使轨道间的排斥能最小,4 个顶角的 sp³ 杂化轨道间的夹角均为 109°28′(图 5-16)。当它们分别与其他 4 个相同原子的轨道重叠成键后,就形成正四面体构型的分子。

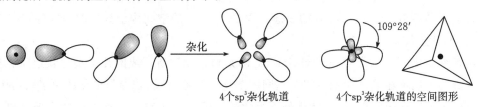

4个sp³杂化轨道   4个sp³杂化轨道的空间图形

图 5-16   sp³ 杂化轨道的空间取向

【例 5-3】 试说明 $BeCl_2$ 分子的空间构型。

【解】 实验测出,$BeCl_2$ 分子中有 2 个完全等同的 Be—Cl 键,键角为 180°,分子的空间构型为直线形。Be 原子的价层电子组态为 $2s^2$。在形成 $BeCl_2$ 分子的过程中,Be 原子的 1 个 2s 电子被激发到 2p 空轨道,价层电子组态为 $2s^1 2p_x^1$,这 2 个含有单电子的 2s 轨道和 $2p_x$ 轨道进行 sp 杂化,组成夹角为 180° 的 2 个能量相同的 sp 杂化轨道,当它们各与 2 个 Cl 原子中含有单电子的 3p 轨道重叠时,就形成 2 个 sp-p 的 σ 键,所以 $BeCl_2$ 分子的空间构型为直线形,其形成过程可表示为:

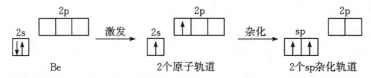

Be   2个原子轨道   2个sp杂化轨道

【例 5-4】 试说明 BF₃ 分子的空间构型。

【解】 实验测定,BF₃ 分子中有 3 个完全等同的 B—F 键,键角为 120°,分子的空间构型为正三角形。BF₃ 分子的中心原子是 B,其价层电子组态为 $2s^2 2p_x^1$。在形成 BF₃ 分子的过程中,B 原子的 2s 轨道上的 1 个电子被激发到 2p 空轨道,价层电子组态为 $2s^1 2p_x^1 2p_y^1$,1 个 2s 轨道和 2 个 2p 轨道进行 sp^2 杂化,形成夹角均为 120° 的 3 个完全等同的 sp^2 杂化轨道,当它们各与 1 个 F 原子的含有单电子的 2p 轨道重叠时,就形成 3 个 sp^2-p 的 σ 键。故 BF₃ 分子的空间构型是正三角形,其形成过程可表示为:

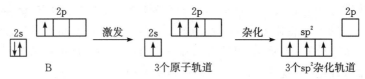

B   3个原子轨道   3个sp²杂化轨道

【例 5-5】 试解释 CCl₄ 分子的空间构型。

【解】 近代实验测定表明,CCl₄ 分子的空间构型为正四面体。其形成过程可表示为:

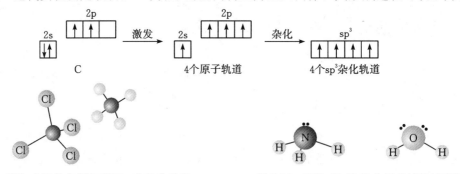

C   4个原子轨道   4个sp³杂化轨道

图 5-17　CCl₄ 分子的空间构型和 sp^3 杂化轨道　　　图 5-18　NH₃ 和 H₂O 分子的结构示意图

即中心碳原子以夹角均为 109°28′ 的 4 个完全等同的 sp^3 杂化轨道分别与 4 个氯原子的 p 轨道重叠后,形成 4 个 sp^3-p 的 σ 键。故 CCl₄ 分子的空间构型为正四面体(图 5-17)。

(2)不等性杂化

不等性杂化(nonequivalent hybridization)是指杂化后所形成的几个杂化轨道所含原来轨道成分的比例不相等且能量不完全相同的杂化。一般来说,若参与杂化的原子轨道中,有的轨道已被孤对电子占据,则其杂化是不等性的。等性杂化和不等性杂化的主要区别是每个杂化轨道的状态是否一样。

【例 5-6】 试说明 NH₃ 的空间构型。

【解】 由实验测知,NH₃ 中有 3 个 N—H 键,键角为 107°,分子的空间构型为三角锥形(习惯上孤对电子不包括在分子的空间构型中)。N 是 NH₃ 的中心原子,其价层电子组态为 $2s^2 2p_x^1 2p_y^1 2p_z^1$。在形成 NH₃ 的过程中,N 的 1 个已被孤对电子占据的 2s 轨道与 3 个含有单电子的 p 轨道进行 sp^3 杂化,但在形成的 4 个 sp^3 杂化轨道中,有 1 个已被 N 的孤对电子占据,该 sp^3 杂化轨道含有较多的 2s 轨道成分,其余 3 个各有单电子的 sp^3 杂化轨道则含有较多的 2p 轨道成分,故 N 的 sp³ 杂化是不等性杂化。

当 3 个含有单电子的 sp³ 杂化轨道各与 1 个 H 的 1s 轨道重叠时,就形成 3 个 sp³-s σ 键。由于 N 中有 1 对孤对电子不参与成键,其电子云较密集于 N 周围,它对成键电子对产生排斥作用,使 N—H 键的夹角被压缩至 107°(小于 109°28′),所以 NH_3 的空间构型呈三角锥形(图 5-18)。

【例 5-7】 试解释 H_2O 的空间构型。

【解】 由实验测知,H_2O 分子中有 2 个 O—H 键,键角为 104°45′,分子的空间构型为 V 形。中心原子 O 的价层电子组态为 $2s^2 2p_x^2 2p_y^1 2p_z^1$。在形成 H_2O 的过程中,O 以 sp³ 不等性杂化形成 4 个 sp³ 不等性杂化轨道,其中有单电子的 2 个 sp³ 杂化轨道含有较多的 2p 轨道成分,它们各与 1 个 H 的 1s 轨道重叠,形成 2 个 sp³-s σ 键,而余下的 2 个含有较多 2s 轨道成分的 sp³ 杂化轨道各被 1 对孤对电子占据,它们对成键电子对的排斥作用比 NH_3 中的更大,使 O—H 键夹角被压缩至 104°45′(比 NH_3 的键角小),故 H_2O 具有 V 形空间构型(图 5-18)。

*5.4.3 分子轨道理论(阅读材料)

分子轨道理论就是从分子整体出发,把分子看成是一个多核的统一体。分子中的电子就在多核体系内运动,即每个电子都属于整个分子或者说围绕着整个分子运动。电子在原子内的运动状态称为**原子轨道**,同理,电子在分子中的运动状态就称为**分子轨道**。分子轨道理论是从氢分子离子 H_2^+ 的量子力学处理发展起来的。通过量子力学处理 H_2^+ 的结果帮助我们建立起分子轨道概念。在这一节中我们只要求了解分子轨道最基本的一些观点和结论,能用它来讨论一些最简单的双原子分子的结构,其中以 O_2 和 N_2 为重点。

5.4.3.1 分子轨道的形成——原子轨道线性组合

分子轨道由原子轨道(波函数)线性组合而成。例如 A,B 两原子的原子轨道(波函数)分别为 ψ_A 和 ψ_B,它们线性组合为:

$$\psi_A + \psi_B = \psi_{(M.O.)} \qquad I$$
$$\psi_A - \psi_B = \psi_{(M.O.)} \qquad II$$

原子轨道(波函数)的线性组合就相当于波的叠加。所以分子轨道即是由原子轨道(波函数)线性组合成的新的波函数,也即是分子中电子运动的空间状态。

两个原子轨道的波函数相加,分子轨道中两核间电子云密度增大,即有利于成键形成分子,使体系能量降低;两个原子轨道的波函数相减可得反键分子轨道,反键分子轨道中两核间的电子云密度减小,不利于成键,使体系能量升高。

例如,两个氢原子的 1s 原子轨道经组合形成两个高低不同的分子轨道,一个为成键分子轨道 σ_{1s},另一个为反键轨道 σ_{1s}^*,其中 σ 表示以"头碰头"方式重叠所形成的分子轨道,如图 5-19 所示;若原子轨道以"肩并肩"的方式重叠所形成的分子轨道,成为 π 分子轨道,如图 5-20 所示。

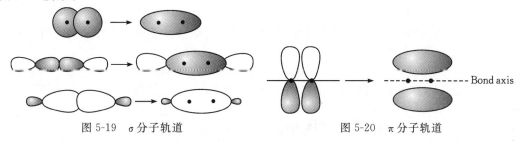

图 5-19 σ 分子轨道 　　　　　　　　　　　　　图 5-20 π 分子轨道

5.4.3.2　分子轨道理论的基本要点

(1)n 个原子轨道组合只能得到 n 个分子轨道,其中包括相同数目的成键分子轨道和反键分子轨道。

(2)原子轨道有效的组成分子轨道必须符合能量近似、轨道最大重叠及对称匹配这三个成键原则。

(3)分子轨道中电子填充顺序所遵循的规则与原子轨道电子填充的顺序相同,即按能量最低、泡利不相容原理和洪特规则填充。

分子轨道能级的高低取决于原子轨道能量及轨道间的相互作用,第一、二周期元素所组成的同核双原子分子,只有 O_2 和 F_2 中成键原子的 2s 与 2p 原子轨道能量差大于 15eV,因此其他元素所组成的同核双原子分子中成键原子的 2s 与 2p 可相互组合,σ_{2p} 分子轨道能量比 π_{2p} 的高。因而第二周期同核双原子分子轨道能级次序就有如下两种:$\sigma_{1s}<\sigma_{1s}^*<\sigma_{2s}<\sigma_{2s}^*<\sigma_{2p}<\pi_{2p_y}<\pi_{2p_z}<\pi_{2p_y}^*<\pi_{2p_z}^*<\sigma_{2p}^*$ 和 $\sigma_{1s}<\sigma_{1s}^*<\sigma_{2s}<\sigma_{2s}^*<\pi_{2p_y}<\pi_{2p_z}<\sigma_{2p}<\pi_{2p_y}^*<\pi_{2p_z}^*<\sigma_{2p}^*$。

5.4.3.3　键级

分子轨道理论是把成键电子数与反键电子数之差(即净成键电子数)的一半定义为**键级**。键级的大小表示两个相邻原子间成键的强度,键级越大,键越强,越稳定。

H_2:分子轨道式$(\sigma_{1s})^2$;键级 $=(2-0)/2=1$,形成一个 σ 键。

He_2:分子轨道式$(\sigma_{1s})^2(\sigma_{1s}^*)^2$;键级 $=(2-2)/2=0$,键级为零,表示没有成键,因此,He_2 是不存在的,He 是单原子分子。

N_2:分子轨道$(\sigma_{1s})^2(\sigma_{1s}^*)^2(\sigma_{2s})^2(\sigma_{2s}^*)^2(\pi_{2p_y})^2(\pi_{2p_z})^2(\sigma_{2p})^2$,键级 $=(10-4)/2=3$,形成一个 σ 键和两个 π 键,这与价键理论的结果一致。

O_2:分子轨道$(\sigma_{1s})^2(\sigma_{1s}^*)^2(\sigma_{2s})^2(\sigma_{2s}^*)^2(\sigma_{2p})^2(\pi_{2p_y})^2(\pi_{2p_z})^2(\pi_{2p_y}^*)^1(\pi_{2p_z}^*)^1$,键级 $=(10-6)/2=2$,形成两个 σ 键。

键级也是分子结构的重要参数,它和键能及键长有密切的关系。一般来说,同一周期和同一区内(s 区或 p 区)元素组成的双原子分子中,键级越高,则键能越大,而键长越短。

5.5　分子间作用力

化学键是原子间强烈的相互作用力,键能约为 $100\sim500\ kJ\cdot mol^{-1}$,它是决定物质化学性质的主要因素。但仅从化学键的性质还不能说明物质全部的性质及其所处的状态,如气体在一定条件下可以凝结为液体,甚至可凝结成固体,这说明在分子与分子间还存在一种相互吸引的作用,即**分子间力**。早在 1873 年荷兰物理学家范德瓦尔斯(Van der Waals)注意到这种力的存在并进行了卓有成效的研究,所以人们又称分子间力为**范德瓦尔斯力**。分子间力本质上是一种电性引力,为了说明这种引力的由来,在此先介绍分子的极性和变形性。

5.5.1　分子的极性和分子的极化

5.5.1.1　分子的极性

根据分子中正、负电荷重心是否重合,可将分子分为**极性分子**和**非极性分子**。当分子的正电重心和负电重心不重合时,分子为极性分子。

对于双原子分子,分子的极性与键的极性是一致的,即由非极性键构成的分子一定是非极性分子,如 H_2,Cl_2,N_2,O_2 等;由极性键构成的分子一定是极性分子,如 HF,HCl,HBr 等。

对于多原子分子,分子的极性与键的极性不一定一致。分子是否有极性,不仅取决于组成分子的元素的电负性,而且与分子的构型有关。例如,二氧化碳和甲烷分子,虽然都是极性键,但前者是直线构型,后者是正面体构型,键的极性互相抵消,因此它们为非极性分子。而水分子和氨分子,键的极性不能抵消,它们是极性分子。

分子极性大小用电偶极矩(简称偶极矩)来度量,用 μ 表示。若正电(或负电)重心上的电荷的电量为 q,正、负电重心之间的距离为 d(称偶极矩),则偶极矩(μ)为: $\mu = qd$,偶极矩以德拜(D)为单位,当 $q = 1.62 \times 10^{-19}$ 库仑(电子所带电量), $d = 1.0 \times 10^{-10}$ m 时, $\mu = 4.8$ D。

偶极矩是一个矢量,化学上规定其方向是从正电荷重心指向负电荷重心。一些分子的电偶极矩测定值见表 5-7,偶极矩为零的分子是非极性分子,偶极矩愈大表示分子的极性愈强。

表 5-7　一些分子的电偶极矩 μ

分子	$\mu/10^{-30}$ C·m	分子	$\mu/10^{-30}$ C·m	分子	$\mu/10^{-30}$ C·m
H_2	0	BF_3	0	CO	0.40
Cl_2	0	SO_2	5.33	HCl	3.43
CO_2	0	H_2O	6.16	HBr	2.63
CH_4	0	HCN	6.99	HI	1.27
乙炔	0	乙烯	0	苯	0

5.5.1.2　分子的极化

无论分子有无极性,在外电场作用下,它们的正、负电荷重心都将发生变化。如图 5-21 所示,非极性分子的正、负电荷重心本来是重合的($\mu = 0$),但在外电场作用下,发生相对位移,引起分子变形而产生偶极;极性分子的正、负电荷重心是不重合的,分子中始终存在一个正极和一个负极,所以极性分子具有永久偶极,但在外电场作用下,分子的偶极按电场的方向取向,同时使正负电荷重心的距离增大,分子的极性因而增强。这种因外加电场的作用使分子变形产生的偶极或增大的偶极矩的现象称为**分子的极化**。由此而产生的偶极称为诱导偶极,其电偶极矩称为诱导电偶极矩,即图 5-21 中的值。

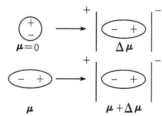

图 5-21　分子的极化产生诱导偶极示意图

分子的极化不仅在外加电场的作用下产生,分子间相互作用时也可产生,这正是分子间存在相互作用的重要原因。

5.5.2　分子间作用力

分子间作用力相当微弱,一般在几至几十千焦/摩尔。然而分子间这种微弱的作用力对物质的熔点、沸点、表面张力、溶解性等都有相当大的影响。按作用力产生的原因和特性,这种力分为取向力、诱导力和色散力三种。

5.5.2.1 取向力

取向力发生在极性分子之间。极性分子具有永久偶极,当两个极性分子相互接近时,因同极相斥,异极相吸,分子将发生相对转动,力图使分子间按异极相邻的状态排列,如图5-22所示。极性分子的这种运动称为取向,由永久偶极的取向而产生的分子间吸引力称为取向力。

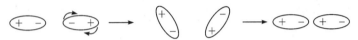

图 5-22 两个极性分子相互作用示意图

5.5.2.2 诱导力

诱导力发生在极性分子和非极性分子以及极性分子之间。当极性分子与非极性分子接近时,因极性分子的永久偶极相当于一个外加电场,可使非极性分子极化而产生诱导偶极,于是诱导偶极与永久偶极相吸引,如图 5-23 所示。由极性分子的永久偶极与非极性分子产生的诱导偶极之间的相互作用称为诱导力。

当两个极性分子相互靠近时,在彼此的永久偶极的影响下,相互极化产生诱导偶极,因此诱导力存在于极性分子与非极性分子之间,也存在于极性分子与极性分子之间。

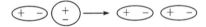

图 5-23 极性分子与非极性分子相互作用示意图

5.5.2.3 色 散 力

非极性分子之间也存在相互作用力。由于分子内部的电子在不断地运动,原子核在不断地振动,使分子的正、负电荷重心不断发生瞬间相对位移,从而产生瞬间偶极。瞬间偶极又可诱使邻近的分子极化,因此,非极性分子之间可靠瞬间偶极互相吸引产生分子间作用力,由于从量子力学导出的这种力的理论公式与光的色散公式相似,故把这种力称为**色散力**,如图 5-24 所示。虽然瞬间偶极存在的时间很短,但是不断地重复发生,又不断地互相诱导和吸引,故色散力始终存在。任何分子都有不断运动的电子和不停振动的原子核,它们都会不断产生瞬间极偶,所以色散力存在于各种分子之间,并且在分子间作用力中占有相当大的比重。

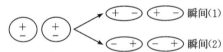

图 5-24 色散力产生示意图

综上所述,在非极性分子之间只有色散力;在极性分子和非极性分子之间,既有诱导力又有色散力;而在极性分子之间,取向力、诱导力和色散力都存在。

分子间作用力不属于化学键范畴,它的特点有:它是静电引力,其作用能只有几到几十千焦/摩尔,约比化学键小 1～2 个数量级;它的作用范围只有几个皮米;它不具有方向性和饱和性;对于大多数分子,色散力是主要的,只有极性大的分子,取向力才比较显著。诱导力通常都很小。

物质的沸点、熔点等物理性质与分子间的作用力有关,一般说来分子间作用力小的物质,其沸点和熔点都较低。例如,Cl_2,Br_2,I_2 的分子间作用力依次增大,故其沸点和熔点依次递进。因此,在常温下,氯是气体,溴是液体,碘是固体。

5.5.3 氢键

同族元素的氢化物的沸点和熔点一般随相对分子质量的增大而增高,但 HF 的沸点和熔点比 HCl 的沸点和熔点高。这表明在 HF 分子之间除了存在分子间作用力外,还存在另一种作用力,这就是**氢键**。

当 H 与电负性很大、半径很小的 X(如 F、O、N)以共价键结合成分子时,密集于两核间的电子云强烈地偏向 X,使 H 几乎变成裸露的质子而具有大的正电荷场强,因而这个 H 还能与另一个电负性大、半径小并在外层有孤对电子的 Y(如 F、O、N)产生定向吸引作用,形成 X—H⋯Y 结构,其中 H 与 Y 间的静电吸引作用称为氢键(hydrogen bond)。X、Y 可以是同族原子,如 O—H⋯O,F—H⋯F,N—H⋯N,也可以是不同族元素原子,如 N—H⋯O。

氢键的强弱与 X、Y 的电负性及原子半径有关。X、Y 的电负性愈大、半径愈小,形成的氢键愈强。Cl 的电负性比 N 的电负性略大,但原子半径比 N 大,只能形成较弱的氢键。常见氢键的强弱顺序是:

$$F—H⋯F,O—H⋯O,O—H⋯N,N—H⋯N,O—H⋯Cl,⋯$$

氢键的键能一般在 42 kJ·mol^{-1} 以下,它比化学键弱得多,但比分子间作用力强。氢键与分子间作用力的不同之处在于氢键具有饱和性和方向性。所谓饱和性是指 H 形成 1 个共价键后,通常只能再形成一个氢键。这是因为 H 比 X、Y 小得多,当形成 X—H⋯Y 后,第二个 Y 再靠近 H 时,将会受到已形成氢键的 Y 电子云的强烈排斥。氢键的方向性是指以 H 为中心的 3 个原子 X—H⋯Y 尽可能在一条直线上,这样 X 与 Y 的距离较远,形成的氢键稳定。根据上述讨论,可将氢键看作是较强的、有方向性和饱和性的分子间作用力。

氢键不仅在分子间形成,如氟化氢、水和氨水等,也可以在同一分子内形成,如硝酸、邻硝基苯酚等。分子内氢键虽不在同一条直线上,但形成了稳定的环状结构。

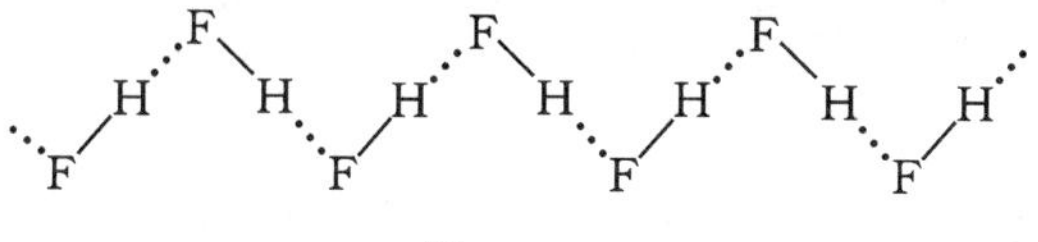

$(HF)_n$ $n=2,3,4,⋯$

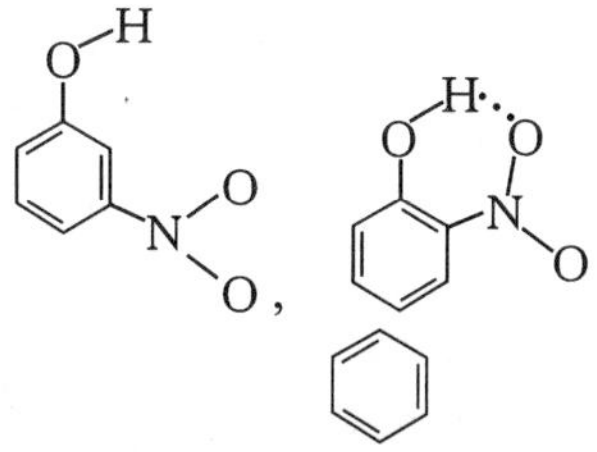

氢键存在于许多化合物中,它的形成对物质的性质有一定的影响。因为破坏氢键需要能量,所以在同类化合物中能形成分子间氢键的物质,其沸点、熔点比不能形成分子间氢键的高。如第五至七主族元素的氢化物中,NH_3,H_2O,HF 的沸点比同族其他相对原子质量较大的元素的氢化物的沸点高,这种反常行为就是由于它们各自的分子间形成了氢键。分子内形成氢键,一般使化合物的沸点和熔点降低。氢键的形成也影响物质的溶解度,若溶质和溶剂间形成氢键,可使溶解度增大;若溶质内形成氢键,则在极性溶剂中的溶解度减小,而在非极性溶剂中的溶解度增大。如邻硝基苯酚可形成分子内氢键,对硝基苯酚不能形成分子内氢键,但它能与水形成氢键,所以邻硝基苯酚在水中的溶解度比对硝基苯酚的小。

一些生物高分子物质(如蛋白质、核酸等)中均有分子内氢键。DNA 脱氧核糖核酸分子中,两条多核苷酸链靠碱基(C═O···H—N 和 C═N···H—N)之间形成的氢键配对而相连,即腺嘌呤(A)与胸腺嘧啶(T)配对形成 2 个氢键,鸟嘌呤(G)与胞嘧啶(C)配对形成 3 个氢键。它们盘曲成双螺旋结构的各圈之间也是靠氢键维系而增强其稳定性,一旦氢键被破坏,分子的空间构型发生改变,生理功能就会丧失。因此对医学来说,氢键的概念具有相当重要的意义。

参考文献

[1] 魏祖期.基础化学[M].7 版.北京:人民卫生出版社,2008.

[2] 傅献彩.大学化学[M].北京:高等教育出版社,1999.

[3] 祁嘉义.基础化学[M].北京:高等教育出版社,2003.

[4] 许春向,邹学贤.现代卫生化学[M].北京:人民卫生出版社,2000.

[5] 徐春祥.医学化学[M].2 版.北京:高等教育出版社,2008.

[6] 樊金串,马青兰.大学基础化学[M].北京:化学工业出版社,2004.

习　　题

1.写出下列各能级或轨道的名称。

(1) $n=2, l=1$

(2) $n=3, l=2$

(3) $n=5, l=3$

(4) $n=4, l=0, m=0$

2.下列各量子数哪些是不合理的?

(1) $n=2, l=1, m=0$

(2) $n=2, l=2, m=-2$

(3) $n=3, l=0, m=0$

3.填充合理的量子数。

(1) $n=?, l=2, m=0$

(2) $n=2, l=?, m=\pm1$

(3) $n=3, l=0, m=?, m_s=\pm1/2$

4.氮的价层电子排布是 $2s^2 2p^3$,试用 4 个电子数分别表示每个电子的运动状态。

5.写出原子系数为 12,25,33,47 的元素的电子分布式、外层电子构型、周期、分区、族数、最高化合价、未成对电子数。

6.将下列原子按电负性降低的次序排列,并解释理由。

$$As, F, S, Ca, Zn$$

7.使用杂化轨道理论说明下列分子或离子的中心原子可能采取的杂化类型及分子或离子的空间构型。

$$NH_3; BF_3; NH_4^+; H_3O^+; CH_3Cl; NF_3; BF_4^-$$

8.乙醇和二甲醚组成相同,但乙醇的沸点比二甲醚的沸点高,为什么?

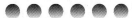

9.判断下列各组分子间存在哪种分子间作用力。

苯和四氯化碳;乙醇和水;苯和乙醇;液氨

10.判断下列各组分子间氢键的强弱顺序。

HF-HF;H_2O-H_2O;NH_3-NH_3

11.下列说法是否正确?为什么?

(1)由极性键形成的分子一定是极性分子。

(2)N_2分子中有 3 个 σ 键。

(3)C_2H_6中心原子以 sp^2 杂化。

第 6 章

有机化学概述

本章要求

1. 掌握有机化合物、有机化学的概念。

2. 掌握有机化合物的结构特点。

3. 掌握有机化合物中碳原子主要的杂化类型。

4. 掌握共价键断裂方式和反应类型。

5. 掌握有机化合物的分类和主要命名原则。

6. 了解有机化学和有机化合物在医学中的重要地位。

🔍 案例

青霉素

青霉素是一种重要的抗生素,同时也是一种重要的有机化合物,它的基本化学结构如下:

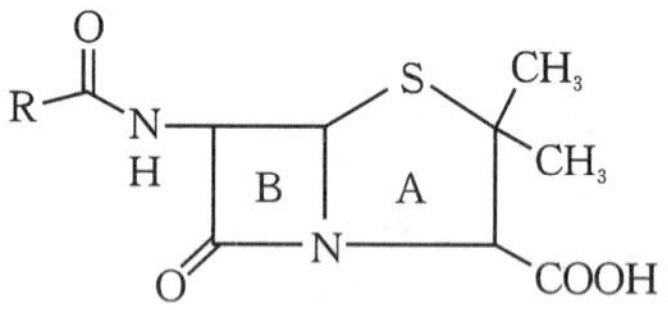

其中 R 为苄基时青霉素 G 在干燥状态下较为稳定,抗菌作用强,是常用青霉素。

青霉素 G 在水溶液中是一种不稳定的有机弱酸,难溶于水,其 K^+、Na^+ 盐性质稳定,易溶于水。青霉素 G 的抗菌效价用国际单位(U)表示,1 U 相当于 $0.6~\mu g$ 的钠盐或 $0.625\mu g$ 的钾盐,1 mg 青霉素钠盐相当于 1 667 U,钾盐相当于 1 595 U,1 mg 普鲁卡因青霉素 G 等于 1 000 U。

青霉素 G 抗菌作用短,低浓度抑菌,高浓度可杀菌。大多数球菌如溶血性链球菌、肺炎球菌、葡萄球菌、脑膜炎球菌等对青霉素均极敏感。青霉素除过敏反应外,毒性很低。在重症情况下,一日滴注可达 2 000 万 U 之多仍然安全。这样有效而安全的抗生素几十年来一直在临床上广泛使用着。可以说青霉素的发现不但开创了抗生素治疗疾病的新纪元,也将临床治疗提高到了一个新水平,因此,三位发现者同时获得了 1945 年度诺贝尔生理学或医学奖。

6.1　有机化合物和有机化学

6.1.1　有机化学的研究对象

有机化学是化学科学的一个分支,是研究有机化合物的化学。有机化合物和人们的衣、食、住、行、生、老、病、死等都有密切关系,人体内无时无刻不在发生着一连串非常复杂、彼此制约、彼此协调的有机化合物之间的变化过程。人们对有机化合物的认识逐渐由浅入深,渐渐将其演变成了一门学科。

早期化学家根据化合物的来源,将从矿物中得到的化合物称为无机化合物(inorganic compound),将从动、植物等生命体中获得的化合物叫作有机化合物(organic compound)。1828 年,德国一位年仅 28 岁的青年化学家 Wöhler F 在实验室里浓缩氰酸铵时,偶然地制得了尿素:

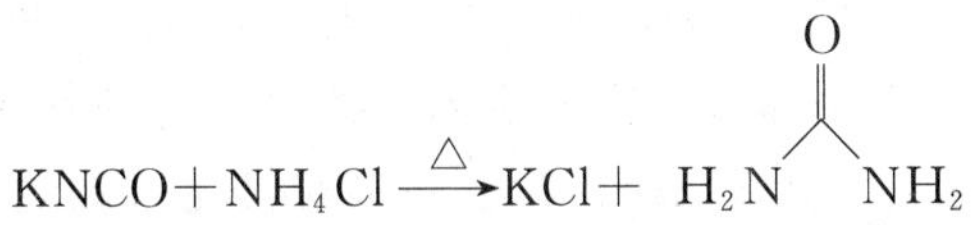

$$KNCO + NH_4Cl \xrightarrow{\triangle} KCl + \underset{H_2N}{\overset{\displaystyle O}{\|}} NH_2$$

这是一个具有划时代意义的发现,它为近代有机化合物概念的确立奠定了基础。目前数以万种有机化合物被合成出来。许多重要的生命物质,例如,蛋白质、核酸和激素等被成功地合成。由于历史的原因,目前人们仍然使用"有机"来描述有机物和有机化学等概念,但其含义与早期相应名词的含义有本质的差异。有机化合物在化学组成上与无机化合物有着显著的差别。构成无机化合物的元素有一百余种,已报道的无机化合物有几十万种;构成有机化合物的元素只有几种,而已报道的有机化合物有数千万种。几乎所有的有机化合物都含有碳和氢元素,许多有机化合物中还含有氧、氮、卤素、硫和磷等元素。现在对**有机化学**(organic chemistry)的定义是研究有机化合物的来源、制备、结构、性质、应用和功能以及有关理论与方法的科学。

6.1.2　有机化合物的特点

有机化合物是含碳化合物,碳位于元素周期表的第二周期、第ⅣA族(电子构型为 $1s^2 2s^2 2p^2$)。这种电子构型决定了碳原子既不容易得到电子,也不容易失去电子,通常以共价键与其他元素的原子形成共价化合物,这就决定了有机化合物与无机化合物在性质上存在着明显的差异。

一般来说,有机化合物具有下列特性:

(1)有机化合物一般可以燃烧。

(2)有机化合物的熔点较低,一般不超过 300℃。

(3)有机化合物大多数难溶于水,易溶于非极性或极性小的有机溶剂。不过,也有一些有机化合物在水中有较大的溶解度。

(4)有机化合物反应速度较慢,通常要加热或加催化剂,副反应也较多。

需要指出的是,上述有机化合物的共同性质是针对大多数的有机化合物而言,不是绝对的,如四氯化碳不但不易燃烧,而且可作为灭火剂。

6.1.3 有机化学在医学中的重要性

人类生命活动与有机化学和有机化合物息息相关,有机化学是医学重要的基础课。人体组织的成分除了水和无机离子外,几乎都是有机分子。机体物的代谢过程和生物转化过程实际上就是机体内的有机化学反应。人的发育、生长、衰老等过程伴随许多有机化合物的合成反应和分解反应,成千上万有序进行的有机反应构成了生命现象。化学家已经发现生物体内的化学反应和实验室中进行的化学反应有许多类似之处。有机化学的研究方法可用于阐明人体内糖、脂肪、蛋白质等的代谢过程,解释激素、维生素等生物活性物质的作用,也有助于了解关于基因序列、蛋白质功能等有机化合物分子与其功能之间的关系。因此掌握有机化合物结构、性质及其相互关系,才能深刻了解蛋白质、核酸等生命物质的结构和功能,并奠定探索生命奥妙的基础。人体某些疾病可导致机体的代谢障碍、内分泌失调或脏器功能的损伤,这些疾病将使机体内某些有机分子(如胆固醇、酮体、尿酸、甘油三酯、羟皮质类固醇等)的含量发生改变,临床医生通过分析上述化合物给出各种临床化验指标,然后根据化验报告结合其症状进行诊断,并制订治疗方案。许多有机化合物的分析结果是临床医生诊断疾病的重要依据。有机化学和分子生物学等科学密切配合,预计不远的将来在征服一些目前束手无策的疾病(如癌症、精神病等),以及在控制遗传、延长人类的寿命等方面会起到巨大的作用。

6.2 有机化学中的结构理论

学习和探索有机物的结构特点对于深入了解有机物的性质及其反应规律有着极其重要的作用。

6.2.1 碳原子的特性

在元素周期表中,碳原子位于第二周期第ⅣA族,最外层有 4 个电子。有机物是以碳原子为主体的化合物,碳原子的特性决定了有机物的结构特点。

(1)碳原子的四价性

无论是在简单的或是在复杂的有机化合物中,碳原子总是四价的。在与其他元素的原子正常成键时,与氢原子形成 1 个共价键,与氧原子形成 2 个共价键,与氮原子形成 3 个共价键。例如:

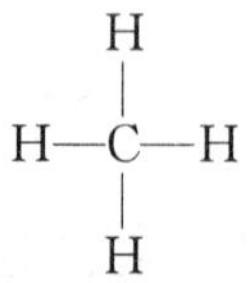

甲烷 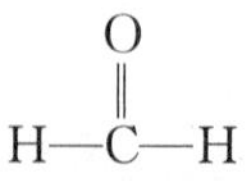　　　　　甲醛 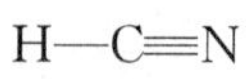　　　　　氰化氢

在分子结构中,碳原子为了满足四价性,除与其他原子成键外,还可以在碳原子之间以

不同的方式成键。碳原子以碳碳单键(共用 1 对电子)、碳碳双键(共用 2 对电子)或碳碳叁键(共用 3 对电子)相互连接成碳链或碳环,这是有机化学结构理论的基础。例如,

链状结构   单键   双键   叁键

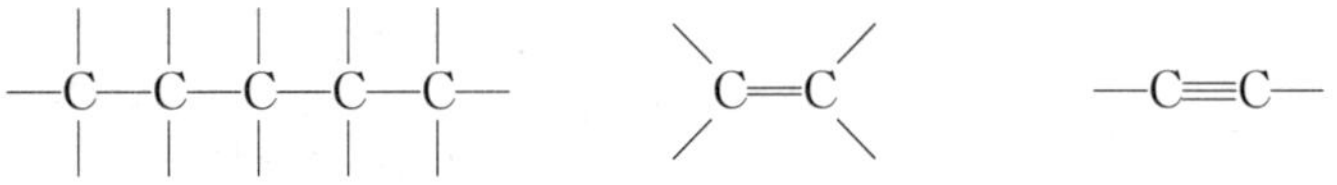

环状结构

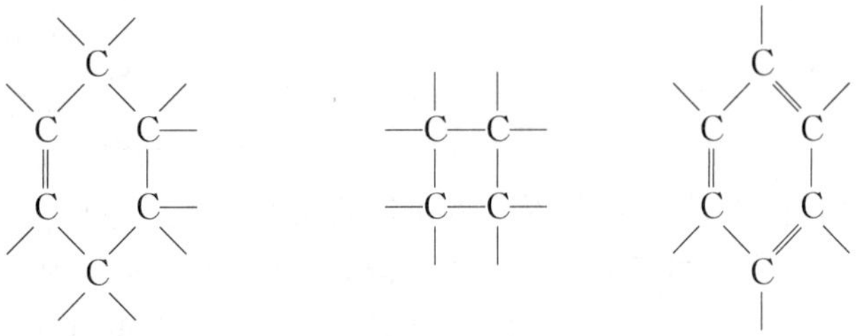

(2)碳原子的杂化方式

有机化合物是以碳原子为主体的化合物。在不同的有机化合物中碳原子的杂化方式不同,其主要杂化方式为 sp^3 杂化、sp^2 杂化和 sp 杂化。碳原子的杂化方式决定有机化合物的结构、性质等。

碳原子杂化方式	键角	结构	形成共价键的类型
sp^3 杂化	$109°28'$	四面体构型	σ 键
sp^2 杂化	$120°$	平面三角形	σ 键、π 键
sp 杂化	$180°$	直线形	σ 键、π 键

(3)碳原子的类型

在饱和碳原子结构中,按照与它相连的碳原子的数目不同,可分为伯、仲、叔、季碳原子,相应的又称为一、二、三、四级碳原子,分别用 $1°$、$2°$、$3°$ 和 $4°$ 表示。

伯碳原子是指与 1 个其他碳原子直接相连的碳原子。**仲碳原子**是指与 2 个其他碳原子直接相连的碳原子。**叔碳原子**是指与 3 个其他碳原子直接相连的碳原子。**季碳原子**是指与 4 个其他碳原子直接相连的碳原子。例如,

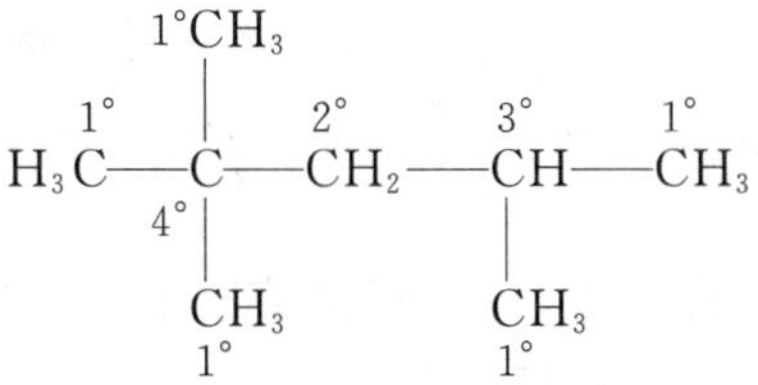

除季碳原子外,伯、仲、叔碳原子上的氢原子,分别称为**伯氢原子**($1°$氢原子)、**仲氢原子**($2°$氢原子)、**叔氢原子**($3°$氢原子),不同类型氢原子的相对反应活性不同。

6.2.2 分子的化学结构与性质的关系

有机物分子中的各原子,是按照一定的排列顺序相互联结的。有机物的性质不仅取决于其分子组成,还取决于其化学构造。在有机化学中,人们把这种分子组成(分子式)相同、化学结构不同的现象称作同分异构现象,这些化合物互称同分异构体。目前已知的有机化合物种类远远超过无机物,其中一个重要的原因是有机化合物中普遍存在同分异构现象。

常见的异构现象可归纳如下：

- 同分异构
  - 构造异构
    - 碳链异构
    - 位置异构
    - 官能团异构
    - 互变异构
  - 立体异构
    - 构型异构
      - 顺反异构
      - 对映异构
    - 构象异构

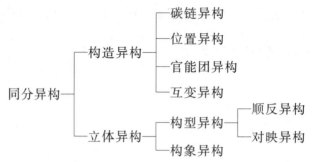

同分异构体中，如果它们结构的不同是由于分子中各原子间相互排列的顺序和连接方式不同，即构造式不同而引起的称作构造异构体，也常笼统地称为**结构异构体**。例如，乙醇和甲醚，它们的分子式都是 C_2H_6O，但两者的结构却不相同，性质也相差甚远。它们互为构造异构体，这种现象称作**构造异构现象**。

乙醇

甲醚

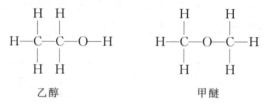

由于有机化合物同分异构现象普遍存在，因此，不能用分子式表示某一种有机物，而必须用构造式或构造简式来表示。每种化合物，都只有一种合理的构造式。

有机化合物构造式的表示方法常有以下几种：

① 电子式　用元素符号和电子符号表示化合物的化学式叫**电子式**，也叫**路易斯式**。例如，乙烷的电子式。

乙烷的电子式

乙烯的价键式

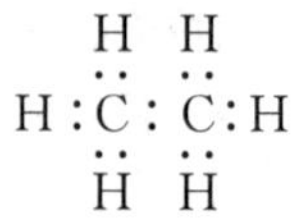

② 价键式　用元素符号和价键符号表示化合物构造的化学式叫**价键式**。例如，乙烯的价键式。

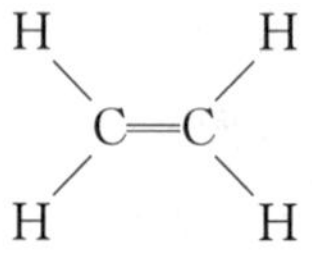

③ 键线式　把碳、氢元素符号省略，只写出碳原子的锯齿形骨架的表示式叫**键线式**。例如，环戊烷的结构可表示为五元环，环己烷可表示为六元环。

环戊烷

环己烷

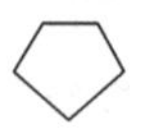

6.3　有机化合物共价键的断裂方式和反应类型

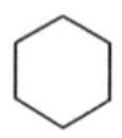

有机化合物发生化学反应时，总是伴随着某些化学键的断裂和新的共价键的形成。共价键的断裂有均裂和异裂两种断裂方式。

① **均裂**　成键的一对电子平均分给两个原子或原子团,生成两个自由基。

$$A:B \xrightarrow{\text{均裂}} A\cdot + \cdot B$$

自由基

在有机反应中,按均裂进行的反应叫作**自由基反应**。例如,甲烷在光照条件下的氯代反应。

② **异裂**　成键的一对电子在断裂时分给某一原子或原子团,生成正、负离子。在有机反应中,按异裂进行的反应叫作**离子型反应**。

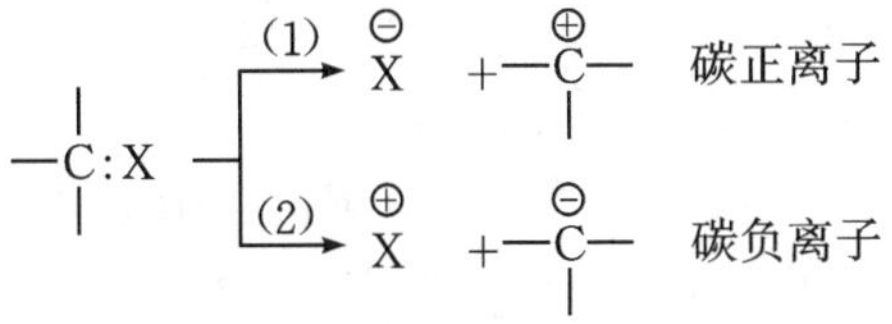

在反应过程中接受电子的试剂称为**亲电试剂**。在反应过程中能提供电子而进攻反应物中带部分正电荷的碳原子的试剂称为**亲核试剂**。在离子型反应中,由亲电试剂进攻而引发的离子型反应称为**亲电反应**,例如,乙烯与氯化氢的亲电加成反应。

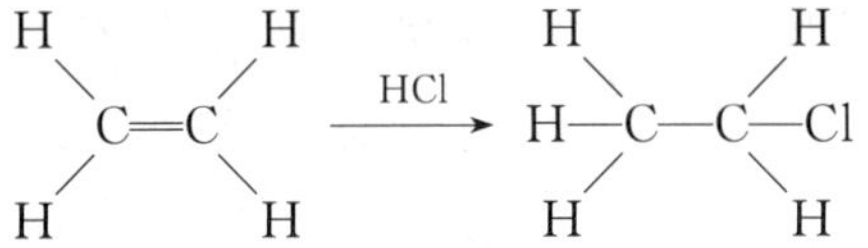

由亲核试剂进攻而引发的离子型反应,称为**亲核反应**。例如,羰基的亲核加成反应。

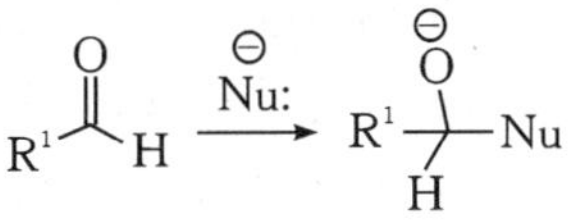

6.4　有机化合物的电子效应和立体效应

分子中原子相互影响的实质,一般可用电子效应和立体效应来描述。电子效应是指分子中电子密度分布的改变对性质产生的影响。立体效应是指分子的空间结构对性质所产生的影响。其中电子效应主要分为诱导效应和共轭效应,下面作简要介绍。

6.4.1　诱导效应

诱导效应(inductive effect)是有机化学中电子效应的一种,用 I 表示。当组成共价键的两个原子的电负性不同时,形成共价键的一对电子偏向电负性较大的原子一边,使电负性较大的原子带部分负电荷,而电负性较小的原子带部分正电荷。通常以碳氢键作为标准,比较不同原子和基团诱导效应的大小。

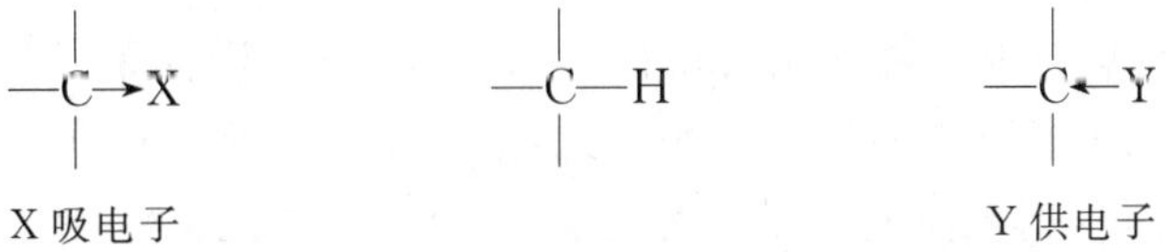

X 吸电子　　　　　　　　　　　　　　　　Y 供电子

X 的电负性大于 H,C—X 键的电子云偏向 X,X 具有吸电子性,称为**吸电子基团**;相反,

Y 的电负性小于 H,C—Y 键电子云偏向 C,Y 具有供电子性,称为**供电子基团**。有机化合物中常见的一些吸电子基团和供电子基团及其作用效应的相对大小次序如下：

吸电子基团—NO_2>—X>—OCH_3>—$NHCOCH_3$>—C_6H_5

供电子基团—$C(CH_3)_3$>—$CH(CH_3)_2$>—C_2H_5>—CH_3

无论是吸电子基团还是供电子基团取代了 C—H 的 H 以后,都使共价键上的电子云密度分布发生变化。这种效应可以沿着 σ 键传递到相邻的碳原子上,影响到碳链上其他共价键上的电子云密度分布。例如：

$$\overset{e}{-C} \longrightarrow \overset{\gamma}{-C} \longrightarrow \overset{\beta}{-C} \longrightarrow \overset{\alpha}{-C} \longrightarrow Cl$$

因为氯原子的电负性大于碳,使氯原子带有部分负电荷 δ^-,C_α 带有部分正电荷 δ^+,从而使 C_α—C_β 共价键的一对电子偏向 C_α,使 C_β 也带有部分正电荷,依次下去。这种由氯原子的吸电子作用而影响到碳链其他碳原子上电子云密度分布是靠静电诱导作用产生的,称为**诱导效应**。吸电子基团引起的诱导相应称为**吸电子诱导效应**（－I 效应）,供电子基团引起的诱导效应称为**供电子诱导效应**（＋I 效应）。诱导效应是静态的诱导效应,这种效应沿着分子链传递,并逐渐减弱,一般经过 2～3 个碳原子后,诱导效应可忽略不计。

6.4.2 共轭效应

(1)1,3-丁二烯的结构

最简单的共轭二烯烃是 1,3-丁二烯,在 1,3-丁二烯分子中,每个碳原子都是 sp^2 杂化,碳原子之间以 sp^2 杂化轨道形成碳碳 σ 键,同时又以 sp^2 杂化轨道和氢原子的 1s 轨道形成六个碳氢 σ 键,分子中所有的 σ 键都在同一个平面上,四个碳原子上的四个未杂化的 p 轨道均垂直于该平面,并且互相平行,侧面互相重叠形成 π 键。

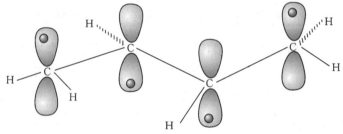

1,3-丁二烯分子不仅 C_1—C_2 及 C_3—C_4 之间的 p 轨道可重叠形成 π 键,C_2—C_3 之间的 p 轨道亦可发生重叠,也具有 π 键的性质。实际上,1,3-丁二烯分子中的四个 p 电子的运动范围已经不局限在 C_1—C_2 及 C_3—C_4 之间了,而是扩展到四个碳原子的范围,形成了包括四个 p 轨道的四个 p 电子的共轭体系的**共轭大 π 键**,即**离域大 π 键**。

(2)共轭烯烃的特点

1,3-丁二烯这样的具有共轭 π 键的结构体系称为 **π-π 共轭体系**。具有单双键交替的多烯烃属于共轭烯烃。共轭体系具有键长平均化,体系能量降低和分子稳定的特点。

共轭体系的 p 电子离域使电子云密度发生平均化,键长也发生平均化,即连接两个双键的碳碳单键比烷烃的碳碳单键短,而碳碳双键比单烯烃的双键长。如 1,3-丁二烯分子中,碳碳双键键长(137 pm)比乙烯的碳碳双键的键长(134 pm)长；碳碳单键键长(148 pm)比烷烃的碳碳单键的键长(154 pm)短。

$$
\begin{array}{c}
\text{H} \quad 137\ \text{pm} \quad \text{H}\\
\text{C=C} \quad 137\ \text{pm} \quad \text{H}\\
\text{H} \quad\quad \text{C=C}\\
148\ \text{pm} \quad \text{H} \quad\quad \text{H}
\end{array}
$$

共轭体系的 π 电子的离域使得电子可以在更大的空间运动,这样可以降低体系的内能,使分子稳定,即共轭体系比相应的非共轭体系稳定。

（3）共轭效应

当共轭体系受到外电场(如试剂的进攻等)的影响时,这种影响(电子效应)可以通过 π 电子的运动、沿着整个共轭链传递,这种通过共轭体系传递的电子效应称为**共轭效应**。根据共轭作用的结果,共轭效应也分为**供电子共轭效应**（＋C 表示）和**吸电子共轭效应**（－C 表示）。共轭效应沿着整个共轭体系传递的特点是单、双键交替极化,其强度一般不受共轭体系大小的影响。

$$\overset{\delta^-}{H_2C}=\overset{\delta^+}{CH}-\overset{\delta^-}{CH}=\overset{\delta^+}{CH_2}\leftarrow \ddot{Y}$$

像 1,3-丁二烯分子中由于 π-π 共轭产生的共轭效应称为 **π-π 共轭效应**。此外还存在 **p-π 共轭**及 **σ-π 超共轭**。

6.5　有机化合物的分类

有机化合物的种类繁多,为了系统的学习和研究的方便,有必要对其进行科学的分类。有机化合物一般的分类方法有两种:一种是按碳链骨架分类,另一种是按官能团分类。在有机化合物中,决定一类有机物的化学特性的原子或原子团,称为**官能团**（Function Group,又称作功能基）。

6.5.1　按碳架分类

有机化合物按分子中碳链骨架的不同分为链状化合物、碳环化合物和杂环化合物三类。

（1）链状化合物

分子中碳原子间或与其他原子(如 O、S、N)之间结合成开放的链状结构的化合物称为**链状化合物**。因这类化合物最初在油脂中发现,所以又称为**脂肪族化合物**。例如:

$$CH_3-CH_2-CH_3 \qquad CH_3-CH_2-COOH$$
丙烷　　　　　　　　　丙酸

（2）碳环化合物

分子中碳原子与碳原子之间结合成闭合的环状结构的化合物称为**碳环化合物**。例如:

脂环族化合物　　　　芳香族化合物

(3)杂环化合物

成环的原子除碳原子外,还含有其他元素的原子(如 O、S、N 等)的化合物称为**杂环化合物**。例如:

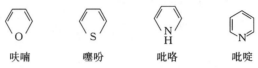

呋喃　　　　噻吩　　　　吡咯　　　　吡啶

6.5.2　按官能团分类

有机物的性质主要取决于其官能团的性质,含有相同官能团的化合物,其主要化学性质基本相同。根据分子中所含官能团的不同可将有机化合物分为若干类。例如,烯烃的化学反应很大部分就来自其官能团碳碳双键的反应。本书各章以官能团分类为主,再适当结合骨架,把重点放在与医学有关的常见基本有机化合物类别上。

下面是不同类别有机物中的常见官能团,式中的 R 代表烷基,Ar 代表芳基,X 代表卤素。

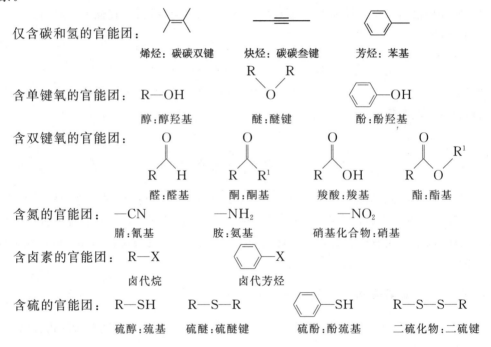

仅含碳和氢的官能团:

烯烃:碳碳双键　　　炔烃:碳碳叁键　　　芳烃:苯基

含单键氧的官能团:　R—OH

醇:醇羟基　　　　醚:醚键　　　　酚:酚羟基

含双键氧的官能团:

醛:醛基　　　酮:酮基　　　羧酸:羧基　　　酯:酯基

含氮的官能团:　—CN　　　　—NH₂　　　　—NO₂

腈:氰基　　　胺:氨基　　　硝基化合物:硝基

含卤素的官能团:　R—X

卤代烷　　　　卤代芳烃

含硫的官能团:　R—SH　　　R—S—R　　　　—SH　　　R—S—S—R

硫醇:巯基　　硫醚:硫醚键　　　硫酚:酚巯基　　　二硫化物:二硫键

6.6　有机化合物的命名

有机化合物数目庞大、种类繁多,即使同一分子式所代表的化合物也有不同的异构体。采用合理、完善的命名法,才能准确地用文字表达化合物的结构。命名有机化合物或确立其立体异构时,常常需要比较原子或原子团的大小,为此先讨论次序规则。

6.6.1　次序规则

各种原子或取代基按先后次序排列的规则称为次序规则,其要点如下:

(1)将各种取代基的连接原子,按原子序数的大小排列,原子序数大的顺序在前。若为同位素,则质量数高的顺序在前。

(2)若多原子基团的第一个连接原子相同,则比较与它相连的其他原子,先比较原子序数最大的原子,再比较第二大的,依次类推。若第二层次的原子仍相同,则沿取代链依次相比,直至比出大小为止。

(3)含不饱和键时排列顺序大小的规则为连有双键或叁键的原子可以认为连有两个或三个相同的原子。

6.6.2　有机化合物的命名原则

在有机化合物的命名中要注意以下几个要点:

(1)认识各种官能团,化合物要以官能团来命名。常见官能团与有机化合物的类别如表 6-1 所示。

表 6-1　常见官能团与有机化合物的类别

官能团	化合物类别	主体(字尾)
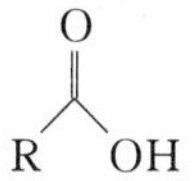 R C(=O) OH（—COOH）	羧酸	酸
R C(=O) O—R¹ （RCOOR¹）	酯	酯
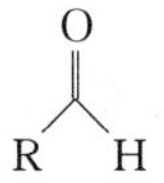 R C(=O) H （RCHO）	醛	醛
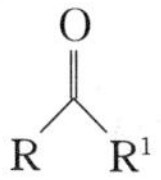 R C(=O) R¹ （RCOR¹）	酮	酮
R—OH(ROH)	醇	醇
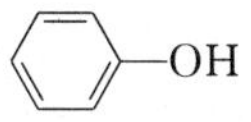 ⬡—OH （PhOH）	酚	酚

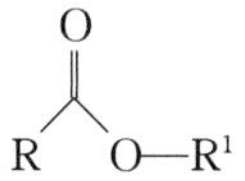

(2)看分子结构中的不饱和状态,也就是看分子结构中有几个双键或叁键。

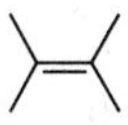

双键 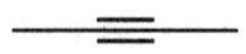　　　　叁键

(3)看分子的主体,也就是主链有多长。

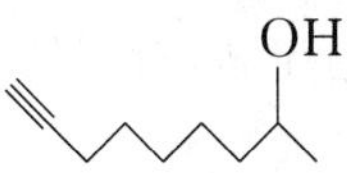

OH

与 OH 连接的碳原子编号为 2

(4)看除主链以外的基团,也就是取代基。要确定取代基的名称和在主链上的位置。主

链上有官能团时,官能团连接的碳原子编号要最小;主链上没有官能团但有双键时,双键的碳原子编号要最小;主链上没有官能团也没有双键但有叁键时,要让叁键的碳原子编号最小;主链上没有官能团也没有双键或叁键时,要让取代基所在的碳原子编号最小。

系统命名法是中国化学学会根据国际纯化学和应用化学联合会(IUPAC)制定的有机化合物命名原则,再结合我国汉字的特点而制定的(1960 年制定,1980 年进行了修订)。

系统命名法规则如下:

(1)选择主链(母体):选择含官能团在内的、取代基最多的最长碳链作为主链。

找出分子中最长的链并且命名是正确命名的关键。在复杂的结构中,特别在缩写式中,最长链往往被掩盖。例如,下面的烷烃结构中,最长链即主链,主链的主体名称即为该分子的名称,连接到主链上的(除氢以外)基团称为取代基。

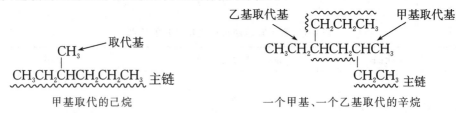

甲基取代的己烷　　　　　　　　　一个甲基、一个乙基取代的辛烷

如果分子中有两条以上碳链时,则选择官能团在内的、支链多的一条为主链,例如:

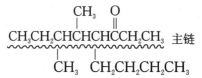

(2)主链编号:从靠近取代基的一端或是母体官能团的位置最小,将主链碳原子依次用阿拉伯数字编号。例如:

$$
\begin{array}{c}
CH_3 \\
| \\
CH_3CH_2CHCH_2CH_2CH_3 \\
1\ \ 2\ \ 3\ \ 4\ \ 5\ \ 6
\end{array}
\qquad
\begin{array}{c}
CH_3 \\
| \\
CH_3CH_2CHCH_2CH_2CHO \\
6\ \ 5\ \ 4\ \ 3\ \ 2\ \ 1
\end{array}
$$

(3)名称书写:将取代基的位次和名称写在母体名称前,在阿拉伯数字和取代基名称之间用短横线相连。若含有多个相同取代基时,在取代基名称前冠以二、三、四、五,以此类推。对不同的取代基,按"次序规则"小的取代基在前,大的取代基在后的顺序分别书写在母体名称前。

化合物的全名称顺序为取代基(按照次序规则规定大小)的位次-数目-名称-主官能团的位次-主体名称。例如:

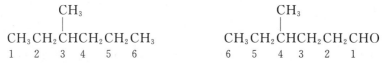

3-甲基己烷　　　　　　4-甲基己醛　　　　5,6-二甲基-4-丁基-3-辛酮

该命名规则适用于大多数简单的有机化合物的命名,对于情况复杂的有机化合物的命名将在以后章节中分别学习。

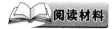
阅读材料

糖　精

　　糖精是商业上使用最早的合成有机化合物之一,是在研究含硫和含氮有机化合物的氧化过程中合成的。糖精的甜味早在 1879 年就被 Ira Remsen(1846—1827,美国巴尔的摩约翰斯·霍普金斯大学教授)发现。那时,化学家习惯亲口尝试自己制备的新化合物的味道,这是一种极其危险的行为。在任何情况下,我们都不能再奉行这种行为,即使在实验室中碰到的被认为是"安全"的化合物。

　　糖精比食糖甜 300 倍,并且基本是无毒的。现代医学已经证明糖精是一种能挽救无数糖尿病患者的"救生员",并且对那些需要控制摄入热量的人们具有重要价值。糖精可能是致癌物的问题在 20 世纪 60 年代和 70 年代被提了出来。多年来,含有糖精的商品都需贴上警告标签。然而,更深入的研究表明,纯的糖精是安全的,偶尔观察到的用糖精处理过的细胞组织中的基因缺陷是由糖精中杂质所引起的。2001 年,美国国会撤销了一项针对糖精的禁令(尽管从未贯彻过)。

　　糖精大约占非营养性甜味剂市场的 45%,这一不断增长的市场每年创造的价值超过 5 亿美元。

参考文献

[1] 吕以仙.有机化学[M].7 版.北京:人民卫生出版社,2008.

[2] 徐春祥.医学化学[M].2 版.北京:高等教育出版社,2008.

习　题

1.名词解释。

均裂　　异裂　　官能团　　次序规则

2.举例说明有机化合物构造式的几种不同表示方法。

3.简述碳原子不同杂化轨道的主要特点。

4.指出下列分子中各碳原子的杂化方式。

$$(1)\ CH_3CH_2CH_2\underset{\underset{CH_2CH_2CH_2CH_3}{|}}{C}H\underset{}{C}H\underset{\underset{}{||}}{\overset{O}{C}}CH_2CH_3\ \ \overset{CH_3}{|}$$

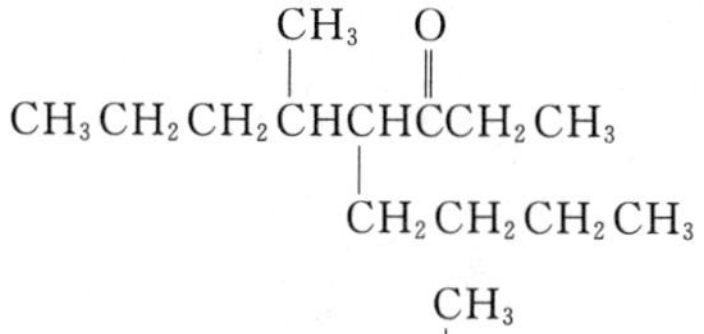

$$(2)\ CH_3\text{—}CH_2\text{—}C\equiv C\text{—}\underset{\underset{CH_3}{|}}{C}HCH_3$$

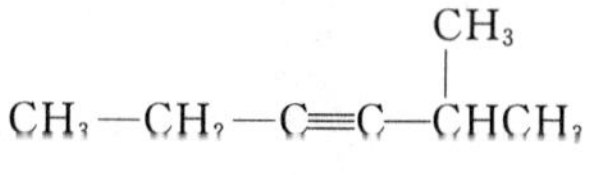

(3) 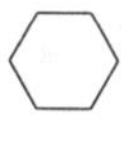 ⬡　　(4) 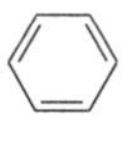 ⬡　　(5) 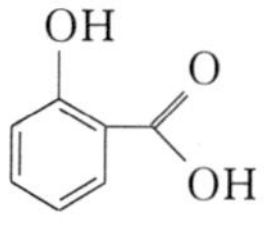 [benzene ring with OH and COOH]

5.指出下列化合物中所含官能团的名称以及它们所属化合物的类型。

(1) 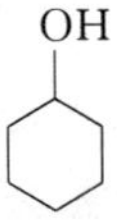
OH
〔环己醇结构〕

(2) 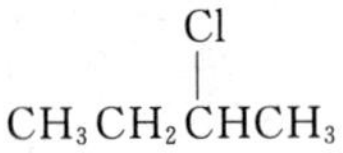 $CH_3CH_2\underset{\underset{Cl}{|}}{C}HCH_3$

(3)
OH
〔苯酚结构〕

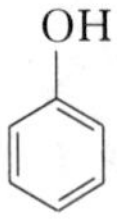

(4) CH_3CH_2COOH

(5) $CH_3COOCH_2CH_3$

6.命名化合物或写出结构式。

(1) 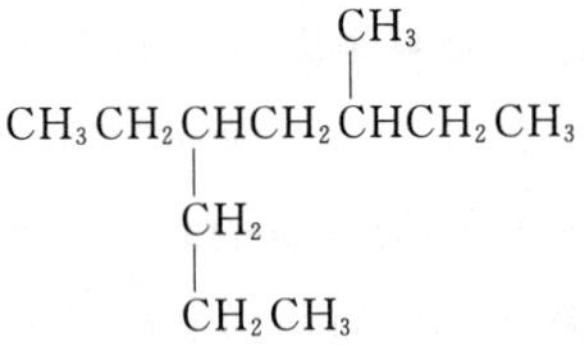 $CH_3CH_2\underset{\underset{CH_2}{|}}{C}H\underset{}{}CH_2\underset{\underset{CH_3}{|}}{C}HCH_2CH_3$
  $\underset{CH_2CH_3}{}$

(2) $CH_3\underset{}{C}HCH_2CH_2\underset{\underset{CH_3}{|}}{C}HCH_3$
〔苯基取代〕

(3)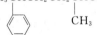

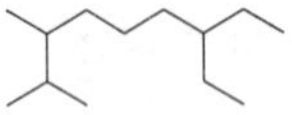

(4)

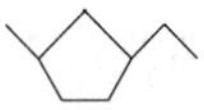

(5)3-乙基庚烷

(6)3,3-二甲基-5-丙基-4-异丙基辛烷

第7章

醇、酚、醚

本章要求

1. 熟悉醇、酚、醚的分类和命名方法。

2. 掌握醇、酚、醚的结构特点与化学性质的差异。

3. 熟练掌握醇、酚、醚的基本反应与鉴别方法。

4. 了解一些重要的醇、酚、醚的用途。

醇、酚、醚都是具有碳氧单键的烃的含氧衍生物,**醇**可以看作脂肪烃分子中氢原子被羟基取代的衍生物,其通式为 ROH。**酚**可以看作芳环上氢原子被羟基取代的衍生物,其通式为 ArOH。醇和酚分子中羟基上的氢原子被烃基取代的衍生物就是醚。**醚**也可以看作烃分子中的氢原子被烃氧基取代的衍生物,其通式为 $R-O-R^1$(R、R^1 为烃基)。

醇、酚、醚也可看作水分子中氢原子被烃基取代的衍生物。若水分子中的一个氢原子被脂肪烃基取代,则称为醇($R-OH$);被芳香烃基取代,称为酚($Ar-OH$);若两个氢原子都被烃基取代,所得的衍生物就是醚($R-O-R^1$,$Ar-O-Ar^1$,$Ar-O-R$)。

🔍 **案 例**

中国的酒文化与健康饮酒

酒是一种特殊饮品,酿酒、饮酒、用酒是全人类共同的现象。中国是世界文明古国之一,酒文化历史悠久、博大精深,酿酒工艺的历史源远流长。据李日华所著的《蓬栊夜话》中记载:"黄山多猿猱,春夏采花于石洼中,酝酿成汤,闻娄百步",这就是最原始的酒,是经野生花果堆积于高温季节自然发酵而成花蜜果酒,或称"猿酒"。《礼记·月令仲夏》中云:"秫稻必齐,曲蘖必时,湛饎必洁,水泉必香,火齐必得",这就是后来所说的"古遗方法"。

现代医学研究表明,适量饮酒,可以增加食欲,促进消化液的分泌,减轻心理负担,预防心血管疾病,还能加速血液循环,有效地调节和改善机体内的生物化学代谢和神经传导,有助于人们的身心健康。但长期过量饮酒则对人体各器官组织系统带来严重影响。李时珍在《本草纲目》中指出"少饮和血行气,醒神御风,消愁迁兴,痛饮则伤神耗血,损胃无精,生痰动火"。《饮膳正要》中云:"酒味甘平,大热有毒,主行药势,杀百邪,通血脉,厚胃肠,消忧愁,少饮为佳,多饮伤神损寿,易人本性,其毒甚也,饮酒过量,丧生之源。"

7.1　醇

7.1.1　醇的结构、分类和命名

7.1.1.1　醇的结构

在醇分子中,羟基的氧原子及与羟基相连的碳原子都是 sp^3 杂化。O—H 键是氧原子以一个 sp^3 杂化轨道与氢原子的 1s 轨道相互重叠而成;C—O 键是碳原子的一个 sp^3 杂化轨道与氧原子的一个 sp^3 杂化轨道相互重叠而成。此外,氧原子还有两对未共用电子对分别占据其他两个杂化轨道。甲醇的成键轨道如图 7-1 所示。

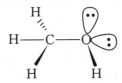

图 7-1　甲醇的分子结构

由于氧的电负性比碳和氢都大,使得碳氧键和氢氧键都具有较强的极性,醇为极性分子,这些极性键也是醇发生化学反应的主要部位。

7.1.1.2　醇的分类

根据醇分子中烃基的结构不同,醇可分为饱和醇、不饱和醇、脂环醇和芳香醇。例如:

CH_3CH_2OH　　　　CH_2＝$CHCH_2OH$　　　　⬡—OH　　　　⬡—CH_2OH

乙醇　　　　　　　烯丙醇　　　　　　　环己醇　　　　　　苯甲醇
(饱和醇)　　　　　(不饱和醇)　　　　　(脂环醇)　　　　　(芳香醇)

根据醇分子中所含羟基的数目可分为一元醇、二元醇和三元醇。二元醇以上统称为多元醇。例如:

$$CH_3OH \qquad \underset{\underset{OH\quad OH}{|\qquad|}}{CH_2-CH_2} \qquad \underset{\underset{OH\quad OH\quad OH}{|\qquad|\qquad|}}{CH_2-CH-CH_2}$$

甲醇　　　　　　　乙二醇　　　　　　　　丙三醇
(一元醇)　　　　　(二元醇)　　　　　　　(三元醇)

一元醇分子中羟基与一级碳原子相连接的称为一级醇(伯醇),与二级碳原子相连接的称为二级醇(仲醇),与三级碳原子相连接的称为三级醇(叔醇)。例如:

$$RCH_2OH \qquad \underset{\underset{OH}{|}}{R-CH-R'} \qquad \underset{\underset{OH}{|}}{\overset{\overset{R''}{|}}{R-C-R'}}$$

一级醇(伯醇)　　　　二级醇(仲醇)　　　　三级醇(叔醇)

7.1.1.3　醇的命名

(1)普通命名法

结构简单的醇采用普通命名法,即在烃基后面加一"醇"字,"基"字可以省略。例如:

$$CH_3OH \qquad\qquad (CH_3)_2CHOH$$

甲醇　　　　　　　　　　异丙醇

（2）系统命名法

系统命名法的命名原则如下：

①选择含有羟基的最长的碳链为主链（母体），支链为取代基；

②从靠近羟基的一端开始将主链的碳原子依次用阿拉伯数字编号，使羟基所连的碳原子位次最小；

③根据主链所含碳原子数称为"某醇"，将取代基的位次、名称及羟基位次写在"某醇"前。例如：

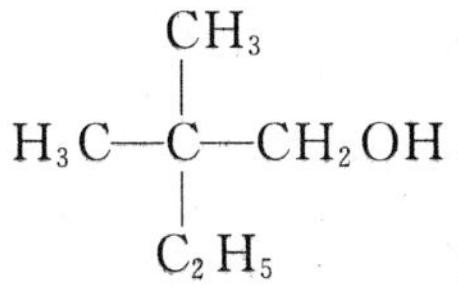

$$H_3C-\underset{\underset{C_2H_5}{|}}{\overset{\overset{CH_3}{|}}{C}}-CH_2OH \qquad\qquad CH_3\underset{\underset{OH}{|}}{CH}CH_2\underset{\underset{CH_3}{|}}{CH}CH_3$$

2,2-二甲基-1-丁醇 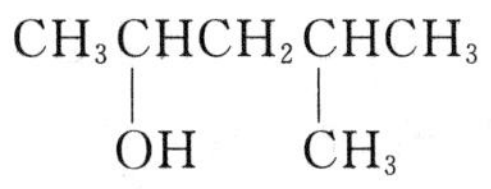　　　　　　　　4-甲基-2-戊醇

④不饱和醇的命名应选择包括羟基和不饱和键在内的最长碳链为主链，从靠近羟基的一端开始编号命名。例如：

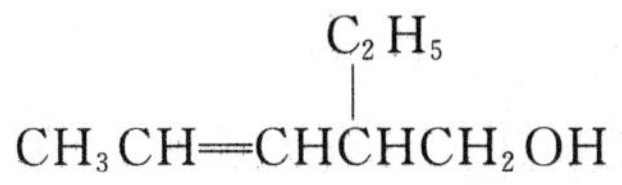

$$CH_3CH=CHCH\underset{\underset{C_2H_5}{|}}{}CH_2OH$$

2-乙基-3-戊烯-1-醇 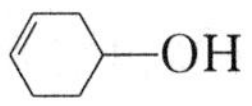　　　　　　　3-环己烯-1-醇

⑤芳香醇命名时，可将芳基作为取代基。例如：

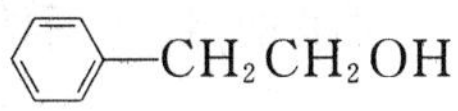

$$-CH_2CH_2OH$$

2-苯基-1-乙醇

7.1.2　醇的物理性质

低级的饱和一元醇中，C_4 以下是无色透明带酒味的液体。甲醇、乙醇和丙醇可与水以任意比例相溶，$C_5 \sim C_{11}$ 是具有不愉快气味的油状液体，仅部分溶于水，C_{12} 以上的醇是无臭无味的蜡状固体，不溶于水。

低级一元醇的沸点比相对分子质量相近的烷烃高得多，这是由于醇能形成分子间氢键。直链饱和一元醇的沸点，随相对分子质量的增加也明显升高。相对分子质量相同的醇，直链醇的沸点比含支链的醇的沸点高。一些醇的物理性质如表 7-1 所示。

表 7-1　醇的物理性质

化合物	熔点/℃	沸点/℃	密度/g·cm^{-3}	溶解度/g·(100g 水)$^{-1}$
甲醇	−97	64.7	0.792	∞
乙醇	−117	78.3	0.789	∞
正丙醇	−126	97.2	0.804	∞
异丙醇	−88	82.3	0.786	∞

121

化合物	熔点/℃	沸点/℃	密度/g·cm⁻³	溶解度/g·(100g 水)⁻¹
正丁醇	−90	117.7	0.810	8.3
异丁醇	−108	108	0.802	10.0
仲丁醇	−114	99.5	0.808	26.0
叔丁醇	25	82.5	0.789	∞
正戊醇	−78.5	138.0	0.817	2.4
环己醇	24	161.5	0.962	3.6
烯丙醇	−129	97	0.855	∞
苯甲醇	−15	205	1.046	4
乙二醇	−12.6	197	1.113	∞
1,4-丁二醇	20.1	229.2	1.069	∞
丙三醇	18	290(分解)	1.261	∞

7.1.3　醇的化学性质及应用

醇的化学性质,主要由它所含的羟基官能团决定。醇分子中,氧原子的电负性较强,使得与氧原子相连的键都有极性。这样 H—O 键和 C—O 键都容易断裂发生反应。

7.1.3.1　与活泼金属的反应

醇具有弱酸性,醇羟基中的氢原子可被钠、钾等活泼金属取代,生成氢气和醇金属化合物。例如:

$$2CH_3CH_2OH + 2Na \longrightarrow 2CH_3CH_2ONa + H_2 \uparrow$$

乙醇与金属钠的反应比水与金属钠的反应要缓和得多,因此实验室常用乙醇处理残留的金属钠。

醇钠遇水极易水解,生成醇和氢氧化钠。例如:

$$CH_3CH_2ONa + H_2O \longrightarrow CH_3CH_2OH + NaOH$$

不同类型的一元醇与金属钠反应时,反应速率由快到慢的顺序为:

$$甲醇＞伯醇＞仲醇＞叔醇$$

7.1.3.2　与氢卤酸反应

醇与氢卤酸反应时,羟基被卤素取代,生成卤代烃和水:

$$ROH + HX \longrightarrow RX + H_2O$$

这是实验室制备卤代烃的常用方法。

一元醇与氢卤酸的反应速率,与醇的类型有关。不同类型的醇的反应活性顺序为:

$$叔醇＞仲醇＞伯醇$$

用无水氯化锌和浓盐酸配制成的溶液称为卢卡斯(Lucas)试剂,常用于鉴别含 6 个碳以下的伯醇、仲醇、叔醇。6 个碳以下的一元醇均溶于卢卡斯试剂,反应生成的卤代烃因不溶于卢卡斯试剂而使溶液浑浊。叔醇与卢卡斯试剂混合后,立即出现浑浊,仲醇一般需要 5～10 min 出现浑浊,伯醇则需要加热后才能出现浑浊。

由于 6 个碳以上的一元醇不溶于卢卡斯试剂,因此无论是否发生反应都不会出现浑浊,不能利用卢卡斯试剂进行鉴别。

7.1.3.3　醇与含氧无机酸的酯化反应

醇与含氧无机酸(如硝酸、硫酸、磷酸等)作用,脱去水分子生成无机酸酯。例如,甘油与硝酸反应生成甘油三硝酸酯,临床上称为硝酸甘油。

$$\begin{array}{l}CH_2{-}OH \\ | \\ CH{-}OH \\ | \\ CH_2{-}OH\end{array} + 3HONO_2 \xrightarrow{H_2SO_4} \begin{array}{l}CH_2{-}ONO_2 \\ | \\ CH{-}ONO_2 \\ | \\ CH_2{-}ONO_2\end{array} + 3H_2O$$

甘油三硝酸酯

硝酸甘油具有扩张血管的功能,能缓解心绞痛发作,临床用于心绞痛的防治。

7.1.3.4　醇的脱水反应

醇在浓硫酸等脱水剂存在的条件下加热,既可能发生分子内脱水生成烯烃,也可能发生分子间脱水生成醚。至于按哪种方式脱水,这跟醇的结构及反应温度有关。

(1)分子内脱水

醇在浓硫酸催化下,发生分子内脱水生成烯烃。例如:

$$CH_2{-}CH_2 \xrightarrow[170℃]{浓 H_2SO_4} CH_2{=}CH_2 + H_2O$$
$$\quad\ \ | \quad\ |$$
$$\quad\ \ H \quad OH$$

当醇发生分子内脱水反应,有可能生成多种烯烃时,则遵循扎伊采夫规则,脱去含氢比较少的 β-H,主要生成双键碳原子上连有较多烃基的烯烃。例如:

$$CH_3CH{-}\underset{|}{\overset{|}{C}}{-}CH_3 \xrightarrow[170℃]{浓 H_2SO_4} CH_3CH{=}\underset{CH_3}{\overset{|}{C}}{-}CH_3 + CH_3CH_2{-}\underset{CH_3}{\overset{|}{C}}{=}CH_2$$

（主要产物）

(2)分子间脱水

在浓硫酸催化下,两分子醇可以发生分子间脱水生成醚。例如:

$$C_2H_5{-}OH + H{-}O{-}C_2H_5 \xrightarrow[140℃]{浓 H_2SO_4} C_2H_5OC_2H_4 + H_2O$$

温度对醇的脱水方式影响较大,一般在较低温度时主要发生分子间脱水生成醚,而在较高温度下则主要发生分子内脱水生成烯烃。但叔醇只发生分子内脱水生成烯烃。

7.1.3.5　氧化反应

醇类化合物的氧化,实质上是从分子中脱去两个氢原子,其中一个是羟基上的氢,另一个是与羟基相连碳原子上的氢(α-H)。氧化的产物取决于醇的类型和反应条件。

伯醇氧化生成醛,醛继续氧化生成羧酸。例如:

$$CH_3CH_2OH \xrightarrow{[O]} CH_3CHO \xrightarrow{[O]} CH_3COOH$$

仲醇氧化生成酮,通常酮不会继续被氧化。例如:

$$CH_3\underset{OH}{\overset{|}{C}}HCH_3 \xrightarrow{[O]} CH_3\underset{O}{\overset{\|}{C}}CH_3$$

叔醇没有 α-H,一般不能被氧化。

上述例子中,[O]代表氧化剂,常用的氧化剂有 $K_2Cr_2O_7$ 的酸性水溶液、$KMnO_4$ 溶液等。

伯醇氧化的最终产物为羧酸,仲醇氧化的最终产物为酮,叔醇一般不能被氧化。反应物和产物都是无色的,若使用 $K_2Cr_2O_7$ 的酸性水溶液作为氧化剂,反应液由橙红色变成绿色;若使用 $KMnO_4$ 溶液,反应液由紫色变成棕色沉淀。可利用此实验现象区别伯醇、仲醇与叔醇。

7.2 酚

酚是羟基与苯环直接相连的一类化合物,可用通式 Ar—OH 表示。酚类中的羟基称为**酚羟基**。苯酚(俗称石炭酸)是结构最简单的酚。

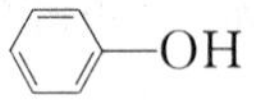

苯酚

7.2.1 酚的分类和命名

根据分子中芳香环上所连接的羟基数目的不同,酚可分为一元酚、二元酚和三元酚等,含有两个以上酚羟基的酚统称为多元酚。例如:

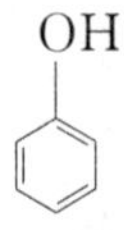

一元酚 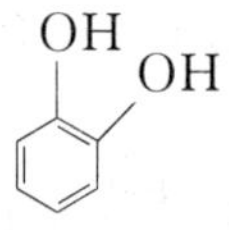　　　　多元酚

一取代的酚,通常以苯酚为母体,用邻、间、对(o-,m-,p-)标明取代基的位置。例如:

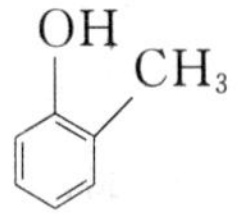

邻-甲苯酚 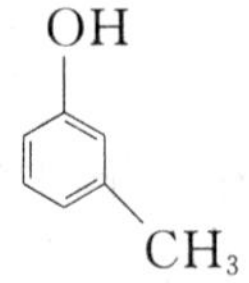　　　　间-甲苯酚 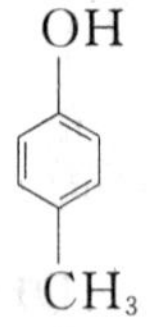　　　　对-甲苯酚

对于结构复杂的酚,可用阿拉伯数字标明取代基的位置来命名;也可将酚羟基作为取代基命名;有些酚类化合物习惯用俗名(括号内的名称)。例如:

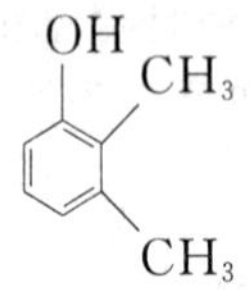

2,3-二甲基苯酚 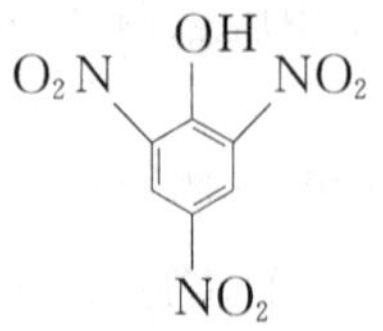　　　2,4,6-三硝基苯酚　　　邻-羟基苯甲酸
　　　　　　　　　　　　（苦味酸）　　　　　　（水杨酸）

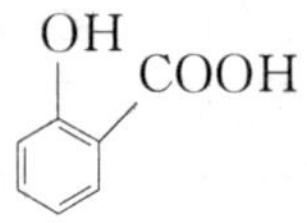

124

7.2.2　苯酚的结构

在苯酚分子中,酚羟基上的氧原子采用 sp² 杂化,氧原子的两个未成对电子分别占据了两个 sp² 杂化轨道,而氧原子的 1 对孤对电子占据了 1 个 sp² 杂化轨道,另一对孤对电子占据了未参与杂化的 2p 轨道。氧原子的 1 个 sp² 杂化轨道与苯环上碳原子的 1 个 sp² 杂化轨道重叠形成一个 C—Oσ 键,氧原子另一个 sp² 杂化轨道与氢原子的 1s 轨道重叠形成 1 个 O—H σ 键,氧原子未参与杂化的 2p 轨道与苯环上 6 个碳原子形成的 π 键产生了 p-π 共轭,因而氧原子的电子云向苯环发生了偏移,增大了苯环上的电子云密度,使 O—H 键的成键电子向氧原子偏移,导致 O—H 键的极性增大,使氢原子较易以离子形式离去。苯酚分子结构如图 7-2 所示。

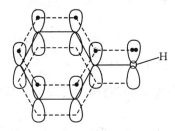

图 7-2　苯酚分子结构

7.2.3　酚的物理性质

酚类化合物在室温下大多数为结晶性固体,少数烷基酚为高沸点的液体。酚分子中含有羟基,酚分子之间也能形成氢键,因此酚的沸点和熔点都高于相对分子质量相近的烃。酚羟基能与水分子形成氢键,因此酚在水中有一定的溶解度,可溶于乙醇、乙醚、苯等有机溶剂。部分常见酚类化合物的物理常数,见表 7-2。

表 7-2　几种常见酚类化合物的物理常数

名称	熔点/℃	沸点/℃	溶解度/g·(100 g 水)$^{-1}$	pK_a
苯酚	43	182	9.3	9.89
邻甲苯酚	30	191	2.5	10.20
间甲苯酚	11	201	2.6	10.01
对甲苯酚	35.5	201	2.6	10.17
邻氯苯酚	8	176	2.8	8.11
间氯苯酚	33	214	2.6	8.80
对氯苯酚	43	220	2.7	9.20
邻硝基苯酚	45	217	0.2	7.17
间硝基苯酚	96	-	1.4	8.28
对硝基苯酚	114	279	1.7	7.15
2,4-二硝基苯酚	133	分解	0.56	3.96

7.2.4 酚的化学性质

由于酚类的羟基和苯环直接相连,也就是说酚羟基是与 sp^2 杂化碳原子键和。因此酚类化合物有许多化学性质不同于醇。例如,苯酚具有弱酸性,容易发生卤代、硝化和磺化等亲电取代反应,苯酚的 C—O 键不易断裂。

7.2.4.1 酚的酸性

酚类化合物一般显弱酸性。苯酚能与氢氧化钠反应生成易溶于水的苯酚钠。

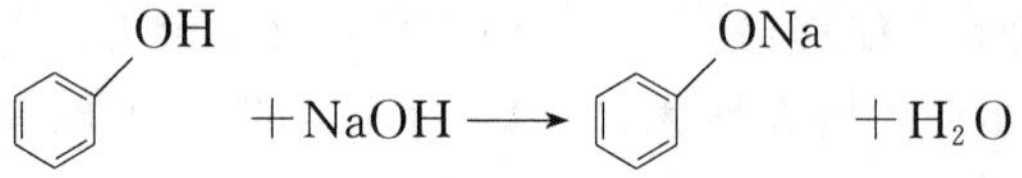

$$\text{C}_6\text{H}_5\text{OH} + \text{NaOH} \longrightarrow \text{C}_6\text{H}_5\text{ONa} + \text{H}_2\text{O}$$

苯酚的酸性($pK_a = 9.89$)比碳酸($pK_a = 6.35$)弱,若向苯酚钠溶液中通入二氧化碳,可以析出苯酚。

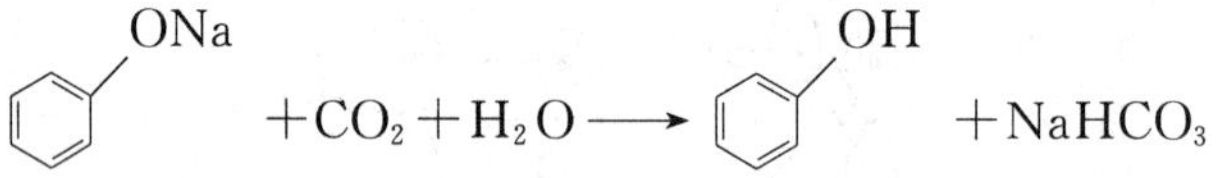

$$\text{C}_6\text{H}_5\text{ONa} + \text{CO}_2 + \text{H}_2\text{O} \longrightarrow \text{C}_6\text{H}_5\text{OH} + \text{NaHCO}_3$$

利用酚的弱酸性和成盐的性质,可以将酚类与混杂的其他近中性有机物(如环己醇、硝基苯等)分开。

取代酚类化合物酸性的强弱与苯环上取代基的种类、数目等有关。以取代苯酚为例,当取代基为吸电子(如—NO_2,—X 等)基时,可以降低苯环的电子云密度,使酚的酸性加强;当取代基为供电子(如—CH_3,—C_2H_5 等)基时,可增加苯环的电子云密度,使酚的酸性减弱。例如,硝基酚的酸性比苯酚强,甲基酚的酸性比苯酚弱。

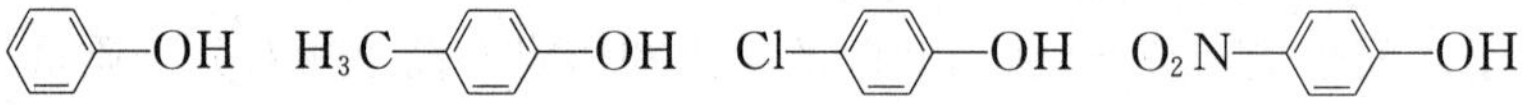

	苯酚—OH	H_3C—苯酚—OH	Cl—苯酚—OH	O_2N—苯酚—OH
pK_a	9.89	10.17	9.20	7.15

7.2.4.2 亲电取代反应

在羟基的活化下,苯环容易发生亲电取代反应,主要生成邻位取代产物和对位取代产物。

(1)卤代反应

苯酚容易发生卤代反应,在室温下苯酚与溴水反应,立即生成白色的 2,4,6-三溴苯酚沉淀。

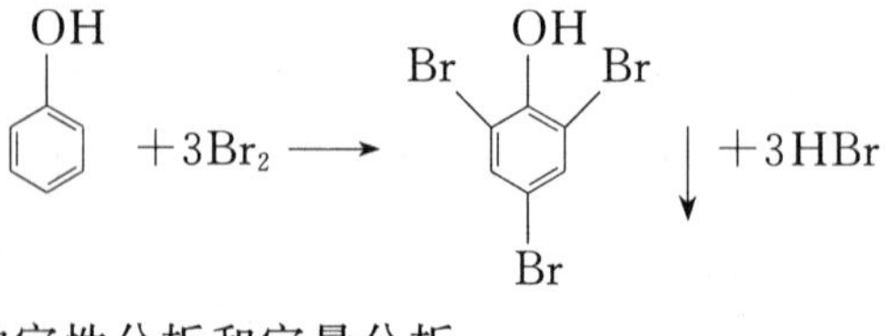

$$\text{C}_6\text{H}_5\text{OH} + 3\text{Br}_2 \longrightarrow \text{(2,4,6-三溴苯酚)} + 3\text{HBr}$$

此反应可用于苯酚的定性分析和定量分析。

苯酚在非极性溶剂中,较低温度下与溴作用主要生成对溴苯酚,不加催化剂反应即可进行。

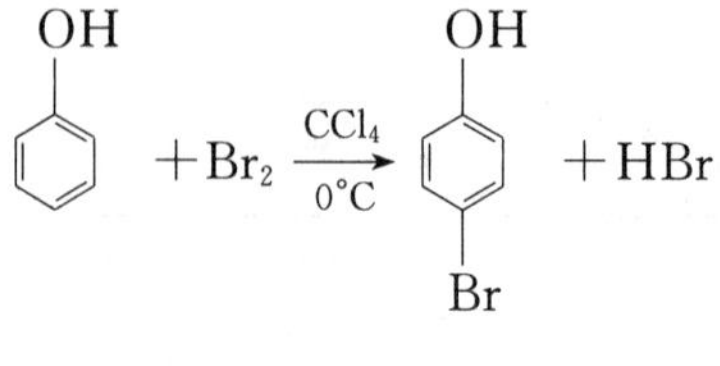

$$\text{C}_6\text{H}_5\text{OH} + \text{Br}_2 \xrightarrow[0^\circ\text{C}]{\text{CCl}_4} \text{(对溴苯酚)} + \text{HBr}$$

（2）硝化反应

苯酚在室温下即可用稀硝酸硝化,生成邻硝基苯酚和对硝基苯酚。

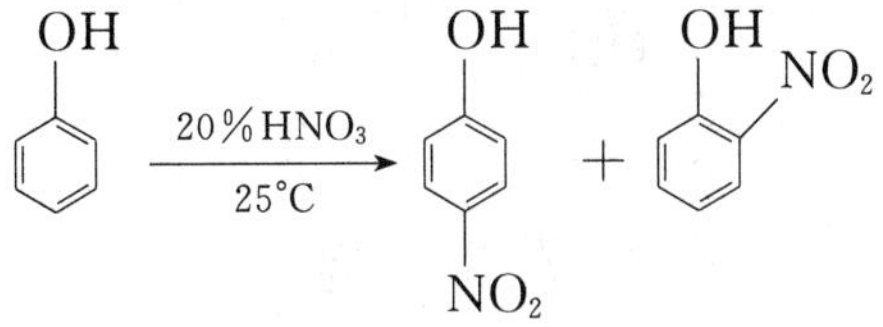

邻硝基苯酚能形成分子内氢键,因此不能再与水分子形成氢键,而对硝基苯酚则能与水分子形成氢键,因此,邻硝基苯酚在水中的溶解度比对硝基苯酚小,而挥发性则比对硝基苯酚大。将两种硝基苯酚的混合物进行水蒸气蒸馏,即可把邻硝基苯酚分离出来。

（3）磺化反应

苯酚在室温下与浓硫酸反应生成邻羟基苯磺酸和对羟基苯磺酸的混合物,在 100 ℃时,主要产物为对羟基苯磺酸。

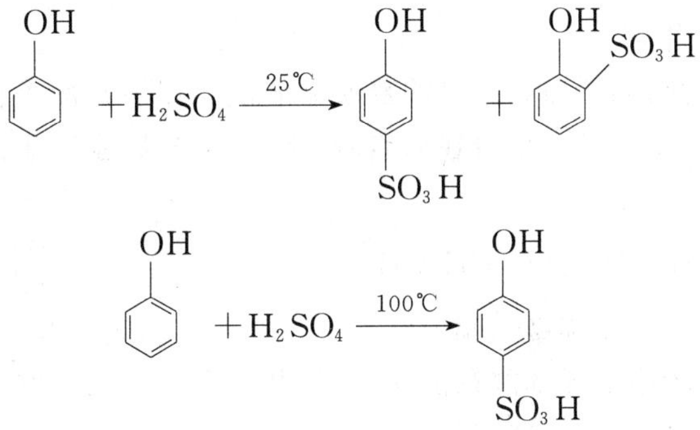

（4）酚与三氯化铁的显色反应

羟基与双键碳原子相连时就形成了烯醇,酚类化合物也可以看成具有烯醇式结构。

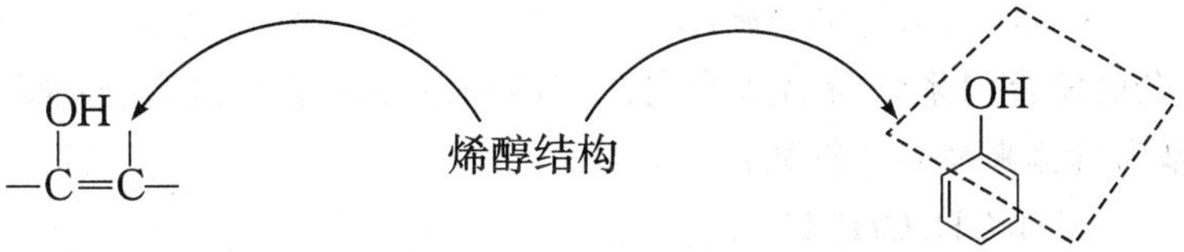

具有烯醇式结构的化合物都可与三氯化铁水溶液发生显色反应。不同结构的酚与三氯化铁溶液反应生成不同颜色的化合物。例如,与三氯化铁溶液作用时,苯酚显蓝紫色,甲苯酚显蓝色,间苯二酚显紫色。利用显色反应,可以鉴别酚类化合物。

（5）氧化反应

酚的氧化是一个很复杂的反应,可以用不同的氧化剂得到多种类型的氧化产物。空气中的氧气也能将苯酚氧化,这就是苯酚在空气中久置颜色逐渐加深的原因。苯酚用铬酸氧化,生成黄色的对苯醌。

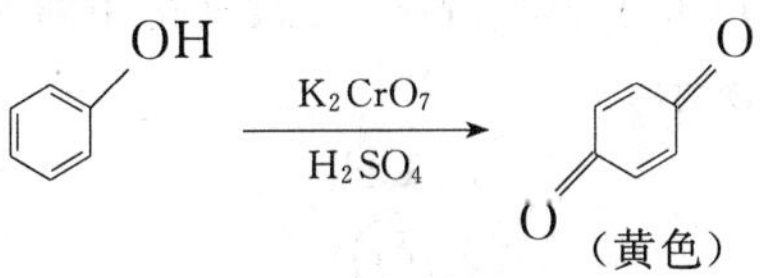

多元酚比苯酚更易被氧化,弱氧化剂 Ag_2O 就能将其氧化成醌。

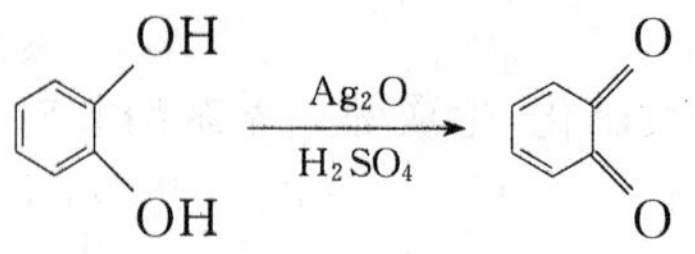

7.3　醚

7.3.1　醚的分类和命名

7.3.1.1　醚的分类

醚是两个烃基通过氧原子连接而成的化合物,烃基可以是烷基、烯基或芳基。醚的官能团为醚键:C—O—C。醚分子中两个烃基相同,称"**单醚**";两个烃基不同,则称"**混醚**"。若氧所连接的两个烃基形成环状,则称"**环醚**"。

7.3.1.2　醚的命名

简单的醚常用普通命名法命名。醚的普通命名法是以与氧原子相连的烃基来命名的,在烃基名称后加上"醚"字即可。单醚在命名时,称"二某烃基醚",通常"二"和"基"字也可以省略。例如:

$$CH_3CH_2—O—CH_2CH_3$$

二乙基醚(乙醚)　　　　　　　　　二苯基醚(苯醚)

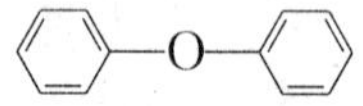

混醚在命名时,将较小的烃基放在前面,若烃基中有一个是芳香基时,一般将芳香基放在前面。例如:

$$CH_3—O—CH_2CH_3$$

甲基乙基醚(甲乙醚)　　　　　　　苯基乙基醚(苯乙醚)

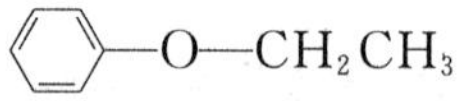

结构较复杂的醚常用系统命名法命名。醚的系统命名法是以小基团烷氧基作为取代基,大基团烃基为母体来命名。例如:

$$CH_3CH_2CHCH_3$$
$$|$$
$$OCH_2CH_3$$

2-乙氧基丁烷　　　　　　　　　　　对甲氧基甲苯

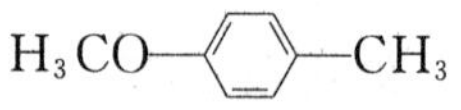

7.3.2　醚的结构

在醚分子中,氧原子为 sp^3 杂化,氧原子用两个各有一个电子的 sp^3 杂化轨道分别与两个烃基中碳原子的 1 个 sp^3 杂化轨道重叠,形成两个 C—Oσ 键。由于两个烃基间的排斥作用较大,使两个 C—O 键的键角大于 $109°28'$。实验测得甲醚分子中两个 C—O 键的键角约为 $112°$,其分子结构如图 7-3 所示。

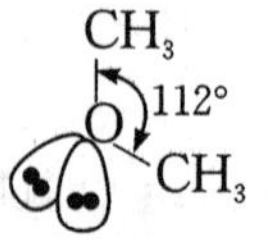

图 7-3　甲醚分子结构图

7.3.3　醚的物理性质

常温下,甲醚和甲乙醚都是气体,其他多数醚为无色液体,有特殊气味。低级醚很易挥发,所形成的蒸气易燃,使用时要特别注意安全。醚与醇不同,在分子中没有直接与氧原子相连的氢,故不会形成分子间氢键,沸点比同分子量的醇要低,而与相应的烷烃相近。一般高级醚难溶于水,低级醚在水中的溶解度与相对分子质量接近的醇相近,这是由于醚键中的氧原子能与水形成氢键。常见醚的物理性质见表 7-3。

表 7-3　几种简单醚的物理性质

名称	熔点/℃	沸点/℃	密度/g·cm^{-3}
甲醚	−140	−24	0.661
乙醚	−116	34.6	0.713
二苯醚	27	258	1.075
苯甲醚	−37	154	0.996
正丁醚	−97.9	141	0.769
四氢呋喃	−108	66	0.889

7.3.4　醚的化学性质

醚较稳定,其稳定性仅次于烷烃,不能与强碱、稀酸、氧化剂、还原剂或活泼金属反应。由于醚分子中的氧原子上有两对孤对电子,故具有一定的碱性,能与强酸发生化学反应。

7.3.4.1　锌盐的形成

醚分子中的氧原子上有孤对电子,能接受质子,但接受质子的能力较弱,只有与浓强酸(如浓硫酸和浓盐酸)中的质子才能形成一种不稳定的盐,称锌盐。例如:

$$C_2H_5\ddot{O}C_2H_5 \underset{H_2O}{\overset{\text{浓 } H_2SO_4}{\rightleftharpoons}} C_2H_5\overset{+}{\underset{|}{O}}C_2H_5 + HSO_4^-$$
$$H$$

锌盐不稳定,遇水又可分解为原来的醚,因此,利用锌盐的性质,从烷烃、卤代烃中鉴别和分离醚。

7.3.4.2　醚键的断裂

在较高温度下,浓氢碘酸或浓氢溴酸能使醚键断裂。烷基醚的醚键断裂后生成卤代烷和醇,而醇又可以与过量的氢碘酸反应生成卤代烷。例如:

$$CH_3-O-CH_3 + HI \overset{\triangle}{\longrightarrow} CH_3I + CH_3OH$$
$$\overset{HI}{\longrightarrow} CH_3I + H_2O$$

芳香烷基醚与氢碘酸作用时,总是烷氧键断裂,生成酚和卤代烷。例如:

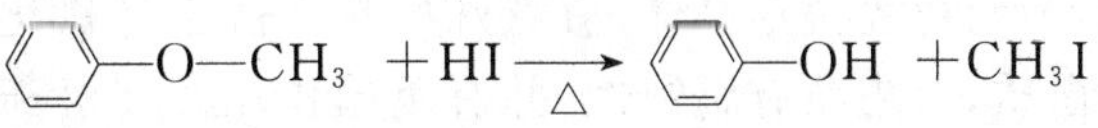

$$\bigcirc\!\!\!\!-O-CH_3 + HI \overset{\triangle}{\longrightarrow} \bigcirc\!\!\!\!-OH + CH_3I$$

7.3.4.3　过氧化物的生成

醚对一般氧化剂是稳定的,但低级醚与空气长时间接触,会逐渐生成过氧化物。例如:

$$C_2H_5-O-C_2H_5+O_2 \longrightarrow CH_3\underset{\underset{OOH}{|}}{C}H-O-C_2H_5$$

醚的过氧化物不稳定,受热易分解爆炸。因此,醚类化合物应在深色玻璃瓶中存放,或加入抗氧化剂防止过氧化物的生成。久置的醚在蒸馏时,当低沸点的醚被蒸出后,还有高沸点的过氧化物留在瓶中,继续加热,便会爆炸,因此在蒸馏前必须检验是否有过氧化物存在。检验的方法是用淀粉碘化钾试纸,若试纸变蓝,说明有过氧化物存在,应加入硫酸亚铁、亚硫酸钠等还原性物质处理后再蒸馏。

7.4 与医学有关的醇、酚、醚的代表物

7.4.1 甲醇

甲醇为无色透明有酒精味的液体,最初是由木材干馏得到,因此俗称木醇。甲醇能与水及许多有机溶剂混溶。甲醇有毒,内服 10 mL 可致人失明,30 mL 可致死。

甲醇是优良的溶剂,也是重要的化工原料,可用来合成甲醛、羧酸甲酯等化合物,也是合成有机玻璃和许多医药产品的原料。

7.4.2 乙醇

乙醇为无色易燃液体,俗称酒精。95.57%(质量分数)乙醇与 4.43%水会组成恒沸混合物,因此制备乙醇时,用直接蒸馏法不能将水完全去掉。

乙醇是重要的化工原料。70%～75%的乙醇杀菌效果最好,在医药上用作消毒剂。

7.4.3 丙三醇

丙三醇为无色具有甜味的黏稠液体,俗称甘油。丙三醇与水能以任意比例混溶,具有很强的吸湿性,对皮肤有刺激性,作皮肤润滑剂时,应用水稀释。甘油在药剂上可作溶剂,制作碘甘油、酚甘油等。对便秘患者,常用 50%的甘油溶液灌肠。甘油与硝酸反应生成三硝酸甘油酯,它具有扩张血管的功能,能缓解心绞痛发作,临床上用于治疗心绞痛,也是一种炸药。

7.4.4 苯甲醇

苯甲醇为具有芳香气味的无色液体,俗称苄醇。是最简单的芳香醇,存在于植物油中,微溶于水。苯甲醇具有微弱的麻醉作用和防腐性能,用于配制注射剂可减轻疼痛,10%的苯甲醇软膏或洗剂为局部止痒剂。

7.4.5 苯酚

苯酚俗称石炭酸,为无色菱棱形晶体,有特殊气味。由于易氧化,应装于棕色瓶中避光保存。苯酚能凝固蛋白质,对皮肤有腐蚀性,并有杀菌作用。在医药临床上,是使用最早的外科消毒剂,因为有毒,现已不用。苯酚可用于制备染料、合成树脂、塑料、合成纤维和农药等。

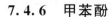

7.4.6　甲苯酚

甲苯酚又称煤酚,由煤焦油分馏制得。苯甲酚有邻、间、对三种异构体,它们的沸点相近,不易分离,在实际中常混合使用。甲苯酚有苯酚气味,毒性与苯酚相同,但杀菌能力比苯酚强,医药上用含 47%～53% 甲苯酚的肥皂水消毒,这种消毒液俗称"来苏儿",由于它来源于煤焦油,也称作"煤酚皂溶液"。临床上用作消毒剂,2.5% 的煤酚皂液,30 分钟可杀灭结核杆菌。

7.4.7　乙醚

乙醚是最常用的醚,为无色具有香味的液体。沸点 34.5℃,极易挥发和着火,其蒸气与空气以一定比例混合,遇火就会猛烈爆炸,因此使用时要远离明火。乙醚性质稳定,可溶解许多有机物,是优良的溶剂。另外,乙醚可溶于神经组织脂肪中,引起生理变化而起到麻醉作用,早在 1850 年就被用于外科手术的全身麻醉,但吸入过量乙醚蒸气可使人失去知觉,甚至死亡。乙醚在医学临床上用作麻醉剂,在工业上用于生产无烟炸药、棉胶等。

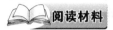 阅读材料

茶叶与茶多酚

茶多酚是茶叶中特有的多酚类化合物,简称 TP(Tea Polyphenols)。茶多酚包括黄烷醇类、花色苷类、黄酮类、黄酮醇类和酚酸类等,其中以黄烷醇类物质(儿茶素)最为重要,约占多酚类总量的 60%～80%。茶多酚又称茶鞣或茶单宁,是形成茶叶色香味的主要成分之一,也是茶叶中有保健功能的主要成分之一,茶多酚在茶叶中的含量一般为 15%～20%。茶多酚是一种纯天然的抗氧化剂,具有优越的抗氧化能力,并具有抗癌、抗衰老、抗辐射、降血糖、降血压、降血脂及杀菌等药理功能。在油脂、食品、医药、化妆品及饮料等领域具有广泛的应用前景。

据日本千叶大学山下泰德教授等科学家研究表明,茶多酚等活性物质具有解毒和抗辐射作用,能有效地阻止放射性物质侵入骨髓,并可使锶 90 和钴 60 迅速排出体外,被健康及医学界誉为"辐射克星",茶多酚为人类的健康构筑起了一道抵抗辐射伤害的防线。茶多酚还能清除体内过剩的自由基,阻止脂质过氧化,提高机体免疫力,延缓衰老。

茶多酚具有多种医学价值:

1.清除活性氧自由基,阻断脂质过氧化过程,提高人体内酶的活性,从而起到抗突变、抗癌症的功效。研究表明,每人每天摄入 160 mg 茶多酚即可对人体内亚硝化过程产生明显的抑制和阻断作用,摄入 480 mg 茶多酚时抑制作用达到最高。

2.防治高血脂症引起的疾病。

① 增强微血管强韧性、降血脂,预防肝脏及冠状动脉粥样硬化:茶多酚对血清胆固醇的效应主要表现为通过升高高密度脂蛋白胆固醇(HDL－C)的含量来清除动脉血管壁上胆固醇的蓄积,同时抑制细胞对低密度脂蛋白胆固醇(LDL－C)的摄取,从而实现降低血脂、预防和缓解动脉粥样硬化的目的。

② 降血压:人体肾脏的功能之一是分泌有使血压增高的"血管紧张素Ⅱ"和使血压降低的"舒缓激肽",以保持血压平衡。当促进这两类物质转换的酶活性过强时,血管紧张素Ⅱ增

加,血压就上升。茶多酚具有较强的抑制转换酶活性的作用,因而可以起到降低或保持血压稳定的作用。

③ 降血糖:糖尿病是由于胰岛素不足和血糖过多而引起的糖、脂肪和蛋白质等的代谢紊乱。茶多酚对人体的糖代谢障碍具有调节作用,降低血糖水平,从而有效地预防和治疗糖尿病。

④ 防止脑卒中:引起脑卒中的原因之一是人体内生成过氧化脂质,使血管壁失去了弹性,茶多酚有遏制过氧化脂质产生的作用,可保持血管壁的弹性,使血管壁松弛,消除血管痉挛,增加血管的有效直径,通过血管舒张使血压下降,从而有效地防止脑中风。

⑤ 抗血栓:血浆纤维蛋白原的增高可引起红细胞的聚集,血液黏稠度增高,从而促进血栓的形成。另外,细胞膜脂质中磷脂与胆固醇的增多会降低红细胞的变形能力,严重影响微循环的灌注,增加血液黏度,使毛细血管内血流淤滞,加剧红细胞聚集及血栓形成。茶多酚对红细胞变形能力具有保护和修复作用,且易与凝血酶形成复合物,阻止纤维蛋白原变成纤维蛋白。另外,茶多酚能有效地抑制血浆及肝脏中胆固醇含量的上升,促进脂类及胆汁酸排出体外,从而有效地防止血栓的形成。现有的降脂抗栓药物多有一定的毒副作用而不易长期服用。茶多酚是茶叶中具有降脂抗栓作用的天然成分,加上其自身所具有的抗氧化特性,使其成为一种新型的功能性保健品。

参考文献

[1] 吕以仙. 有机化学[M]. 7 版. 北京:人民卫生出版社,2008.

[2] 徐春祥. 医学化学[M]. 2 版. 北京:高等教育出版社,2008.

[3] 邢其毅等. 基础有机化学[M]. 3 版. 北京:高等教育出版社,2005.

习　　题

1.用系统命名法命名下列化合物。

(1) $CH_3CH_2CHCH_2OH$
　　　　　|
　　　　CH_3

(2) $CH_3CH_2CH = CHCH_2OH$

(3)
$$CH_3-\overset{\overset{\displaystyle CH_3}{|}}{\underset{\underset{\displaystyle CH_2CH_3}{|}}{C}}-CH_2OH$$

(4) 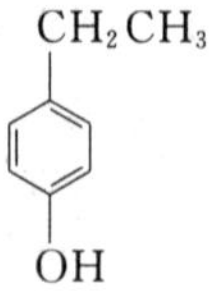 苯环,上接 CH_2CH_3,对位接 OH

(5) $CH_3CH_2CH_2-O-CH_3$

(6) 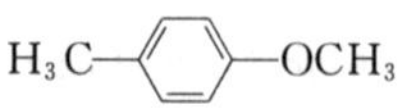 H_3C-苯环$-OCH_3$

2.写出下列化合物的结构式。

(1) 苄醇

(2) 3-乙基-1-己醇

(3) 1,4-己二醇

(4) 2-苯基丙醇

(5) 苯乙醚

(6) 间氯苯酚

3.试写出戊醇的构造异构体,并标出伯醇、仲醇和叔醇。

4.预测下列醇在酸存在下脱水反应后的主要产物。

（1）3,3-二甲基-2-丁醇

（2）2-甲基-3-戊醇

（3）3-甲基-2-丁醇

（4）2,3-二甲基-2-丁醇

5.写出下列化合物的主要反应产物。

（1）$CH_3CH_2CH_2OH + Na \longrightarrow$

（2）

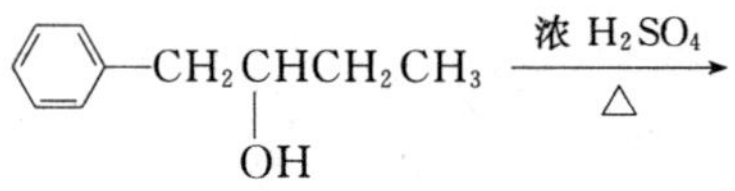

$$\xrightarrow[\triangle]{浓\ H_2SO_4}$$

（3）H_3C—⟨ ⟩—$OCH_3 \xrightarrow[\triangle]{HI}$

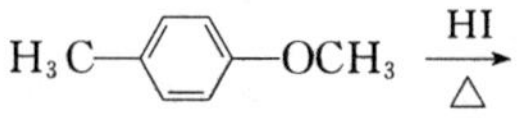

（4）

$+ NaOH \longrightarrow$

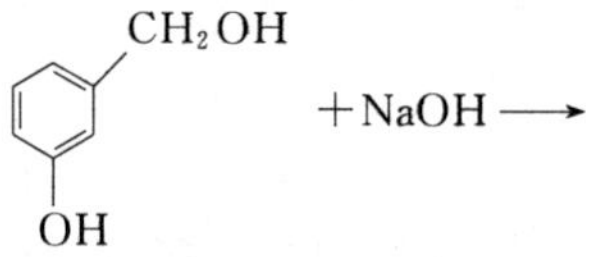

（5）
$$CH_3\underset{\underset{OH}{|}}{C}HCH_3 \xrightarrow[H_2SO_4]{KMnO_4}$$

（6）

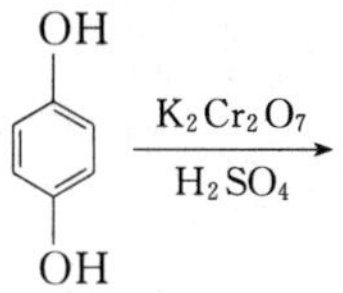

$$\xrightarrow[H_2SO_4]{K_2Cr_2O_7}$$

6.用合适的方法鉴别下列各组化合物。

（1）邻苯酚和苯甲醇

（2）1-丁醇、丁醚和苯酚

（3）2-甲基-1-丙醇、2-丁醇和 2-甲基-2-丁醇

7.完成下列合成。

（1）由丙烷合成异丙醇

（2）由丙烷合成烯丙醇

8.化合物 A 的分子式为 $C_6H_{14}O$，能与金属钠反应并放出氢气,被酸性高锰酸钾溶液氧化后生成酮,与浓硫酸共热生成烯烃,生成的烯烃催化加氢得到 2,2-二甲基丁烷。试写出化合物 A 的结构和名称,并写出有关反应式。

第 8 章

醛和酮

本章要求

1. 掌握醛、酮的命名。

2. 掌握羰基亲核加成反应；羰基与含碳亲核试剂（氢氰酸、格氏试剂、亚硫酸氢钠、氨及其衍生物）的加成反应；理解醇与羰基形成半缩醛（酮）和缩醛（酮）的反应过程；熟悉醛基在有机合成中的保护方法。

3. 醛、酮的氧化还原反应。

4. 烃基上 α-H 的活性：互变异构、卤代反应、羟醛缩合反应。

5. 熟悉几种重要的醛酮及其在医学中的应用。

醛和酮是分子中含有羰基(carbonyl group)的有机物。因为醛和酮的分子中都含有羰基，所以统称为羰基化合物。官能团羰基和两个烃基相连的化合物叫作酮(ketone)，羰基至少和一个氢原子相连的化合物叫作**醛**(aldehyde)，可用通式表示为：

$$\underset{\text{醛}}{(\mathrm{Ar})\mathrm{R}\overset{\mathrm{O}}{\overset{\|}{\mathrm{C}}}\!-\!\mathrm{H}} \qquad\qquad \underset{\text{酮}}{(\mathrm{Ar})\mathrm{R}\overset{\mathrm{O}}{\overset{\|}{\mathrm{C}}}\!-\!\mathrm{R'}(\mathrm{Ar'})}$$

酮分子中的$-\overset{\mathrm{O}}{\overset{\|}{\mathrm{C}}}-$称为酮基。醛分子中的$-\overset{\mathrm{O}}{\overset{\|}{\mathrm{C}}}\mathrm{H}$称为醛基，醛基可以简写为—CHO，但不能写成—COH。

羰基很活泼，可以发生多种化学反应。醛、酮不仅是有机化学和有机合成中十分重要的物质，而且也是动植物代谢过程中重要的中间体。

有些天然醛、酮是植物药的有效成分，有着显著的生理活性。

案 例

福尔马林

福尔马林(Formalin)，具有强大的杀菌作用，对细菌、芽孢、真菌、病毒都有效，福尔马林也有硬化组织和止汗作用。临床上福尔马林是一种有效的消毒剂和防腐剂,可用于外科器械、手套、污染物等的消毒,也可作保存解剖标本的防腐剂。

8.1　醛、酮的分类和命名

8.1.1　醛、酮的分类

根据羰基所连烃基的结构,可把醛、酮分为脂肪醛、脂肪酮、芳香醛和芳香酮。例如:

$$CH_3CHO \qquad CH_3\overset{\displaystyle O}{\overset{\|}{C}}CH_3 \qquad \text{(苯环)}—CHO \qquad \text{(苯环)}—\overset{\displaystyle O}{\overset{\|}{C}}CH_3$$

脂肪醛　　　　　脂肪酮　　　　　　芳香醛　　　　　　芳香酮

根据羰基所连烃基的饱和程度,可把醛、酮分为饱和醛、饱和酮与不饱和醛、不饱和酮。例如:

$$CH_3CH_2CH_2CHO \quad CH_3CH{=}CHCHO \quad CH_3CH_2\overset{\displaystyle O}{\overset{\|}{C}}CH_3 \quad CH_3CH{=}CHCH_2\overset{\displaystyle O}{\overset{\|}{C}}CH_3$$

饱和醛　　　　　　不饱和醛　　　　　　饱和酮　　　　　　不饱和酮

根据分子中羰基的数目,可把醛、酮分为一元醛、一元酮、二元醛、二元酮和多元醛、多元酮等。例如:

$$CH_3CHO \qquad CH_3\overset{\displaystyle O}{\overset{\|}{C}}CH_3 \qquad OHC{-}CHO \qquad CH_3\overset{\displaystyle O}{\overset{\|}{C}}CH_2\overset{\displaystyle O}{\overset{\|}{C}}CH_3$$

一元醛　　　　　一元酮　　　　　二元醛　　　　　　二元酮

碳原子数相同的饱和一元醛、一元酮互为同分异构体,具有相同的通式 $C_nH_{2n}O$。

8.1.2　醛、酮的命名

少数结构简单的醛、酮,可以采用普通命名法命名,醛的普通命名法是根据烃基的名称命名,称为"某(基)醛"。酮的普通命名法是按与羰基相连的两个烃基的名称命名,称为"某(基)某(基)酮"。例如:

$$CH_3\overset{\textstyle }{\underset{\overset{\displaystyle |}{CH_3}}{CH}}CHO \qquad CH_3\overset{\displaystyle O}{\overset{\|}{C}}CH_3 \qquad CH_3\overset{\displaystyle O}{\overset{\|}{C}}CH_2CH_3 \qquad \text{(苯环)}—\overset{\displaystyle O}{\overset{\|}{C}}CH_3$$

异丁醛　　　　二甲(基)酮　　　甲(基)乙(基)酮　　　甲基苯基酮

结构复杂的醛、酮通常采用系统命名法命名。选择含有羰基的最长碳链为主链,从距羰基最近的一端编号,根据主链的碳原子数称为"某醛"或"某酮"。因为醛基位于分子的一端,命名醛时可不用标明醛基的位次,但酮基的位次必须标明(只有一种可能位置的酮基可不必注明位次,如丙酮)。主链上有取代基时,将取代基的位次和名称放在母体名称前。主链编

号也可用希腊字母 α,β,γ,… 表示。命名不饱和醛、酮时,需标出不饱和键的位置。例如:

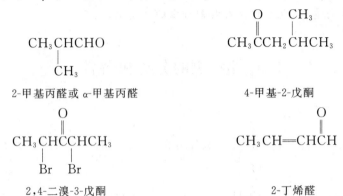

2-甲基丙醛或 α-甲基丙醛   4-甲基-2-戊酮

2,4-二溴-3-戊酮   2-丁烯醛

羰基在环内的脂环酮,按环上碳数称为"环某酮",当羰基在环外时,则将环作为取代基。例如:

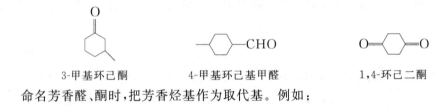

3-甲基环己酮   4-甲基环己基甲醛   1,4-环己二酮

命名芳香醛、酮时,把芳香烃基作为取代基。例如:

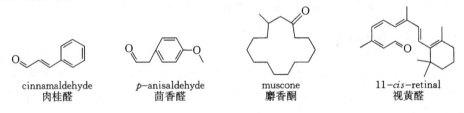

苯乙酮   1-苯基-1-丙酮   1-苯基-2-丙酮

许多天然的醛、酮都有俗名。例如,从桂皮油中分离出的 3-苯丙烯醛俗称肉桂醛,芳香油中常见的有茴香醛等,天然麝香的主要香气成分麝香酮为十五环酮,视黄醛是视觉化学有关的重要物质等。

cinnamaldehyde 肉桂醛	p-anisaldehyde 茴香醛	muscone 麝香酮	11-cis-retinal 视黄醛

8.2 醛、酮的结构与性质

8.2.1 醛、酮的结构

醛、酮的官能团是羰基($\overset{\text{O}}{\overset{\|}{-C-}}$),羰基碳原子是 sp^2 杂化的,三个 sp^2 杂化轨道分别与氧原子和另外两个原子形成三个 σ 键,它们在同一平面上,键角接近 $120°$。碳原子未杂化的 p 轨道与氧原子的一个 p 轨道侧面重叠形成 π 键。

由于羰基氧原子的电负性大于碳原子,因此双键电子云不是均匀地分布在碳和氧之间,而是偏向于氧原子,使氧原子带有部分负电荷,而碳原子带部分正电荷,形成一个极性双键, 所以醛、酮是极性较强的分子。羰基的结构如图 8-1 所示。

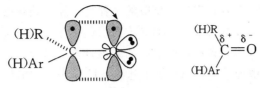

图 8-1　羰基的电子云结构

8.2.2　醛、酮的物理性质

室温下,除甲醛是气体外,C_{12} 以下的脂肪醛、酮为液体,高级脂肪醛、酮和芳香酮多为固体。酮和芳香醛具有令人愉快的气味,低级醛具有强烈的刺激气味,中级醛具有果香味,所以含有 $9 \sim 10$ 个碳原子的醛可用于配制香料。

醛、酮是极性化合物,但醛、酮分子间不能形成氢键,所以醛、酮的沸点较分子量相近的烷烃和醚高,但比分子量相近的醇低。例如,正戊烷($M_r = 72$)、正丁醇($M_r = 74$)、丁醛($M_r = 72$)、丁酮($M_r = 72$)沸点分别是 36.1 ℃、117.7 ℃、74.7 ℃、79.6 ℃。

醛、酮的羰基能与水分子形成氢键,所以 C_4 以下的低级醛、酮易溶于水,其他醛、酮在水中的溶解度随分子量的增加而减小。高级醛、酮微溶或不溶于水,易溶于一般的有机溶剂。常见醛、酮的物理性质见表 8-1。

表 8-1　常见醛、酮的物理性质

名称	熔点/℃	沸点/℃	相对密度/g·cm⁻³	溶解度/g·(100 g 水)⁻¹
甲醛	−118	−19.5	0.815	55
乙醛	−121	20.8	0.781	溶
丙醛	−81	48.8	0.807	20
丁醛	−97	74.7	0.817	4
乙二醛	15	50.4	1.14	溶
丙烯醛	−87.7	53	0.841	溶
苯甲醛	−26	179	1.046	0.33
丙酮	−94.7	56.05	0.792	溶
丁酮	−86	79.6	0.805	35.3
2-戊酮	−77.8	102	0.812	几乎不溶
3-戊酮	−42	102	0.814	4.7
环己酮	−45	155.6	0.942	微溶
丁二酮	−2.4	88	0.980	25
2,4-戊二酮	−23	138	0.792	溶
苯乙酮	19.7	202	1.026	微溶
二苯甲酮	48	306	1.098	不溶

8.2.3 醛、酮的化学性质

羰基具有极性,因此,碳氧双键加成反应的历程与烯烃碳碳双键加成反应的历程有显著的差异。碳碳双键上的加成是由亲电试剂进攻而引起的亲电加成,羰基上的加成是由亲核试剂向电子云密度较低的羰基碳进攻而引起的亲核加成。羰基碳原子带部分正电荷,对邻近碳原子表现出吸电子诱导效应(-I),故羰基的 α-H 有一定的酸性。此外,醛、酮也存在超共轭效应,由于氧的电负性比碳大得多,因此,醛、酮的超共轭效应比烯烃强得多,有促使 α-H 原子变为质子的趋势。一些涉及 α-H 的反应是醛、酮化学性质的主要部分。此外,C＝O 双键与 C＝C 双键类似,也能被催化加氢。

综上所述,醛、酮的化学反应可归纳如下:

$$
\begin{array}{c}
\text{R(H)} \longleftarrow \text{醛的氧化反应}\\
\mid\\
-\text{C}-\text{C}=\text{O} \longleftarrow \text{羰基的还原反应}\\
\mid \quad\quad \longleftarrow \text{羰基的亲核加成反应}\\
\text{H}\\
\end{array}
$$

α-H 的反应

8.2.3.1 羰基的亲核加成反应

(1)与氢氰酸加成

氢氰酸与醛、脂肪族甲基酮、C_8 以下的环酮作用时,生成相应的加成产物氰醇(cyanohydrin),又叫 α-羟基腈。

$$\underset{R_2}{\overset{R_1}{>}}C=O + HCN \rightleftharpoons \underset{R_2}{\overset{R_1}{>}}\underset{CN}{\overset{OH}{C}} \xrightarrow{H_2O/H^+} \underset{R_2}{\overset{R_1}{>}}\underset{COOH}{\overset{OH}{C}}$$

α-羟基腈可进一步水解成 α-羟基酸。由于产物比反应物增加了一个碳原子,所以该反应是有机合成中增长碳链的方法。

(2)与醇、水加成

在干燥氯化氢的催化下,醛与醇发生加成反应,生成半缩醛。半缩醛又能继续与过量的醇作用,脱水生成缩醛。反应是可逆的,必须加入过量的醇以促使平衡向右移动。

$$\underset{R}{\overset{H}{>}}C=O + R'OH \underset{干燥\ HCl}{\rightleftharpoons} \underset{R}{\overset{H}{>}}\underset{OR'}{\overset{OH}{C}} \underset{干燥\ HCl}{\overset{R'OH}{\rightleftharpoons}} \underset{R}{\overset{H}{>}}\underset{OR'}{\overset{OR'}{C}} + H_2O$$

半缩醛   缩醛

半缩醛不稳定,容易分解成原来的醛和醇。在同样条件下,半缩醛可以与另一分子醇反应生成稳定的缩醛。

酮一般不和一元醇加成,但在无水酸催化下,酮能与乙二醇等二元醇反应生成环状缩酮。

$$\underset{R_2}{\overset{R_1}{>}}C=O + \overset{HO}{\underset{HO}{}} \xrightarrow{干燥HCl} \underset{R_2}{\overset{R_1}{>}}C\overset{O}{\underset{O}{<}}$$

缩醛和缩酮性质相似,对碱、氧化剂稳定,但在酸性溶液中易水解为原来的醛(或酮)和醇。在有机合成中,常利用生成缩醛的方法来保护醛基,使活泼的醛基在反应中不被破坏,一旦反应完成后,再用酸水解,释放出原来的醛基。

水也可以和羰基化合物进行加成反应,但由于水是比醇更弱的亲核试剂,所以只有极少数活泼的羰基化合物才能与水加成生成相应的水合物。例如,甲醛在水溶液中几乎全部变成水合物,但它在分离过程中容易失水,所以无法分离出来。

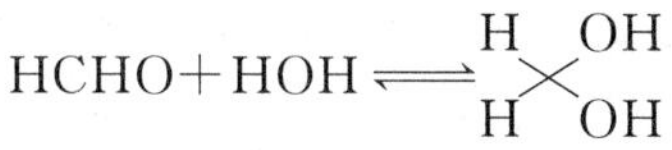

$$HCHO + HOH \Longrightarrow \begin{matrix} H & OH \\ & C \\ H & OH \end{matrix}$$

三氯乙醛的水合物水合三氯乙醛简称水合氯醛,为白色晶体,可作为安眠药和麻醉药。三氯乙醛作为 α-氨基酸和蛋白质显色剂的水合茚三酮也是羰基的水合物。

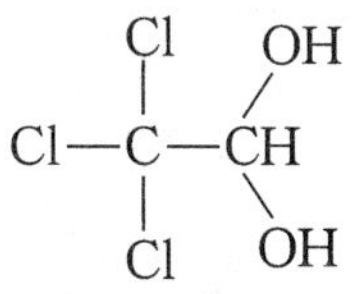

水合氯醛 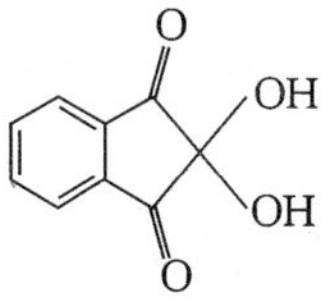　　　　水合茚三酮

（3）与格氏（Grignard）试剂加成

格氏试剂是较强的亲核试剂,非常容易与醛、酮进行加成反应,加成的产物不必分离便可直接水解生成相应的醇,是制备醇的最重要的方法之一,此反应也是一种增长碳链的反应。

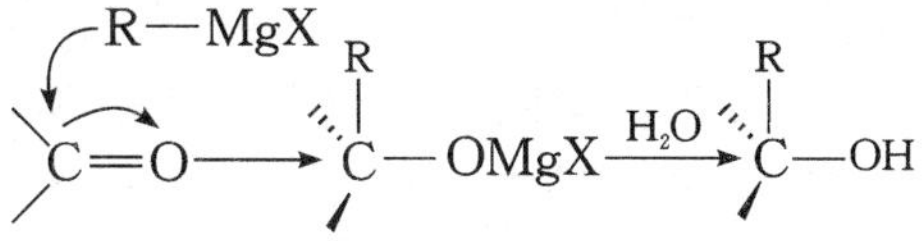

格氏试剂与甲醛作用,可得到比格氏试剂多一个碳原子的伯醇;与其他醛作用,可得到仲醇;与酮作用,可得到叔醇。

$$RMgX + HCHO \xrightarrow{\text{干燥乙醚}} RCH_2OMgX \xrightarrow[H^+]{H_2O} RCH_2OH$$

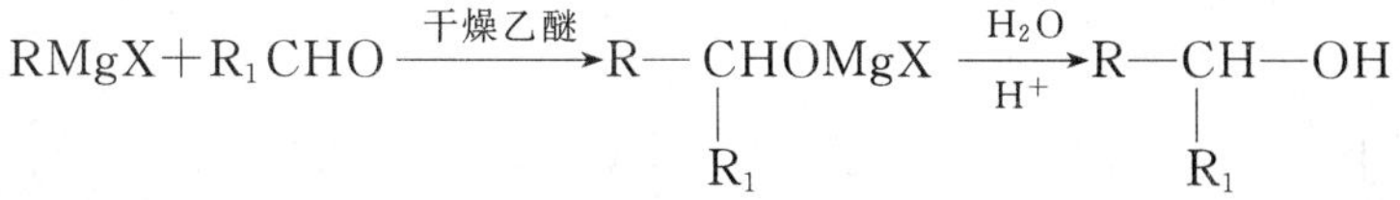

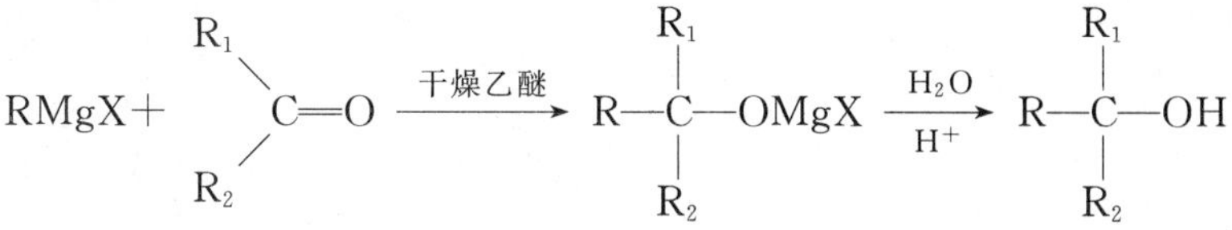

$$RMgX + R_1CHO \xrightarrow{\text{干燥乙醚}} R-\underset{\underset{R_1}{|}}{C}HOMgX \xrightarrow[H^+]{H_2O} R-\underset{\underset{R_1}{|}}{C}H-OH$$

$$RMgX + \underset{\underset{R_2}{\diagup}}{\overset{R_1\diagdown}{C}}=O \xrightarrow{\text{干燥乙醚}} R-\underset{\underset{R_2}{|}}{\overset{R_1|}{C}}-OMgX \xrightarrow[H^+]{H_2O} R-\underset{\underset{R_2}{|}}{\overset{R_1|}{C}}-OH$$

（4）与氨的衍生物的加成

醛、酮可与氨的衍生物(如伯胺、羟胺、肼、苯肼、2,4-二硝基苯肼以及氨基脲等)加成,加成产物易脱水,最终生成含碳氮双键的化合物。

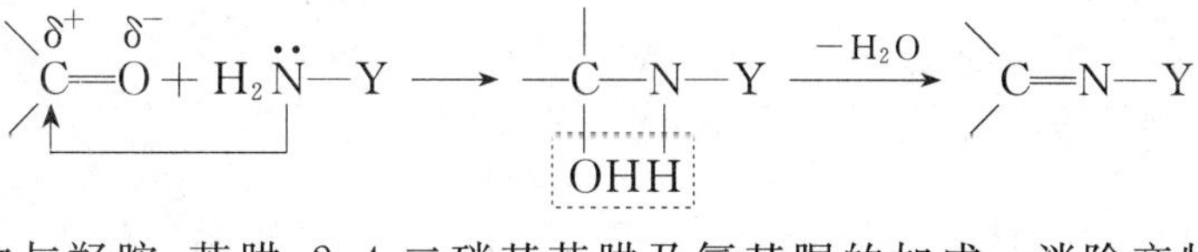

羰基化合物与羟胺、苯肼、2,4-二硝基苯肼及氨基脲的加成—消除产物大多是黄色晶体,有固定的熔点,产率高,易于提纯,在稀酸的作用下能水解为原来的醛、酮。这些性质可

用来分离、提纯、鉴别羰基化合物。上述试剂也被称为羰基试剂,其中 2,4-二硝基苯肼与醛、酮反应所得到的黄色晶体具有不同的熔点,常把它作为鉴定醛、酮的灵敏试剂。氨的衍生物与羰基化合物进行加成—消除反应的产物如下:

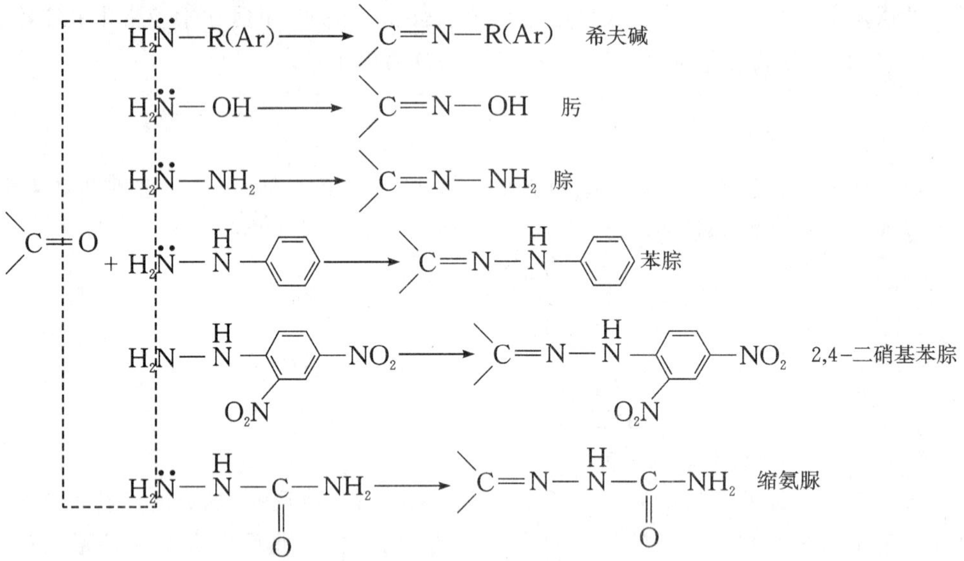

羰基化合物与伯胺加成生成希夫碱(Schiff's base)的反应是可逆的。人体内许多生化过程与希夫碱的形成和分解有关。例如,在与视觉有关的生化过程中,视觉感光细胞中存在感光色素视紫红素(rhodopsin),其化学结构为由 11-顺视黄醛和视蛋白的侧链氨基缩合生成的希夫碱。视紫红素吸收光子后将立即引起视黄醛 C_{11} 位置双键构型的转化,C_{11}-顺式转化为 C_{11}-反式构型,从而导致视蛋白分子构象发生变化,再经一系列复杂的信息传递到达大脑形成视觉。

8.2.3.2 α-碳及 α-氢的反应

醛、酮分子中,与羰基直接相连的碳原子称 α-碳(α-C),α-碳上的氢原子称为 α-氢(α-H)。受羰基的影响 α-H 比较活泼。

(1)卤代反应

醛、酮分子中的 α-H 在酸性或中性条件下容易被卤素取代,生成一卤代产物即 α-卤代醛或 α-卤代酮。例如,

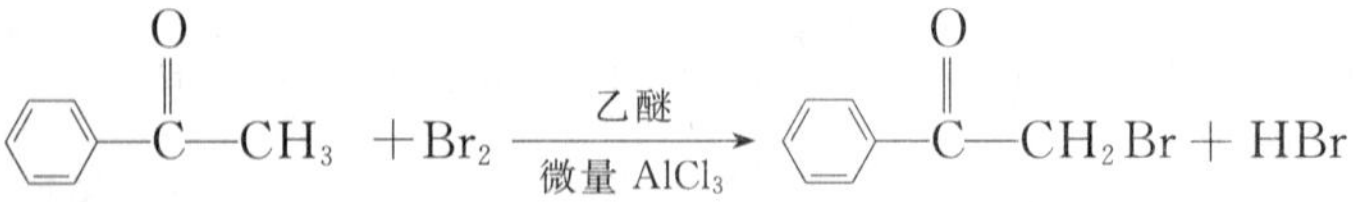

碱催化的卤代反应很难停留在一卤代物阶段。如果 α-C 为甲基[如乙醛或甲基酮(CH_3CO-)],则三个氢都可被卤素取代,生成三卤代物。三卤代物在碱溶液中不稳定,碳—碳键会发生断裂,生成三卤甲烷(俗称卤仿)和羧酸盐。该反应又称为卤仿反应(haloform reaction),当卤素是碘时,称为碘仿反应。碘仿(CHI_3)是淡黄色沉淀,利用碘仿反应可鉴别出乙醛和甲基酮。α-C 上有甲基的醇也能被碘的氢氧化钠(NaOI)溶液氧化为相应的羰基化合物。因此,利用碘仿反应,可鉴别的结构有两类:

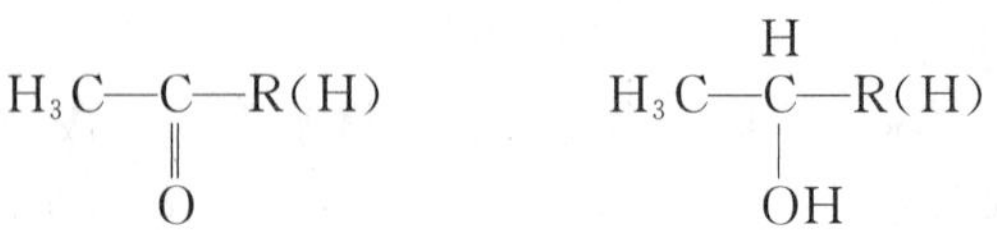

（2）羟醛缩合反应

在稀碱催化下，含 α-H 的醛可发生分子间的加成反应，生成 β-羟基醛，这类反应称为羟醛缩合（aldol condensation）反应。β-羟基醛在加热条件下很容易脱水生成 α,β-不饱和醛。例如：

$$H_3C-\underset{\underset{O}{\|}}{C}-H + H_3C-\underset{\underset{O}{\|}}{C}-H \xrightarrow{\text{稀 OH}^-} H_3C-\underset{\underset{OH}{|}}{\overset{H}{\underset{|}{C}}}-CH_2CHO \xrightarrow{\triangle} H_3C-\underset{\underset{H}{|}}{\overset{H}{\|}}C=\overset{O}{\overset{\|}{C}}-H$$

8.2.3.3 氧化—还原反应

（1）氧化反应

醛基碳上连有氢原子，所以醛很容易被氧化为相应的羧酸，甚至空气中的氧都可将醛氧化。酮一般不被氧化，在强氧化剂作用下，碳—碳键断裂生成小分子的羧酸，无制备意义。只有环酮的氧化常用来制备二元羧酸。

实验室中，可利用弱氧化剂[如硝酸银的氨溶液，即托伦（Tollens）试剂]能氧化醛而不氧化酮的特性，鉴别醛、酮。托伦试剂与醛共热，$Ag(NH_3)_2^+$ 被还原为金属银附着在试管壁上形成明亮的银镜，故称银镜反应。

$$RCHO + 2Ag(NH_3)_2^+ + 2OH^- \xrightarrow{\triangle} RCOONH_4 + 2Ag\downarrow + H_2O + 3NH_3$$

斐林（Fehling）试剂由硫酸铜与酒石酸钾钠的碱性溶液混合而成，脂肪醛与斐林试剂反应，生成氧化亚铜砖红色沉淀。芳香醛不与斐林试剂反应，故可用它来鉴别脂肪醛和芳香醛。

$$RCHO + Cu^{2+} \xrightarrow[\triangle]{OH^-} RCOO^- + Cu_2O\downarrow$$

（2）还原反应

醛、酮可以发生还原反应，在不同的条件下，其还原产物也不同。

① 羰基还原为羟基　用催化氢化的方法，醛、酮可分别被还原为伯醇或仲醇，常用的催化剂是镍、钯、铂。

$$RCHO + H_2 \xrightarrow{Ni} RCH_2OH$$

$$\underset{R'}{\overset{R}{\diagdown}}C=O + H_2 \xrightarrow{Ni} R-\underset{\underset{H}{|}}{\overset{R'}{\overset{|}{C}}}-OH$$

催化氢化的选择性不强，分子中同时存在的不饱和键也同时会被还原。例如：

$$CH_3CH=CHCHO + H_2 \xrightarrow{Ni} CH_3CH_2CH_2CH_2OH$$

某些金属氢化物，如硼氢化钠（$NaBH_4$）、异丙醇铝（$Al[OCH(CH_3)_2]_3$）及氢化铝锂（$LiAlH_4$）有较高的选择性，它们只还原羰基，不还原分子中的不饱和键。例如：

$$CH_3CH=CHCHO \xrightarrow{NaBH_4} CH_3CH=CHCH_2OH$$

②羰基还原为亚甲基　用锌汞齐与浓盐酸可将羰基直接还原为亚甲基，这个方法称为**克莱门森（Clemmensen）还原法**。

$$\diagup\hspace{-0.3em}C=O \xrightarrow[\text{浓 HCl}]{Zn-Hg} \diagup\hspace{-0.3em}CH_2$$

8.3　与医学有关的醛、酮的代表物

8.3.1　甲醛

无色水溶液或气体,有刺激性气味。液体在较冷时久贮易混浊,在低温时则形成三聚甲醛沉淀。蒸发时有一部分甲醛逸出,但多数变成三聚甲醛。甲醛为强还原剂,在微量碱性时还原性更强,在空气中能缓慢氧化成甲酸。能与水、乙醇、丙酮以任意比例混溶。pH 2.8~4.0,气体相对密度 1.067,液体相对密度(d_{20})0.82,熔点 -118 ℃,沸点 -19.5 ℃。折光率(n_D^{20})1.374 6,闪点 60 ℃。易燃,低毒,半数致死量(大鼠,经口)800 mg · kg^{-1},其蒸气能强烈刺激黏膜。

8.3.2　乙醛

无色易流动液体,有刺激性气味。熔点 -121 ℃,沸点 20.8 ℃,相对密度小于 1。可溶于水和乙醇等一些有机物质。易燃,易挥发,蒸气与空气能形成爆炸性混合物,爆炸极限 4.0%~57.0%(体积分数)。主要用于制造醋酸、醋酐、合成树脂、橡胶、塑料、香料,也用于制革、制药、造纸、医药、防腐剂、防毒剂、显像剂、溶剂、还原剂等。对人体的健康危害为低浓度引起眼、鼻及上呼吸道刺激症状及支气管炎,高浓度吸入尚有麻醉作用,表现有头痛、嗜睡、神志不清及支气管炎、肺水肿、腹泻、蛋白尿肝和心肌脂肪性变。可致死,误服出现胃肠道刺激症状、麻醉作用及心、肝、肾损害,对皮肤有致敏性,反复接触蒸气会引起皮炎、结膜炎。其慢性中毒症状类似酒精中毒,表现有体重减轻、贫血、谵妄、视听幻觉、智力丧失和精神障碍。

8.3.3　丙酮

无色液体,具有令人愉快的气味(辛辣甜味)。易挥发,能与水、乙醇、N,N-二甲基甲酰胺、氯仿、乙醚及大多数油类混溶。相对密度(d_{25})0.784 5,熔点 -94.7 ℃。沸点 56.05 ℃,折光率(n_D^{20})1.358 8,闪点 -20℃,易燃。半数致死量(大鼠,经口)10.7 mL · kg^{-1}。有刺激性,是基本的有机原料和低沸点溶剂。丙酮对人体没有特殊的毒性,但是吸入后可引起头痛、支气管炎等症状。如果大量吸入,还可能失去意识。日常生活中主要用于脱脂、脱水、固定等。在血液和尿液中为重要检测对象,有些癌症患者尿样丙酮水平会异常升高。采用低碳水化合物食物疗法减肥的人血液、尿液中的丙酮浓度也异常的高。丙酮以游离状态存在于自然界中,在植物界主要存在于精油中,如茶油、松脂精油、柑橘精油等。人尿和血液及动物尿、海洋动物的组织和体液中都含有少量的丙酮。糖尿病患者的尿中丙酮的含量异常的增多。检查尿中丙酮可用亚硝酰铁氰化钠 [Na$_2$Fe(CN)$_5$NO]＋氨水(阳性呈鲜红色)或碘仿反应(I$_2$＋NaOH)。

8.3.4　樟脑

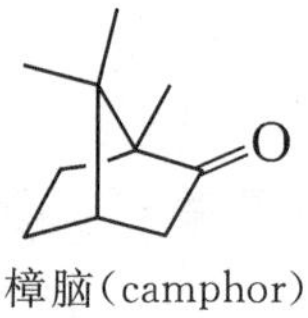

化学名为 1,7,7-三甲基二环[2,2,1]庚烷-2-酮,分子式为 C$_{10}$H$_{16}$O,分子结构为立体结构。是一种环己烷单萜衍生物。从樟树的树皮与木质蒸馏制得的酮,也可从松节油合成。樟脑为白色的结晶性粉末或为

樟脑(camphor)

无色透明的硬块,粗制品则略带黄色,有光亮,在常温中易挥发,火试能发生有烟的红色火焰而燃烧。若加少量乙醇、乙醚或氯仿则易研成白粉。具穿透性的特异芳香,味初辛辣而后清凉。可用于许多商品的制备,临床上可作为局部抗炎和止痒涂剂。

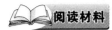 **阅读材料**

甲醛的危害

现今,室内空气污染已严重危害到人体的健康,并成为世界性的问题。据统计,全球约 4% 的疾病与室内环境有关。甲醛是室内环境的污染之一。装饰板(胶合板、细木工板、中密度纤维板和刨花板等人造板材)生产中使用的以脲醛树脂为主的胶黏剂中的残留甲醛是室内空气中甲醛的主要来源。其他装饰材料(如贴墙布、贴墙纸、化纤地毯、泡沫塑料、油漆和涂料等)也可能含有甲醛。

甲醛是一种有毒物质,具有强烈的刺激性气味,它能与生物细胞的基础——蛋白质反应生成氮次甲基化合物而使蛋白质变质和凝固。室内甲醛含量为 $0.1\ mg\cdot m^{-3}$ 时有异味和不适感,$0.5\ mg\cdot m^{-3}$ 时可刺激眼睛引起流泪,$0.6\ mg\cdot m^{-3}$ 时引起咽喉不适或疼痛,浓度再高可引起恶心、呕吐、咳嗽、胸闷、气喘甚至肺气肿,当甲醛含量达到 $230\ mg\cdot m^{-3}$ 时可立即致人死亡。长期接触低剂量甲醛会引起慢性呼吸道疾病、女性月经紊乱、妊娠综合征,引起新生儿体质降低、染色体异常等。高浓度的甲醛对神经系统、免疫系统、肝脏等都有毒害。甲醛还可刺激眼结膜、呼吸道黏膜而产生流泪、流涕,引起结膜炎、咽喉炎、哮喘、支气管炎和变态反应性疾病。据流行病学调查,长期接触甲醛可引发鼻腔、口腔、鼻咽、咽喉、皮肤和消化道的癌症。甲醛已经被世界卫生组织确定为致癌和致畸形物质。国家标准《居室空气中甲醛的卫生标准》规定:居室空气中甲醛的最高容许浓度为 $0.08\ mg\cdot m^{-3}$。正常情况下,室内装饰装修 7 个月后,甲醛含量可降至 $0.08\ mg\cdot m^{-3}$ 以下。采用低甲醛含量和不含甲醛的室内装饰、装修材料是降低室内空气中甲醛含量的根本措施,保持室内空气流通是清除室内甲醛的有效办法。

另外,因经济利益驱使,一些不法分子以甲醛为食品添加剂,如水发食品加甲醛以凝固蛋白防腐、改善外观、增加口感,酒类饮料中加入甲醛防止浑浊、增加透明度,这些都会造成食品的严重污染,损害人体健康。《中华人民共和国食品卫生法》中已明文规定禁止甲醛作为食品添加剂。由此可见,甲醛污染问题已遍及生活中的每一个角落,严重威胁人体健康,应引起人们的高度关注。甲醛含量已成为当今居室、纺织品、食品中污染监测的一项重要安全指标。

参考文献

[1] 吕以仙.有机化学[M].7 版.北京:人民卫生出版社,2008.
[2] 徐春祥.医学化学[M].2 版.北京:高等教育出版社,2008.
[3] 邢其毅等.基础有机化学[M].3 版.北京:高等教育出版社,2005.

习　题

1.命名与写结构。

(1) 苯-CCH₃ (苯环上连接 $\overset{O}{\overset{\|}{C}}CH_3$)

(2) 苯环上连接 CHO 和 OH

(3) $O_2N-\!\!\!\!\!\bigcirc\!\!\!\!\!-CHO$

$\quad\quad\quad$ Cl

(4) $(CH_3)_2CH_2CHO$

(5) $H_3C-\!\!\!\!\!\bigcirc\!\!\!\!\!-CH_2CHO$

(6) $CH_3\overset{O}{\overset{\|}{C}}CH(CH_3)_2$

(7) $CH_3\overset{O}{\overset{\|}{C}}CH_2CH_2OH$

(8) $CH_3\overset{O}{\overset{\|}{C}}CH_2\overset{O}{\overset{\|}{C}}CH_2CH_3$

(9) 1-苯基-2-丙酮

(10) 戊二醛

(11) 2-苯基丙醛

(12) 2,4-己二酮

(13) 4-甲基环己酮

(14) 4-戊烯-2-酮

2.完成下列反应。

(1) $CH_3CH=CHCHO \xrightarrow[H_2O]{NaBH_4}$

(2) $\bigcirc\!\!\!\!\!-\overset{O}{\overset{\|}{C}}CH_2CH_3 \xrightarrow[\text{加热}]{Zn-Hg/\text{浓 }HCl}$

(3) $\bigcirc\!\!\!\!=O + O_2N-\!\!\!\!\!\bigcirc\!\!\!\!\!-NHNH_2 \longrightarrow$

$\quad\quad\quad\quad\quad\quad\quad\quad$ NO_2

(4) $CH_3CH_2CHO + CH_3CH_2CHO \xrightarrow{\text{稀 }OH^-}$

(5) $\bigcirc\!\!\!\!=O + H_3C-\overset{CH_3}{\underset{CH_2OH}{\overset{|}{\underset{|}{C}}}}-CH_2OH \xrightarrow{\text{无水 }HCl}$

(6) $CH_3\overset{}{\underset{O}{\overset{|}{C}}}CH_2CH_3 \xrightarrow{I_2+NaOH}$

3.用简单化学方法鉴别下列各组化合物。

(1) 丙醛、丙酮、丙醇和异丙醇

(2) 戊醛、2-戊酮和环戊酮

4.推导下列化合物的结构。

(1) 分子式为 $C_5H_{12}O$ 的 A,氧化后得 $B(C_5H_{10}O)$,B 能与 2,4-二硝基苯肼反应,并在与碘的碱溶液共热时生成淡黄色沉淀。A 与浓硫酸共热得 $C(C_5H_{10})$,C 经高锰酸钾氧化得丙酮及乙酸。推断 A 的结构,并写出推断过程的反应式。

(2) 分子式为 $C_6H_{12}O$ 的 A,能与苯肼作用但不发生银镜反应。A 经催化氢化得分子式为 $C_6H_{14}O$ 的 B,B 与浓硫酸共热得 $C(C_6H_{12})$。C 经臭氧氧化并水解得 D 和 E。D 能发生银镜反应,但不起碘仿反应,而 E 则可发生碘仿反应而无银镜反应。写出 A~E 的结构式及各步反应式。

(3) 如需用格氏试剂加成法合成 2-丁醇,试写出相应的羰基化合物及格氏试剂。

5.完成下列转化。

(1) $CH_3CH_2OH \longrightarrow CH_3\underset{OH}{\overset{|}{CH}}COOH$

(2) $CH\equiv CH \longrightarrow CH_3CH_2CH_2CH_2OH$

(3) $CH_3CH_2CH_2OH \longrightarrow CH_3CH_2CH_2CH_2OH$

第9章

羧酸及其衍生物

本章要求

1.掌握羧酸及其衍生物的命名、化学性质,羧酸结构对酸性的影响。

2.掌握加成—消除反应的反应机理。

3.了解重要的羧酸、羧酸衍生物及碳酸衍生物。

案例

常见解热镇痛药物中的羧酸及其衍生物

水杨酸类:常用药物阿司匹林即乙酰水杨酸,是一种历史悠久的解热镇痛药,现发现其还有抑制血小板聚集功能,用于预防和治疗心血管疾病;痛炎宁的主要成分为水杨酸胆碱与水杨酸镁的复合物,又称三柳胆镁,其功能与阿司匹林类似,且无明显的胃黏膜损伤等不良反应;克湿灵即水杨酸镁,用于治疗各种关节炎,因不含钠离子,尤其适用于伴有高血压或心力衰竭的患者。

丙酸衍生物类:芬必得(布洛芬)成分为 2-(4-异丁基苯基)丙酸,用于缓解轻至中度疼痛如关节痛、肌肉痛、神经痛、头痛、偏头痛、牙痛、痛经,也用于普通感冒或流行性感冒引起的发热。

乙酸衍生物,如消痛灵(萘普生)的成分为(＋)-α-甲基-6-甲氧基-2-萘乙酸;萘丁美酮成分为 6-甲氧基-2-萘乙酸;酮洛芬、舒洛芬、非诺芬等亦为乙酸衍生物类。

另外,芳基乙酸类,如消炎痛(吲哚美辛)成分为 2-甲基-1-(4-氯苯甲酰基)-5-甲氧基-1H-吲哚-3-乙酸;舒林酸(奇诺力)、双氯芬酸、托美丁等皆为芳基乙酸类化合物。

9.1 羧 酸

羧酸在自然界中常以游离状态,或以盐或酯的形式广泛存在于动植物体中,是与医药关系十分密切的一类化合物。羧酸与醇、酚、醚一样,也是烃的含氧衍生物,它所具有的官能团是羧基(—COOH)。**羧酸**可以看作烃的氢原子被羧基取代而生成的化合物,它的通式为

RCOOH（R 可以是 H,Ar,饱和及不饱和烃基）。羧酸的分子结构如图 9-1 所示。

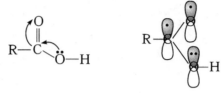

图 9-1　羧酸的分子结构

羰基和羟基通过 p-π 共轭构成一个整体,故羧基不是羰基和羟基的简单加合,而是具有一些新的性质。首先,p-π 共轭削弱了羰基碳的正电性,使得羰基不再容易发生亲核加成反应。另一方面,羟基的氧向羰基供电子后会使氢氧键极性增加,更容易断裂,对外给出质子,从而使羧酸表现出酸性。

9.1.1　羧酸的分类与命名

9.1.1.1　分类

按照烃基构造的不同和分子中所含羧基的数目,羧酸可分为不同的类型。

根据烃基种类的不同,羧酸可分为脂肪族羧酸、芳香族羧酸、饱和羧酸和不饱和羧酸。根据分子中羧基数目的不同,羧酸可分为一元羧酸、二元羧酸和多元羧酸。

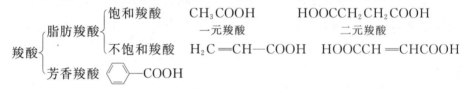

9.1.1.2　命名

（1）普通命名法

许多羧酸可以从天然产物中获得,常见的羧酸几乎都有俗称,它们大多以酯的形式存在于油脂蜡中,都是脂肪族羧酸,所谓脂肪酸这个名称就来源于此。许多羧酸的俗称是根据最初来源而命名的。例如,蚁酸（甲酸）是通过蒸馏蚂蚁而得到,醋酸（乙酸）来源于食醋。

HCOOH	甲酸 （蚁酸 formic acid）
CH_3COOH	乙酸 （醋酸 acetic acid）
$CH_3CH_2CH_2CO_2H$	丁酸 （酪酸 butyric acid）
HOOC—COOH	乙二酸（草酸 oxalic acid）
$HO_2CCH_2CH_2CO_2H$	丁二酸（琥珀酸 succinic acid）
C_6H_5CH＝$CHCO_2H$	肉桂酸 （cinnamic acid）

（2）羧酸的系统命名法

羧酸的系统命名法与醛相同,即选择含羧基的最长碳链为主链,编号从羧基碳原子开始,用阿拉伯数字标明主链碳原子的位次。简单的羧酸习惯上也用希腊字母标位,即以与羧酸直接相连的碳原子位置为 α,依次为 β,γ,δ,…最末端碳原子可用 ω 表示。例如:

$$\overset{\gamma}{CH_3}CH_2\overset{\beta}{CH}\overset{\alpha}{CH_2}COOH \qquad\qquad CH_3CH＝CHCOOH$$
$$\underset{CH_3}{|}$$

3-甲基-戊酸（β-甲基-戊酸）　　　　　　　2-丁烯酸（巴豆酸,β-丁烯酸）

取代羧酸的命名是在羧酸名称中标明取代基的位置和名称。例如：

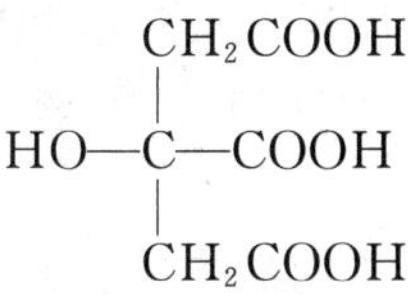

3-羧基-3-羟基戊二酸　　　　　　　　3,4,5-三羟基-苯甲酸
（枸橼酸或柠檬酸）　　　　　　　　　　（没食子酸）

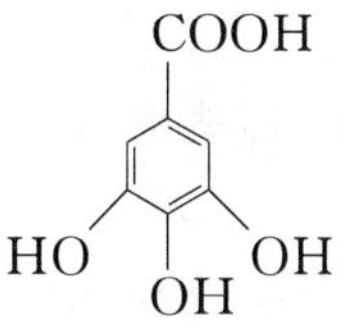

羧酸分子中除去羧基中的羟基后所剩余的部分称为酰基（acyl），酰基的名称可根据相应的羧酸命名。例如：

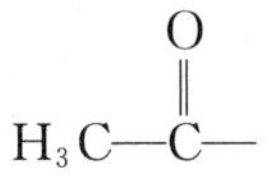

乙酰基 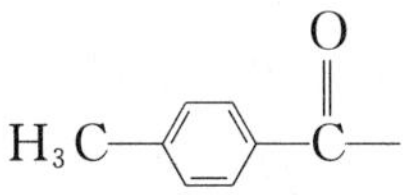　　　　　　　　　对甲基苯甲酰基

9.1.2　羧酸的物理性质

低级的饱和一元羧酸为液体，$C_4 \sim C_{10}$ 的羧酸都具有强烈的刺鼻气味或恶臭，如丁酸就有腐败奶油的臭味。高级的饱和一元羧酸为蜡状固体，挥发性低，没有气味。脂肪族二元羧酸和芳香族羧酸都是结晶固体。

羧酸分子中的羰基氧是氢键中质子受体，羟基氢则是质子供体，因此，羧酸分子间可以形成氢键。液态甚至气态羧酸都可能有二聚体存在。因此羧酸的沸点比分子量相近的醇的沸点高很多。例如，甲酸的沸点（100.5 ℃）比相对分子质量相近的乙醇的沸点（78.3 ℃）高，乙酸的沸点（118 ℃）比丙醇的沸点（97.2 ℃）高。羧酸的沸点通常随相对分子质量的增大而升高。

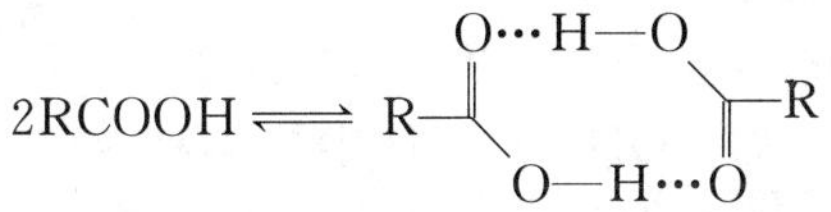

羧酸与水也能形成氢键，所以丁酸比同碳原子数的丁醇在水中的溶解度要大一些。在饱和的一元羧酸中，甲酸至丁酸可与水混溶，其他一元羧酸随碳原子数的增长，水溶性逐渐降低。高级一元羧酸不溶于水，易溶于有机溶液，芳香羧酸水溶性小，多元羧酸的水溶性大于同碳原子数的一元羧酸。

饱和一元羧酸的熔点也随碳原子数的增加而呈锯齿形上升，即偶数碳原子的羧酸比相邻两个奇数碳原子数的羧酸熔点高。二元羧酸由于分子中两端都有羧基，分子间的引力大，熔点比分子量相近的一元羧酸高。

9.1.3　羧酸的化学性质

羧酸的化学性质主要取决于羧基和烃基的结构。羧基是羧酸的官能团，由羰基和羟基直接相连组成，但它不是两者的简单加和，而是具有自身特有的性质。羧酸中烃基的结构与羧酸的酸性和反应活性有较大的关系。

9.1.3.1　酸性
酸性是羧酸的重要性质之一。羧酸是弱酸，它能与碱成盐，其酸性强于碳酸，可用 pH

试纸或石蕊试纸检验出其水溶液的酸性。高级脂肪酸盐在工业上、日常生活上均有极大用处。例如,肥皂及工业皂(软皂)的主要成分分别是高级脂肪酸的钠盐和钾盐,镁盐等用于医药工业、化妆品工业,钙盐也用作油墨工业,可改善皮肤的润滑性、柔软性,还具有止汗作用等功能。

由于碳氧键的影响,羧基中的羟基表现出与醇羟基不同的性质。按照电子理论,由于碳氧双键的 π 电子云和羟基中氧原子的 p 电子云相互重叠形成 p-π 共轭体系,降低了羟基中氧原子的电子云密度,所以,氢氧键中的电子云更靠近氧原子,氢原子容易形成离子而游离出来。在羧基负离子中,由于共轭效应的存在而发生了键的平均化,羧基负离子中两个碳氧键键长趋于平均化。羧基负离子上的负电荷平均分布在两个氧原子上,增加了羧基负离子的稳定性,有利于羧基离解成离子。共轭效应是羧酸表现出较强酸性的重要原因之一。

$$R-\overset{\overset{\displaystyle O}{\|}}{C}-OH \longleftrightarrow R-\overset{\overset{\displaystyle \bar{O}}{|}}{C}\overset{+}{=}OH \underset{}{\overset{H_2O}{\rightleftharpoons}} R-\overset{\overset{\displaystyle O}{\|}}{C}-\bar{O} \longleftrightarrow R-\overset{\overset{\displaystyle \bar{O}}{|}}{C}=O + \overset{+}{H_3O}$$

羧酸酸性的强弱与和羧基相连的烃基的结构有关,任何使羧酸负离子稳定的因素均可使酸性增强;任何使羧酸负离子不稳定的因素均可使酸性减弱。

对于脂肪酸而言,当羧基或其所连烃基上连有吸电子的原子或基团时,由于存在诱导效应,羧酸根上负电荷更加分散,羧酸根的稳定性相应增加,因此羧酸的酸性增强。吸电子取代基越多,离羧基越近,吸电子诱导效应越强,羧酸的酸性越强。一般情况下,烷基相对于氢原子来说具有更强的供电子诱导效应,所以甲酸的酸性比乙酸强。

甲酸中的氢被一系列烷基取代后的酸性如下所示:

	HCOOH	CH$_3$COOH	CH$_3$CH$_2$COOH	(CH$_3$)$_2$CHCOOH	(CH$_3$)$_3$CCOOH
pK_a	3.77	4.75	4.87	4.86	5.05

取代基对芳香族羧酸的酸性有类似的影响,—CH$_3$,—NH$_2$等斥电子基团使苯甲酸的酸性变弱,而—Cl,—NO$_2$等吸电子基团使苯甲酸的酸性变强。但由于芳环的特殊性,取代基的位置也将影响酸性的强弱。如—OH,—OCH$_3$就有两种效应,由于 N 和 O 原子电负性较大,具有吸电子作用,同时原子中含有孤对电子,可与苯环共轭,所以当它们在间位时,吸电子的诱导效应占优势,使酸性变强;当在对位时,主要是斥电子的共轭效应,使酸性变弱。邻位取代芳香酸与其对位和间位异构体以及脂肪酸均不相同,几乎所有的邻位取代基都使酸性增强,这是由于取代基离羧基较近,一方面吸电子的诱导效应使羧酸根负电荷更分散;另一方面,N、O 等原子上的孤对电子可与羧基上的氢原子形成氢键,有利于氢的离解,两种作用都使羧酸的酸性增强。由此可见,芳环上的取代基对芳香族羧酸酸性的影响是诱导效应和共轭效应共同作用的结果。

9.1.3.2 羧基上的—OH 被取代的反应

羧酸中的羟基虽不如醇羟基易被取代,但在一般条件下,羧酸中的羟基可以被卤素、酰氧基、烷氧基或氨基取代,形成酰卤、酸酐或酰胺等羧酸衍生物。

(1)酯化反应

羧酸与醇在酸催化下反应生成酯和水,这个反应称为酯化反应。

$$R-\overset{\overset{\displaystyle O}{\|}}{C}-OH + R'OH \overset{H^+}{\rightleftharpoons} R-\overset{\overset{\displaystyle O}{\|}}{C}-OR' + H_2O$$

$$CH_3COOH + C_2H_5OH \underset{110\sim120\ ℃}{\overset{\text{浓 } H_2SO_4}{\rightleftharpoons}} CH_3\overset{\overset{\displaystyle O}{\|}}{C}-O-C_2H_5 + H_2O$$

该反应为可逆反应,对于乙酸与乙醇的酯化反应,其平衡常数 $K=4$,影响酯化反应活性的主要因素是空间位阻,羧酸中 R 基团和醇中 R 基团的体积越大,空间位阻就越大,反应活性越低。

(2)酰卤的生成

羧基中的羟基被卤素取代的产物称为**酰卤**(acyl halide),其中最重要的是酰氯。酰氯是由羧酸与亚硫酰氯、三氯化磷或五氯化磷等氯化剂反应的产物。

$$R-\overset{\overset{\displaystyle O}{\|}}{C}-OH + SOCl_2 \overset{H^+}{\rightleftharpoons} R-\overset{\overset{\displaystyle O}{\|}}{C}-Cl + SO_2 + HCl$$

(3)酸酐的生成

羧酸在脱水剂(如五氧化二磷等)或加热条件下失水生成酸酐(单纯加热制酸酐产率很低)。

由一元羧酸制酸酐,用上述方法只适用于制单纯酸酐,不适用于制混合酸酐。

$$R-\overset{\overset{\displaystyle O}{\|}}{C}-OH + HO-\overset{\overset{\displaystyle O}{\|}}{C}-R \overset{P_2O_5}{\underset{\triangle}{\longrightarrow}} R-\overset{\overset{\displaystyle O}{\|}}{C}-O-\overset{\overset{\displaystyle O}{\|}}{C}-R$$

甲酸一般不发生分子间的加热脱水生成酸酐,但在浓硫酸中条件下加热时,分解成一氧化碳和水,此方法可用来制备高纯度的一氧化碳。

$$HCOOH \underset{60\sim80\ ℃}{\overset{\text{浓硫酸}}{\longrightarrow}} CO + H_2O$$

酸酐也可由羧酸盐与酰氯反应得到,此方法可用来制备混合酸酐。

$$R-\overset{\overset{\displaystyle O}{\|}}{C}-ONa + R'-\overset{\overset{\displaystyle O}{\|}}{C}-Cl \longrightarrow R-\overset{\overset{\displaystyle O}{\|}}{C}-O-\overset{\overset{\displaystyle O}{\|}}{C}-R' + NaCl$$

五元环或六元环状酸酐,可由 1,4-或 1,5-二元羧酸分子内脱水而得。

$$\begin{array}{c}\overset{\overset{\displaystyle O}{\|}}{C}-OH \\ | \\ \overset{\overset{\displaystyle O}{\|}}{C}-OH\end{array} \overset{\triangle}{\longrightarrow} \begin{array}{c}\overset{\overset{\displaystyle O}{\|}}{C} \\ | \quad O \\ \overset{\overset{\displaystyle O}{\|}}{C}\end{array} + H_2O$$

(4)酰胺的生成

羧酸可以与氨(或胺)反应形成酰胺。羧酸与氨反应首先生成铵盐,然后加热脱水生成酰胺。

$$R-\overset{\overset{\displaystyle O}{\|}}{C}-OH + NH_3 \longrightarrow R-\overset{\overset{\displaystyle O}{\|}}{C}-ONH_4 \overset{\triangle}{\rightleftharpoons} R-\overset{\overset{\displaystyle O}{\|}}{C}-NH_2 + H_2O$$

$$R-\overset{\overset{\displaystyle O}{\|}}{C}-OH + R'NH_2 \longrightarrow R-\overset{\overset{\displaystyle O}{\|}}{C}-OH \cdot R'NH_2 \overset{\triangle}{\rightleftharpoons} R-\overset{\overset{\displaystyle O}{\|}}{C}-NHR' + H_2O$$

这是一个可逆反应,但在铵盐分解的温度下,水被蒸馏除去,平衡右移,反应可趋于完全。例如,乙酰胺可用此法制备。

$$H_3C-\overset{\overset{\displaystyle O}{\|}}{C}-ONH_4 \rightleftharpoons H_3C-\overset{\overset{\displaystyle O}{\|}}{C}-NH_2 + H_2O$$

9.1.3.3 脱羧反应

羧酸失去羧基放出二氧化碳的反应叫作**脱羧反应**。无水醋酸钠与碱石灰(NaOH+CaO)混合加热即发生脱羧反应:

$$H_3C-\overset{\overset{\displaystyle O}{\|}}{C}-ONa \xrightarrow[\triangle]{\text{碱石灰}} CH_4\uparrow + Na_2CO_3$$

此方法可用于实验室制备甲烷。

二元羧酸对热敏感,乙二酸和丙二酸受热时,发生脱羧反应,生成少一个碳原子的一元羧酸。

$$HOOC-COOH \xrightarrow{\triangle} HCOOH + CO_2$$

$$H_2C\overset{\displaystyle COOH}{\underset{\displaystyle COOH}{\Big\langle}} \xrightarrow{\triangle} CH_3COOH + CO_2$$

生物体内的脱羧反应是重要的生化反应。生物体内的该反应是在酶的催化作用下进行的。

9.1.3.4 α-H 的取代反应

由于羧基的影响,在羧酸中 α-H 变得活泼,但这种影响比起醛、酮羰基对 α-H 的影响要小得多,所以羧基 α-H 的卤代反应速度较慢,需要催化剂。具有 α-H 的羧酸在少量红磷等催化剂的存在下,α-H 被卤素逐步取代生成 α-卤代酸。

$$R-CH_2-COOH + Cl_2 \xrightarrow{P} R-\underset{\displaystyle Cl}{\underset{|}{CH}}-COOH + HCl$$

$$R-\underset{\displaystyle Cl}{\underset{|}{CH}}-COOH + Cl_2 \xrightarrow{P} R-\overset{\displaystyle Cl}{\underset{\displaystyle Cl}{\overset{|}{\underset{|}{C}}}}-COOH + HCl$$

9.1.4 重要的羧酸

9.1.4.1 甲酸

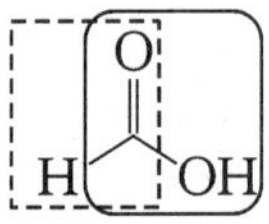

甲酸俗名蚁酸,存在于蚂蚁等昆虫体和荨麻中。甲酸是无色有刺激性的液体,酸性和腐蚀性均较强,易溶于水。甲酸的羧基直接与氢原子相连,因而表现出与其他同系物不同的某些性质,如易脱水、脱羧及有还原性等。甲酸的构造比较特殊,分子中的羧基与氢原子相连,既具有羧基的结构又有醛基的结构,因而既有酸性又有还原性,能发生银镜反应或使高锰酸钾溶液褪色。

甲酸在工业生产中可用作还原剂和橡胶的凝聚剂,也可用作消毒剂和防腐剂。

9.1.4.2　乙酸

乙酸俗名醋酸,是食醋的主要成分,一般食醋中约含 6%～8% 的乙酸。乙酸广泛存在于自然界,它常以盐的形式存在于植物果实和液汁中。

乙酸是无色有刺激性气味的液体,沸点 118 ℃,熔点 16.6 ℃,由于乙酸在 16 ℃以下能结成冰状固体,因此纯乙酸又叫冰醋酸。乙酸能与水按任意比例混溶,也可溶于乙醇、乙醚和其他有机溶剂。

乙酸是人类最早使用的食品调料,同时也是重要的工业原料,它可以用来合成乙酸酐、乙酸酯等,又可用于生产醋酸纤维、胶卷、喷漆、溶剂、香料等。

9.1.4.3　乙二酸

乙二酸常存在于许多草本植物及藻类中,因而俗称草酸。乙二酸是无色柱状结晶,常含两分子结晶水,加热到 100℃ 就失去结晶水得无水草酸。乙二酸易溶于水而不溶于乙醚等有机溶剂。

乙二酸加热至 150 ℃以上,即分解脱羧生成二氧化碳和甲酸。

$$HOOC—COOH \xrightarrow[\triangle]{150\ ℃} HCOOH + CO_2 \uparrow$$

乙二酸除具有一般羧酸的性质外,还有还原性,易被氧化。例如,能与高锰酸钾反应,在分析中常用草酸钠来标定高锰酸钾溶液的浓度。

$$5HOOC—COOH + 2KMnO_4 + 3H_2SO_4 = K_2SO_4 + 2MnSO_4 + 10CO_2 \uparrow + 8H_2O$$

乙二酸能将高价铁还原成易溶于水的低价铁盐,因而可用来洗涤铁锈或蓝墨水的污渍。此外,工业上也常用乙二酸作漂白剂,用以漂白麦草、硬脂酸等。

9.2　取代羧酸

羧酸中的烃基或芳基上的氢被其他原子(如卤原子等)或基团(如羟基、羰基、氨基等)取代后的化合物称为取代羧酸。如卤代羧酸(halogeuated carborxylic acid)、羟基酸(hydroxy acid)、羰基酸(carbonyl acid)、氨基酸(amino acid)等。本节重点讨论和医学相关的羟基酸和羰基酸。

9.2.1　羟基酸

根据羟基所连基团的不同,羟基酸又可分为醇酸(羟基与烃基直接相连)和酚酸(羟基与苯环直接相连)。它们广泛存在于动植物体内,是其生命过程的中间体或产物,如案例中所述的柠檬酸、苹果酸等。

9.2.1.1　命名

醇酸的命名以羧酸为母体,羟基为取代基,由次序规则区分取代基的大小,按先小后大的原则列出取代基。有些醇酸习惯用俗名。

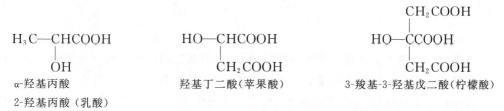

α-羟基丙酸　　　　羟基丁二酸(苹果酸)　　　3-羧基-3-羟基戊二酸(柠檬酸)

2-羟基丙酸(乳酸)

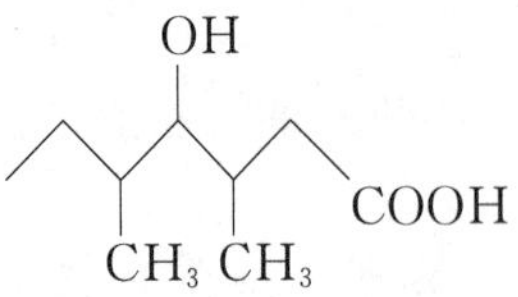

3,5-二甲基-4-羟基庚酸

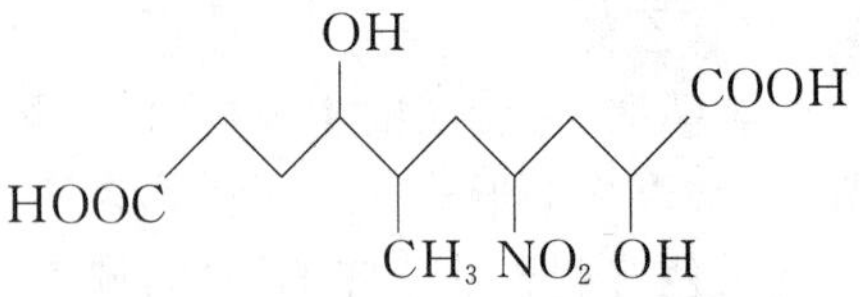

6-甲基-4-硝基-2,7-二羟基癸二酸

酚酸的命名仍以芳香酸为母体,酚羟基为取代基,把与羧基直接相连的碳编为 1 号位,再根据情况选择顺时针或逆时针编号。

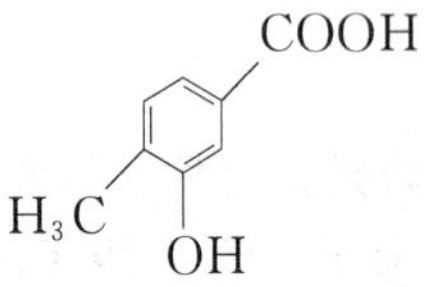

4-甲基-3-羟基苯甲酸

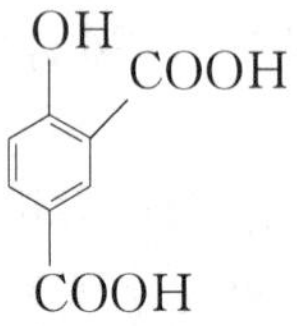

4-羟基间苯二甲酸

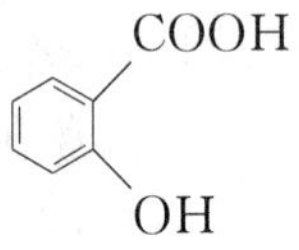

邻羟基苯甲酸(水杨酸)

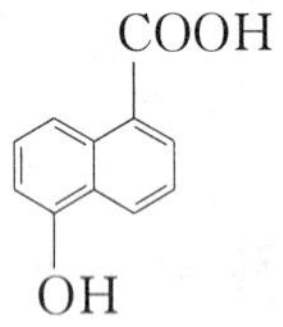

5-羟基萘甲酸

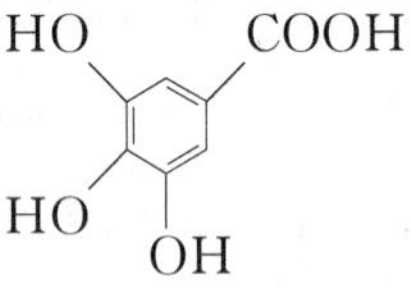

3,4,5-三羟基苯甲酸(没食子酸)

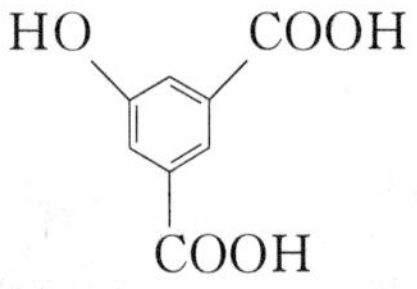

5-羟基间苯二甲酸

9.2.1.2 物理性质

醇酸一般为黏稠状液体或晶体。因为分子中的羟基和羧基都能与水形成分子间氢键,故水溶性很好。酚酸为晶体,大多微溶于水。羟基酸熔沸点比相同碳原子数的羧酸高。

9.2.1.3 化学性质

羟基酸具有醇(或酚)和羧酸的基本性质。例如醇羟基的氧化、脱水、取代;酚羟基的酸性和与 $FeCl_3$ 显色等。羧基的酸性和亲核取代反应在羟基酸中也可表现出来。由于羟基酸中羟基和羧基的相互影响,羟基酸还表现出一些特殊的性质。

(1)羟基酸的酸性

由于羟基有吸电子的诱导效应,对醇酸而言,羟基酸的酸性强于同碳原子数的羧酸,而且羟基离羧基的距离越近,羟基酸的酸性越强。

$$HOCH_2COOH > HOCH_2CH_2COOH > CH_3COOH$$

pK_a 3.83   4.51   4.76

酚酸酸性的影响因素有很多,诱导效应、共轭效应、邻位效应都会影响酚酸的酸性。羟基属于邻对位定位基,对苯环供电子,故一般会削弱芳香酸的酸性。

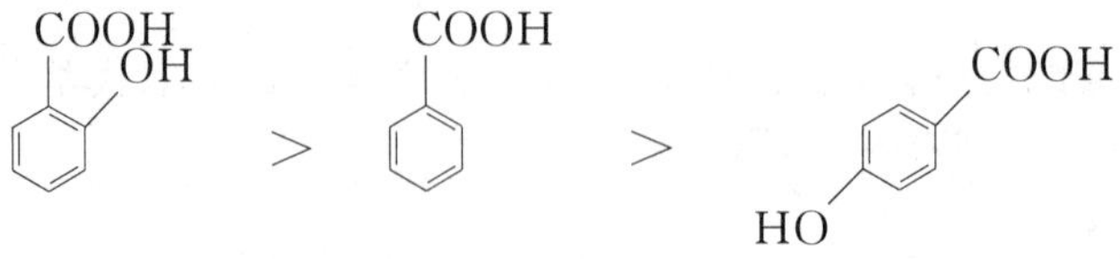

pK_a 2.98   4.17   4.57

由于共轭效应中交替极化和诱导效应的原因,羟基的间位相对电子云密度较小,对酸性的削弱程度稍弱些。但是当羟基处于羧基的邻位时,羧基和羟基可以形成分子内氢键,帮助分散羧酸根上的负电荷,增加其稳定性,故邻羟基苯甲酸的酸性要远远强于间羟基苯甲酸和

对羟基苯甲酸,甚至是苯甲酸。

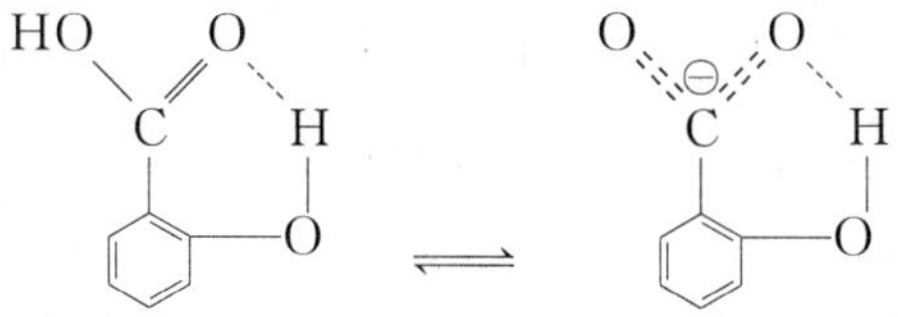

（2）醇酸的氧化反应

醇酸的羟基收到羧基这个强吸电子基团的影响,比醇更容易氧化。一些较弱的不能氧化醇的氧化剂如稀硝酸、Tollen 试剂等均可氧化醇酸。在体内醇酸可被酶催化氧化。当羟基所连的碳上只有一个氢时,醇酸被氧化成酮酸,当羟基所连的碳上有两个以上的氢时,羟基可被氧化成羰基。

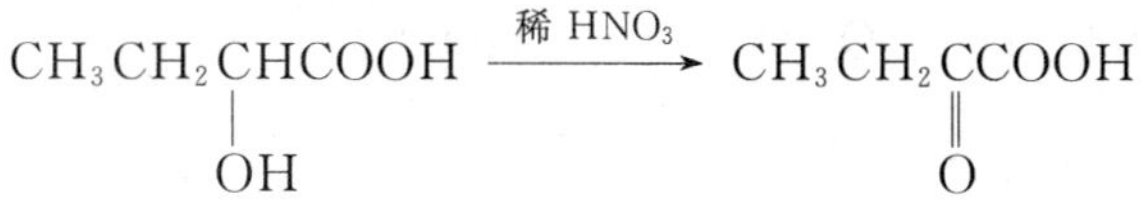

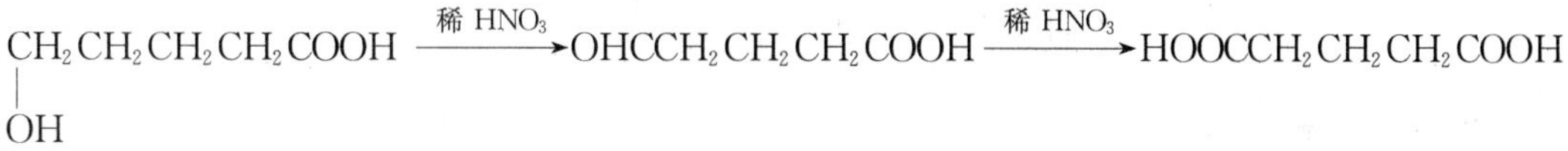

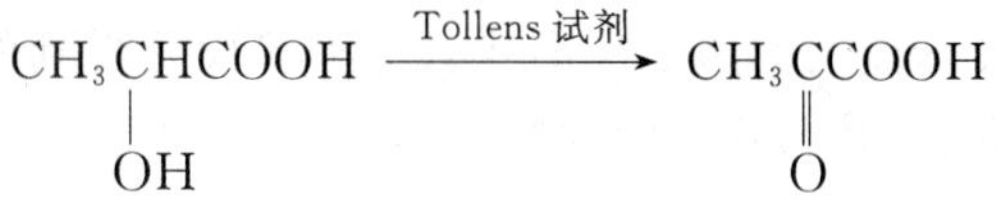

$$CH_3CH_2CHCOOH \xrightarrow{\text{稀 } HNO_3} CH_3CH_2CCOOH$$

（第一个结构羟基 OH 在碳上,产物为 C=O）

$$CH_2CH_2CH_2CH_2COOH \xrightarrow{\text{稀 } HNO_3} OHCCH_2CH_2CH_2COOH \xrightarrow{\text{稀 } HNO_3} HOOCCH_2CH_2CH_2COOH$$

（起始物左端 CH_2 上连 OH）

$$CH_3CHCOOH \xrightarrow{\text{Tollens 试剂}} CH_3CCOOH$$

（起始物羟基 OH,产物 C=O）

（3）醇酸的脱水反应

由于羧基和羟基的相互影响,使得羟基的稳定性降低,反应活性增加,受热时很容易脱水。当羟基和羧基的相对位置不同时,脱水可得不同的产物。

α-醇酸受热后,发生分子间脱水酯化,得到一个六元环的交酯。交酯具有酯的通性。

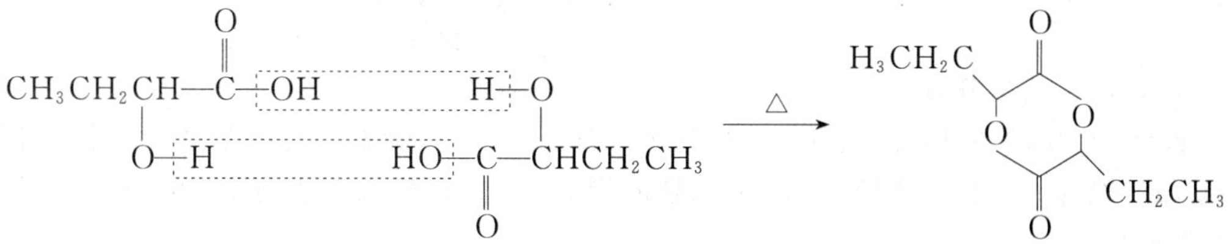

β-醇酸受热后,羟基与 α-H 发生分子内脱水,生成 α,β-不饱和酸。由于增加了共轭链的长度,所以该产物也是很容易得到的。

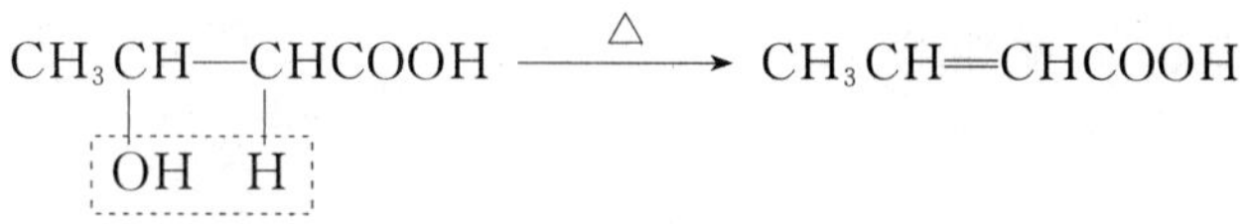

$$CH_3CH{-}CHCOOH \xrightarrow{\triangle} CH_3CH{=}CHCOOH$$

（起始物下方方框内 OH H）

γ-醇酸和 δ-醇酸受热后均发生分子内酯化,得到环状的内酯。其中 γ-醇酸反应相对更容易,在室温下即可发生。

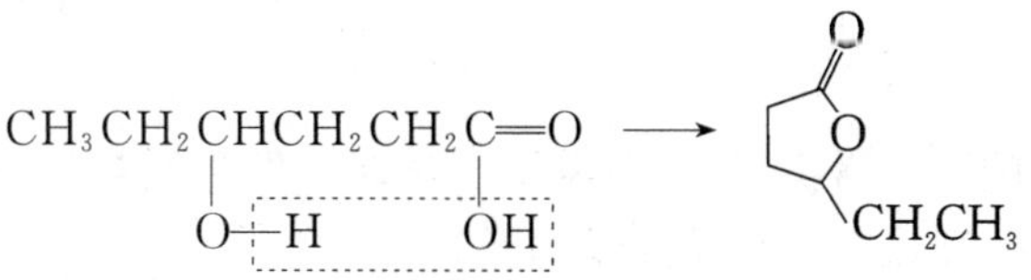

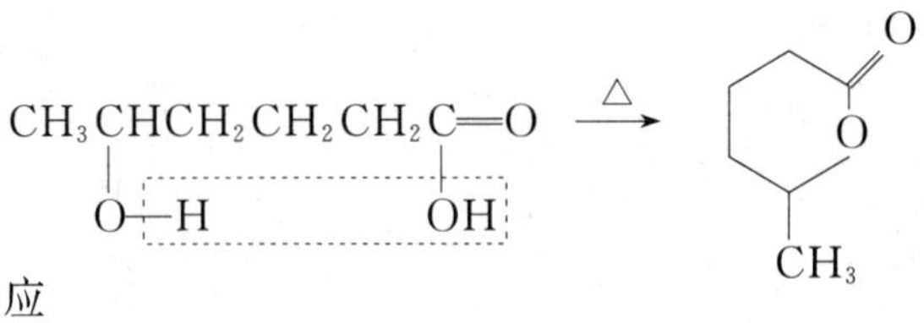

（4）酚酸的脱羧反应

羧基的邻位或对位上连有羟基的酚酸，加热至其熔点以上时，会发生脱羧反应，生成 CO_2 和对应的酚。

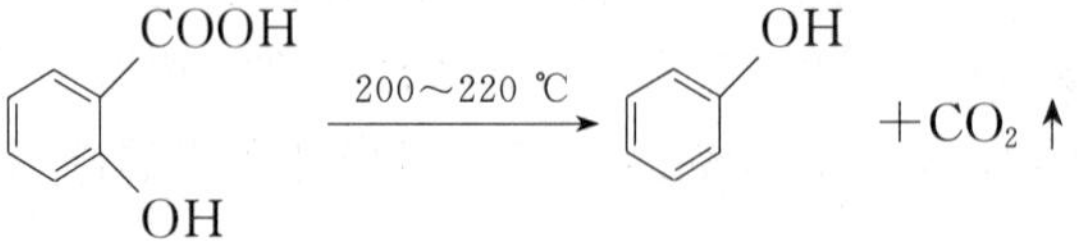

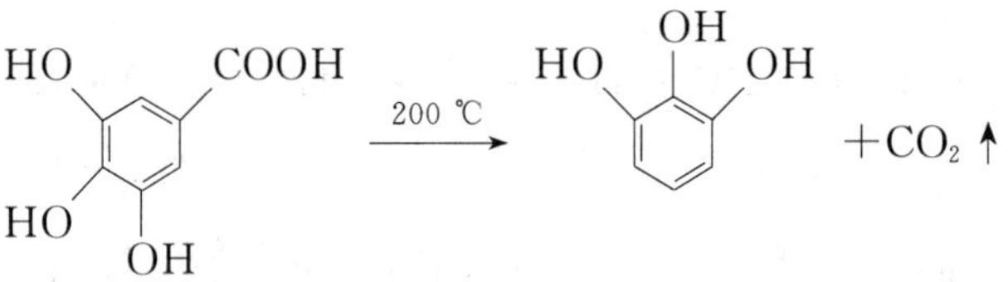

9.2.2　酮　酸

脂肪羧酸中同一个烃基碳上的两个氢都被氧原子取代后得到的酸叫**羰基酸**，可分为**醛酸**和**酮酸**，本节只讨论与医学密切相关的酮酸。

9.2.2.1　命名

酮酸的命名以羧基为官能团，并且从羧基开始编号，羰基的位置可以用希腊字母或阿拉伯数字标出，例如：

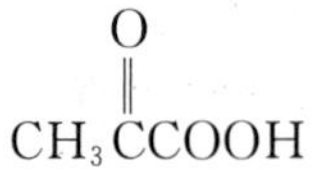

9.2.2.2　化学性质

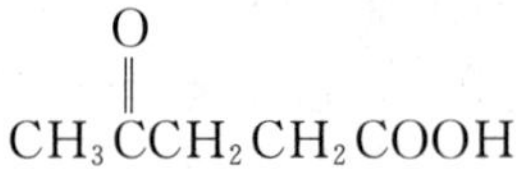

酮酸分子中的羰基和羧基都具有原先单一基团的性质，例如可与羰基试剂等发生亲核加成反应、被还原成羟基或烃基、酸性、亲核取代反应等。由于二者的相互影响，酮酸还有一些特殊的性质。

（1）酸性

由于羰基吸电子的能力比羟基更强，故酮酸的酸性强于对应的羟基酸，更强于对应的羧酸。且羰基距离羧基越近，酸性越强。

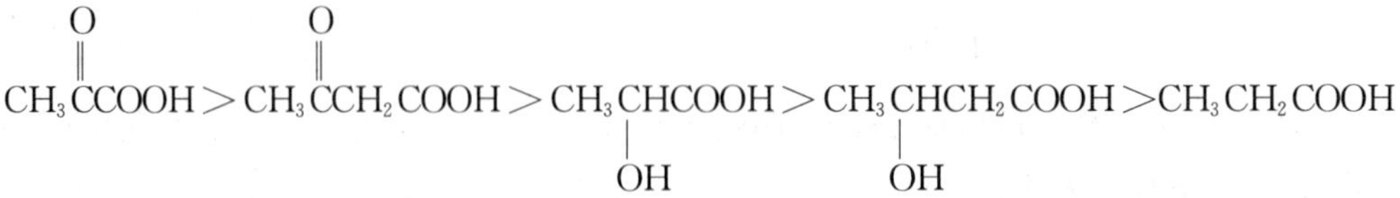

| pK_a 2.49 | 3.51 | 3.86 | 4.68 | 4.88 |

（2）脱羧反应

羧基在羰基的影响下变得更活泼，不需要强热即可发生脱羧反应。α-酮酸在稀 H_2SO_4 作用下，受热脱去羧基，变成少一个碳原子的醛。

$$CH_3\overset{\overset{\displaystyle O}{\|}}{C}COOH \xrightarrow[\triangle]{稀\ H_2SO_4} CH_3CHO + CO_2\uparrow$$

β-酮酸相比 α-酮酸更易脱羧,因为它可以通过分子间的氢键组成一个六元环,然后发生重排,脱去 CO_2,得到少一个碳原子的酮。这个过程进行得很顺利,只需微热即可发生。

$$H_3C-\overset{\overset{\displaystyle OH}{|}}{C}\cdots\underset{\overset{\displaystyle C}{\|}{O}}{O} \longrightarrow \left[H_3C-\overset{\overset{\displaystyle OH}{|}}{C}\cdots O \atop C \right] \xrightarrow{-CO_2} \left[\underset{\overset{\displaystyle CH_2}{}}{CH_3-\overset{\overset{\displaystyle OH}{|}}{C}} \right] \rightleftharpoons CH_3\overset{\overset{\displaystyle O}{\|}}{C}CH_3$$

β-酮酸与浓碱共热,分解为两分子羧酸盐,该反应称为酸式分解。

$$CH_3CH_2\overset{\overset{\displaystyle O}{\|}}{C}CH_2COOH + NaOH \xrightarrow{\triangle} CH_3CH_2COONa + CH_3COONa$$

β-羟基丁酸、β-丁酮酸和丙酮为糖、油脂和蛋白质代谢的中间产物,三者在医学上总称为酮体。正常人的血液中酮体的含量低于 $10\ mg\cdot L^{-1}$,糖尿病患者因糖代谢不正常,需要靠消耗脂肪来提供能量,其血液中酮体的含量远远高于正常人,达到 $3\sim4\ g\cdot L^{-1}$ 以上。由于 β-羟基丁酸、β-丁酮酸的酸性很强,故当酮体含量过高时极易发生酸中毒危及生命。

9.3 羧酸衍生物

羧酸(RCOOH)的化学性质很活泼,它能与卤素、羧酸、醇、胺等反应生成羧酸衍生物 (derivatives of carboxylic acid)——酰卤、酸酐、酯、酰胺。羧基(—COOH)可看作一种双官能团功能基,在发生上述反应时羰基保持不变,而羟基被—X、—OCOR、—OR、—NH₂(R)取代,反应后将 RCO—看作一个整体称为酰基。结构通式如下所示:

$$\underset{\text{酰卤}}{R-\overset{\overset{\displaystyle O}{\|}}{C}-X} \qquad \underset{\text{酸酐}}{R-\overset{\overset{\displaystyle O}{\|}}{C}-O-\overset{\overset{\displaystyle O}{\|}}{C}-R'} \qquad \underset{\text{酯}}{R-\overset{\overset{\displaystyle O}{\|}}{C}-OR'} \qquad \underset{\text{酰胺}}{R-\overset{\overset{\displaystyle O}{\|}}{C}-NH_2(R')} \qquad \underset{\text{酰基}}{R-\overset{\overset{\displaystyle O}{\|}}{C}-}$$

酰卤和酸酐性质活泼,自然界中几乎不存在,可经由它们引入卤素原子和羧基而生成的有机物是重要的有机合成反应物。酯和酰胺普遍存在于动植物中,许多药物都属于这两类物质,如普鲁卡因、尼泊金、对乙酰氨基酚、青霉素、头孢菌素、巴比妥类等,这些化合物在医药卫生事业中起着举足轻重的作用。

9.3.1 羧酸衍生物的命名

9.3.1.1 酰卤

$$R-\overset{\overset{\displaystyle O}{\|}}{C}-X$$

酰卤(acyl halides) 从结构上看是一分子羧酸和一分子卤化氢失水形成的化合物。在命名时看作酰基的卤化物,用酰基名+卤素名称来称呼。例如:

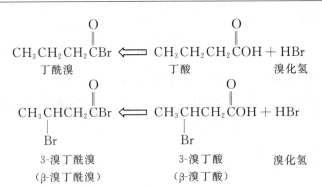

$$CH_3CH_2CH_2\overset{\overset{\displaystyle O}{\|}}{C}Br \Longleftarrow CH_3CH_2CH_2\overset{\overset{\displaystyle O}{\|}}{C}OH + HBr$$

丁酰溴　　　　　　　　丁酸　　　　　　溴化氢

$$CH_3\overset{}{\underset{\overset{|}{Br}}{C}H}CH_2\overset{\overset{\displaystyle O}{\|}}{C}Br \Longleftarrow CH_3\overset{}{\underset{\overset{|}{Br}}{C}H}CH_2\overset{\overset{\displaystyle O}{\|}}{C}OH + HBr$$

3-溴丁酰溴　　　　　　3-溴丁酸　　　　溴化氢
（β-溴丁酰溴）　　　　（β-溴丁酸）

9.3.1.2　酸酐

$$R-\overset{\overset{\displaystyle O}{\|}}{C}-O-\overset{\overset{\displaystyle O}{\|}}{C}-R'$$

酸酐(anhydrides)可看作由两分子羧酸脱水形成的化合物。若这两分子羧酸是相同的,得到的酸酐是单酐,命名时直接在羧酸名称后加上"酐"字即可。例如:

$$CH_3\overset{\overset{\displaystyle O}{\|}}{C}O\overset{\overset{\displaystyle O}{\|}}{C}CH_3 \Longleftarrow CH_3COOH + CH_3COOH$$

乙(酸)酐　　　　　　乙酸　　　　　　乙酸

若形成酸酐的两分子羧酸是不相同的,得到的酸酐为混酐,命名时将简单的酸的名称放在前面、复杂的放在后面,去掉"酸"字后加上"酐"字即可。例如:

$$CH_3\overset{\overset{\displaystyle O}{\|}}{C}O\overset{\overset{\displaystyle O}{\|}}{C}CH_2CH_3 \Longleftarrow CH_3COOH + CH_3CH_2COOH$$

乙丙酐　　　　　　　乙酸　　　　　　丙酸

二元酸分子内失水形成的环状酸酐,命名时在二元酸的名称后加"酐"字即可。例如:

$$\Longleftarrow HO\overset{\overset{\displaystyle O}{\|}}{C}CH_2CH_2\overset{\overset{\displaystyle O}{\|}}{C}OH$$

丁二酸酐/琥珀酸酐　　　丁二酸/琥珀酸

9.3.1.3　酯

$$R-\overset{\overset{\displaystyle O}{\|}}{C}-OR'$$

酯(esters)可以看作酸和醇之间脱水形成的化合物。命名时将羧酸的名称放在前面、醇的名称放在后面,去掉"醇"字后加上"酯"字即可。例如:

$$CH_3\overset{\overset{\displaystyle O}{\|}}{C}OCH_3 \Longleftarrow CH_3COOH + CH_3OH$$

乙酸甲酯　　　　　　乙酸　　　　　甲醇

$$H_3C\overset{\overset{\displaystyle O}{\|}}{C}OC CH_2\overset{\overset{\displaystyle O}{\|}}{C}OCH_3 \Longleftarrow HOOCCH_2COOH + 2CH_3OH$$

丙二酸二甲酯　　　　　　　丙二酸　　　　　二甲醇

$$\text{H}_3\text{COCCH}_2\text{C}_6\text{H}_5 \Longleftarrow \text{CH}_3\text{COOH} + \text{C}_6\text{H}_5\text{—CH}_2\text{OH}$$

乙酸苯甲酯/乙酸苄酯　　　　　乙酸　　　　苯甲醇/苄醇

当化合物分子内既有羟基又有羧基且位置合适时,可分子内脱水生成内酯。内酯的命名需标明羟基的位置,并用"内酯"代替原来名称中的"酸"字。羟基的位置可以用 $\alpha,\beta,\gamma,\delta,\cdots$ 标明,也可用 2,3,4,$\cdots$ 标明。例如:

$$\Longleftarrow \text{HOCCH}_2\text{CHCH}_2\text{OH}$$

3-甲基-4-羟基丁内酯　　　　　　　3-甲基-4-羟基丁酸
(β-甲基-γ-羟基丁内酯)　　　　　　(β-甲基-γ-羟基丁酸)

$$\Longleftarrow \text{HOCCHCH}_2\text{CH}_2\text{CH}_2\text{OH}$$

2-甲基-5-羟基戊内酯　　　　　　　2-甲基-5-羟基戊酸
(α-甲基-δ-羟基戊内酯)　　　　　　(α-甲基-δ-羟基戊酸)

9.3.1.4　酰胺

$$\text{R—C—NH}_2(\text{R}')$$

酰胺(amide)可以看作氮原子直接与酰基相连的化合物。命名时将相应的羧酸的"酸"字改为"酰胺"即可。当酰胺氮旁边的氢原子被优先官能团取代时,应将酰胺看作取代基,称为酰胺基。当酰胺氮上有取代基但不太复杂时,就将该取代基当作酰胺氮上的 N-取代基。例如:

$$(\text{CH}_3)_2\text{CHCNH}_2 \Longleftarrow (\text{CH}_3)_2\text{CHCOOH} + \text{NH}_3$$

异丁酰胺/2-甲基丙酰胺　　　　异丁酸/ 2-甲基丙酸　　　氨

$$\text{CH}_3\text{CH}_2\text{CN}(\text{CH}_3)_2 \Longleftarrow \text{CH}_3\text{CH}_2\text{COOH} + (\text{CH}_3)_2\text{NH}$$

N,N-二甲基丙酰胺　　　　　　丙酸　　　　　二甲胺

$$\text{CH}_3\text{CH}_2\text{CN}\begin{smallmatrix}\text{CH}_3\\[2pt]\text{CH}_2\text{CH}_3\end{smallmatrix} \Longleftarrow \text{CH}_3\text{CH}_2\text{COOH} + \text{NH}\begin{smallmatrix}\text{CH}_3\\[2pt]\text{CH}_2\text{CH}_3\end{smallmatrix}$$

N-甲基-N-乙基丙酰胺　　　　　丙酸　　　　　甲乙胺

2-乙酰氨基苯甲酸　　　　　　　　　4-丙酰氨基苯磺酸

9.3.2 羧酸衍生物的物理性质

低级酰卤和酸酐有刺激性气味,高级酰卤和酸酐为固体。挥发性的酯具有果香类令人愉快的气味,可用于制造香料,十四碳酸以下的甲、乙酯均为液体。酰胺除甲酰胺外均是固体,这是因为酰卤、酸酐和酯类化合物的分子间不能形成氢键,而酰胺分子间以氢键缔合。因此酰卤和酯的沸点低于相应的羧酸,酸酐的沸点较相对分子量相近的羧酸低,酰胺的熔沸点均高于相应的羧酸,几种常见羧酸衍生物的物理常数见表 9-1。

酰卤和酸酐不溶于水,低级的酰卤和酸酐遇水分解。酯在水中的溶解度也很小,低级的酰胺可溶于水。N,N-二甲基甲酰胺(DMF)是很好的非质子性溶剂,能与水以任意比例互溶。羧酸衍生物均可溶于有机溶剂。

表 9-1　几种羧酸衍生物的物理常数

名称	结构式	b. p. /℃	m. p. /℃
乙酰氯	CH_3COCl	51	−112
乙酰溴	CH_3COBr	76.7	—
丙酰氯	CH_3CH_2COCl	80	−94
正丁酰氯	$CH_3CH_2CH_2COCl$	102	−89
苯甲酰氯	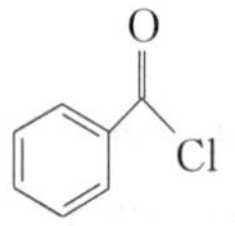	197	−1
乙酸酐	$(CH_3CO)_2O$	140	−73
丙酸酐	$(CH_3CH_2CO)_2O$	169	−45
丁二酸酐	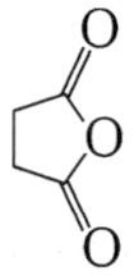	261	119.6
苯甲酸酐	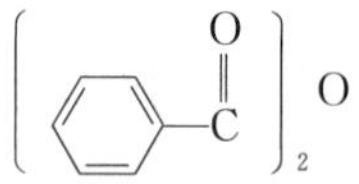	360	42
甲酸甲酯	$HCOOCH_3$	32	−100
甲酸乙酯	$HCOOCH_2CH_3$	54	−80
乙酸乙酯	$CH_3COOCH_2CH_3$	77	−83
苯甲酸乙酯	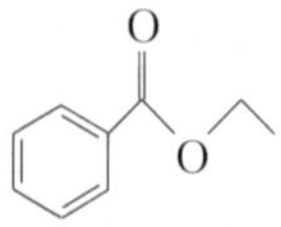	213	−34
甲酰胺	$HCONH_2$	200 分解	2.5
乙酰胺	CH_3CONH_2	222	81
丙酰胺	$CH_3CH_2CONH_2$	213	79
N,N-二甲基甲酰胺	$HCON(CH_3)_2$	—	153

续表

名称	结构式	b. p. /℃	m. p. /℃
苯甲酰胺	（结构式）	290	130

9.3.3　羧酸衍生物的化学性质

羧酸衍生物的反应活性主要体现在以下几个方面：①RCOL 中羰基碳带部分正电荷，易受到亲核试剂的进攻，发生亲核取代反应；②RCH$_2$—COL 中 α-H 受到羰基的诱导效应影响，使 C—H 键极化程度增加，易断裂，发生 α-H 的取代反应，体现 α-H 的酸性；③酰基中存在碳氧双键，在一定条件下可被还原，本节中主要讨论前两种反应。

9.3.3.1　亲核取代反应

羧酸衍生物可以在酸性或碱性条件下与许多亲核试剂发生亲核取代反应，反应分以下两步进行：

(1)由亲核试剂进攻羰基，发生亲核加成反应，形成四面体结构的中间体；

(2)发生消除反应，羰基上原先连接的基团 L 离开，中间体恢复成羰基的取代物。

反应的全过程可描述为亲核取代反应——先加成，后消除。

亲核取代反应的活性大小取决于上述四面体结构的稳定性和离去基团的碱性。中间体越稳定、离去基团的碱性越弱，反应活性就越高，反应速度也越快。

羧酸衍生物的反应活性顺序如下所示：

$$\underset{X}{R-C} > \underset{R\quad R'}{O\quad O} > \underset{OR'}{R-C} > \underset{NH_2(R)}{R-C}$$

通常较活泼的羧酸衍生物能直接转换为较不活泼的羧酸衍生物，图 9-2 较直观地体现了 4 种常见羧酸衍生物亲核取代反应的难易次序。处于金字塔上层的物质可以制得下层的物质，反之则不行。

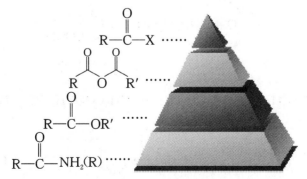

图 9-2　常见羧酸衍生物亲核取代反应物难易次序

9.3.3.2　水解反应

所有的羧酸衍生物都能发生水解(hydrolysis)反应生成相应的羧酸。反应的难易程度与羧酸衍生物的活性成正比。酰卤最容易发生水解反应,尤其是低级酰卤,遇到空气中的水即可水解。酸酐的反应较酰卤难些,在热水中水解较快。酯比较稳定,酯的水解需在酸或碱的加热催化下才能完成。酰胺最稳定,水解所需条件也最强烈,需在高浓度的强碱溶液中长时间加热才能完成反应。

$$CH_3\overset{\displaystyle O}{\overset{\|}{C}}-X + H_2O \longrightarrow CH_3COOH + HX$$

乙酰卤　　　　　　　　　乙酸

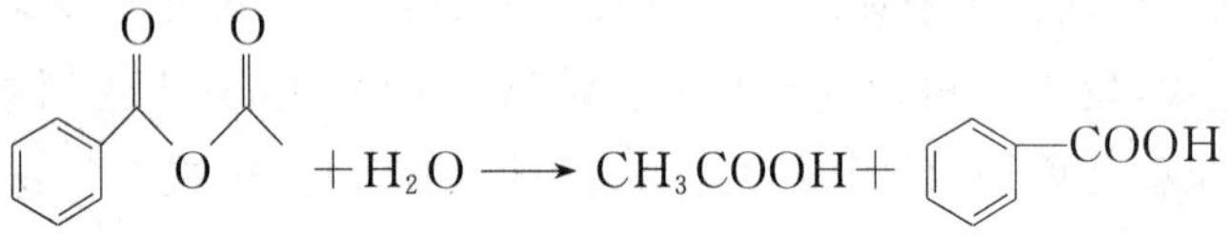

$$\text{乙酸苯甲酸酐} + H_2O \longrightarrow CH_3COOH + \text{苯甲酸}$$

乙酸苯甲酸酐　　　　　　乙酸　　　　苯甲酸

$$CH_3\overset{\displaystyle O}{\overset{\|}{C}}-O-CH_2CH_2CH_3 + H_2O \xrightarrow{\triangle} CH_3COOH + CH_3CH_2CH_2OH$$

乙酸丙酯　　　　　　　　　　　乙酸　　　　丙醇

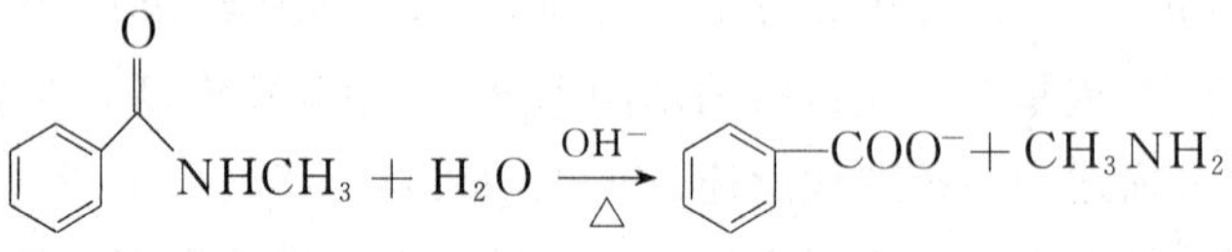

$$\text{N-甲基苯甲酰胺} + H_2O \xrightarrow[\triangle]{OH^-} \text{苯甲酸根}-COO^- + CH_3NH_2$$

N-甲基苯甲酰胺　　　　　　　　苯甲酸根　　甲胺

9.3.3.3 醇解反应

羧酸衍生物可以与醇反应生成酯,称为羧酸衍生物的**醇解**(alcoholysis)**反应**。酰卤与醇可很快反应生成酯,利用这个反应可制备某些不易直接与羧酸反应生成的酯。酸酐与绝大多数的醇或酚可以反应,生成酯和羧酸。酯在酸存在下发生醇解反应,生成新的醇和酯,因此,酯的醇解又叫酯交换反应。其反应如下所示:

$$CH_3\overset{\displaystyle O}{\overset{\|}{C}}-Br + CH_3CH_2OH \longrightarrow CH_3COOCH_2CH_3 + HBr$$

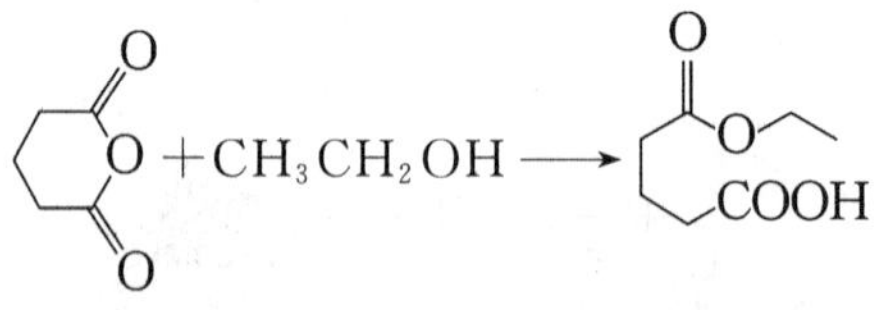

酸酐 $+ CH_3CH_2OH \longrightarrow$ 酯COOH

$$CH_3\overset{\displaystyle O}{\overset{\|}{C}}-OCH(CH_3)_2 + CH_3CH_2OH \xrightarrow{\triangle} CH_3COOCH_2CH_3 + (CH_3)_2CHOH$$

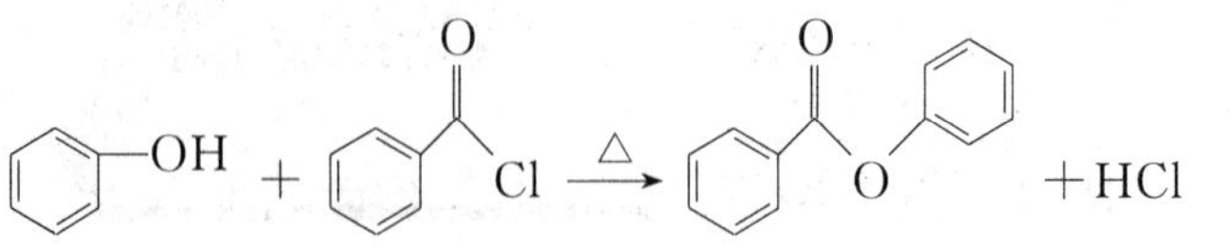

苯酚-OH $+$ 苯甲酰氯-Cl $\xrightarrow{\triangle}$ 产物 $+ HCl$

9.3.3.4 氨解反应

酰卤、酸酐、酯和酰胺与氨或胺作用生成酰胺的反应叫作**氨解**(ammonolysis)**反应**。由于氨或胺的亲核性比水强,因此氨解较水解更易进行。酰卤或酸酐在较低温度下缓慢反应,可氨解成酰胺。酯的氨解只需加热而不用酸或碱催化就能生成酰胺；酰胺的氨解是个可逆反应，为使反应完全,必须使用过量且亲核性更强的胺。

$$
\underset{\substack{\|\\ O}}{CH_3C}-Br + NH_3 \longrightarrow \underset{\substack{\|\\ O}}{CH_3C}-NH_2 + HBr
$$

$$
\overset{\substack{O\quad\quad O\\ \|\quad\quad\|}}{\diagdown\diagup} + CH_3CH_2NH_2 \longrightarrow CH_3CONHCH_2CH_3 + CH_3COOH
$$

$$
CH_3COOCH_2CH_3 + NH(CH_3)_2 \xrightarrow{\triangle} \underset{\substack{\|\\ O}}{CH_3C}N\underset{CH_3}{\overset{CH_3}{\diagdown}} + CH_3CH_2OH
$$

$$
\text{(苯甲酰胺)} NH_2 + CH_3CH_2NH_2 \xrightarrow{\triangle} \text{(苯甲酰)} \underset{\substack{N\\H}}{} + NH_3
$$

9.3.3.5 酯缩合反应

具有 α-H 的酯在醇钠的作用下能发生类似羟醛缩合的反应。即一分子酯的 α-H 被另一分子酯的酰基取代生成酮酸酯,称作**酯缩合反应**(Claisen 缩合)。

$$
(CH_3)_3CCOCH_3 + CH_3COCH_2CH_3 \xrightarrow{CH_3CH_2ONa} (CH_3)_3CCCH_2COCH_2CH_3 + CH_3OH
$$

不具有 α-H 的酯可以提供羰基,和另一分子有 α-H 的酯发生缩合反应,称作交叉酯缩合反应。例如：

$$
\text{(苯甲酸丙酯)} + CH_3COCH_2CH_3 \xrightarrow{CH_3CH_2ONa} \text{(苯甲酰乙酸乙酯)} + CH_3CH_2CH_2OH
$$

$$
\text{(甲酸苄酯)} + CH_3CH_2COCH_2CH_3 \xrightarrow{CH_3CH_2ONa} \text{(甲酰丙酸乙酯)} + \text{(苄醇)} OH
$$

反应历程如下所示：

$$
CH_3COCH_2CH_3 \underset{CH_3CH_2ONa}{\rightleftharpoons} {}^{-}CH_2COCH_2CH_3 \xrightarrow{CH_3COCH_2CH_3}
$$

$$
\left[\underset{OCH_2CH_3}{CH_3\overset{O^-}{\underset{|}{C}}-CH_2\overset{O}{\overset{\|}{C}}OCH_2CH_3}\right] \longrightarrow CH_3\overset{O}{\overset{\|}{C}}CH_2\overset{O}{\overset{\|}{C}}OCH_2CH_3 + CH_3CH_2O^-
$$

含有 α-H 的酯首先在醇钠的作用下失去 α-H,得到碳负离子中间体。碳负离子中间体作为亲核试剂进攻羰基碳,进行亲核加成反应,得到四面体中间体。然后原先酯基上的烷氧基离开,中间体重新恢复碳氧双键,得到最终产物。

9.3.4 重要的羧酸衍生物

碳酸从结构上看是一个双羟基化合物,也可看作羟基甲酸。很多重要的化合物都是碳酸的衍生物(derivatives of carbonic acid)。在这些衍生物中若只有一个羟基被取代,往往得到的都是不稳定的化合物。例如:

$$\text{HO——C(=O)——OH} \qquad \text{HO——C(=O)——Cl} \qquad \text{Cl——C(=O)——Cl}$$

碳酸　　　　　　　　碳酸单酰氯(不稳定)　　　　　碳酸全酰氯(稳定)

9.3.4.1 碳酸的酰氯(光气)

$$CCl_4 + SO_3 \longrightarrow Cl\text{——C(=O)——}Cl + S_2O_5Cl_2$$

碳酸全酰氯(光气)

光气在合成上有重要用途,可经由它引入酰氯官能团,尤其在合成染料中占有重要的位置,但是在生活中光气却是一种污染气体。

9.3.4.2 碳酸的酰胺

和其他的二元酸一样,碳酸可以形成两种酰胺—— $H_2N\text{——C(=O)——}OH$ 和 $H_2N\text{——C(=O)——}NH_2$ 。前者是单酰胺,叫氨基甲酸,不稳定,但它的盐、酯、酰氯都是稳定的,尤其是氨基甲酸甲酯。由于氨基甲酸酯的很多取代物具有生物活性高、毒性小、产生抗药性慢的特点,在医药卫生和植物保护领域得到广泛应用。如可用作杀虫剂、杀菌剂和除草剂。

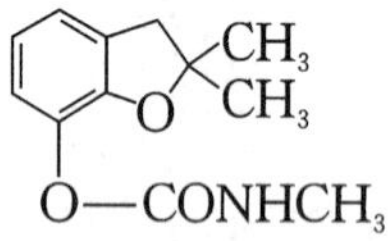

克百威(杀虫剂) 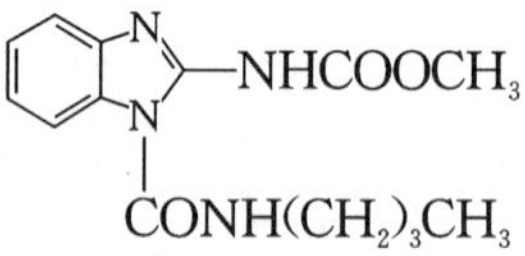　　　　苯菌灵(杀菌剂) 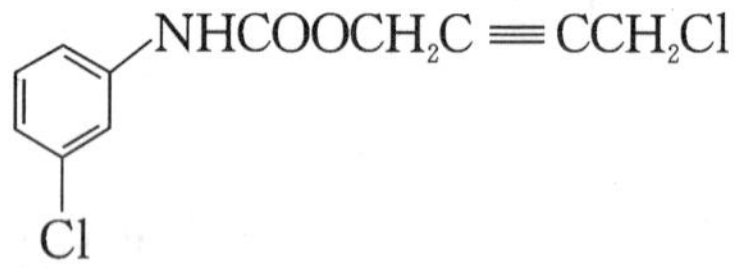　　　　　燕麦灵(除草剂)

后者是碳酸的二元酰胺,叫作尿素(urea)又称脲,是哺乳动物体内蛋白质代谢的最终产物,成人每天经尿排泄约 30 g 脲。脲具有酰胺的一般性质,能发生如下反应:

(1)水解

脲在下述 3 种条件下都能发生水解反应。

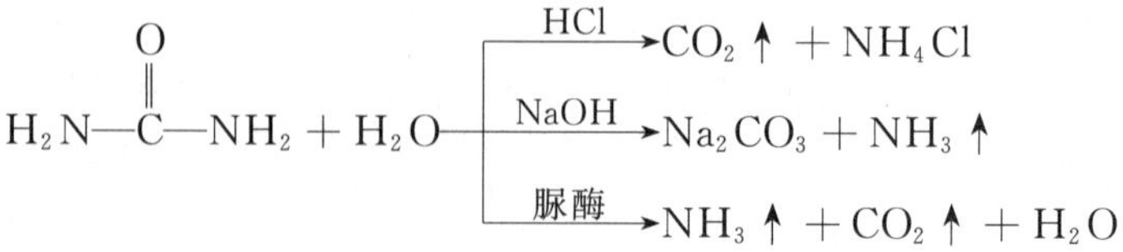

$$H_2N\text{——C(=O)——}NH_2 + H_2O \begin{cases} \xrightarrow{\text{HCl}} CO_2\uparrow + NH_4Cl \\ \xrightarrow{\text{NaOH}} Na_2CO_3 + NH_3\uparrow \\ \xrightarrow{\text{脲酶}} NH_3\uparrow + CO_2\uparrow + H_2O \end{cases}$$

(2)缩二脲的生成和缩二脲反应

将尿素缓慢加热至 $150 \sim 160\ ℃$,两分子脲脱去一分子氨,缩合成缩二脲。在缩二脲的碱性溶液中加入少量的 $CuSO_4$ 溶液,溶液将呈现紫色或紫红色,这个反应叫缩二脲反应(biuret reaction)。凡分子中含有 2 个或 2 个以上 $\begin{bmatrix} O \\ \| \\ -C-N- \\ \ \ | \\ \ \ H \end{bmatrix}$ 结构的化合物都能发生缩二脲反应。

$$H_2N-\overset{\overset{\textstyle O}{\|}}{C}-NH_2 \;+\; H_2N-\overset{\overset{\textstyle O}{\|}}{C}-NH_2 \;\overset{\triangle}{\longrightarrow}\; H_2N-\overset{\overset{\textstyle O}{\|}}{C}-NH-\overset{\overset{\textstyle O}{\|}}{C}-NH_2 \;+NH_3\uparrow$$

（3）与亚硝酸反应

$$H_2N-\overset{\overset{\textstyle O}{\|}}{C}-NH_2 \;+HNO_2 \;\overset{\triangle}{\longrightarrow} N_2\uparrow+CO_2\uparrow+H_2O$$

当脲分子中的氧原子被亚氨基（=NH）取代后的化合物称为胍（guanidine），又叫亚氨基脲。胍是一种重要的化合物，自然界有些化合物如精氨酸、链霉素中都含有此基团，特别是在肌酸中。胍在动物体内分布得很广，有重要的生理意义。

胍为无色晶体，吸湿性极强，易溶于水，是一种很强的有机碱（$pK_a=13.8$），碱性与氢氧化钾相当。

$$H_2N-\overset{\overset{\textstyle NH}{\|}}{C}-NH_2 \qquad\qquad H_2N-\overset{\overset{\textstyle NH}{\|}}{C}-\overset{\overset{\textstyle H}{|}}{N}- \qquad\qquad H_2N-\overset{\overset{\textstyle NH}{\|}}{C}-$$

$$\qquad\quad\text{胍}\qquad\qquad\qquad\qquad\qquad\quad\text{胍基}\qquad\qquad\qquad\qquad\quad\text{脒基}$$

游离胍在氢氧化钡溶液中加热，极易水解生成脲和氨。

$$H_2N-\overset{\overset{\textstyle NH}{\|}}{C}-NH_2 \;+H_2O \;\overset{Ba(OH)_2}{\underset{\triangle}{\longrightarrow}}\; H_2N-\overset{\overset{\textstyle O}{\|}}{C}-NH_2 \;+NH_3\uparrow$$

9.3.4.3 丙二酰脲

丙二酰脲（malonylurea）为无色晶体，微溶于水。它可由脲和丙二酰氯在 NaOH 作用下制得。

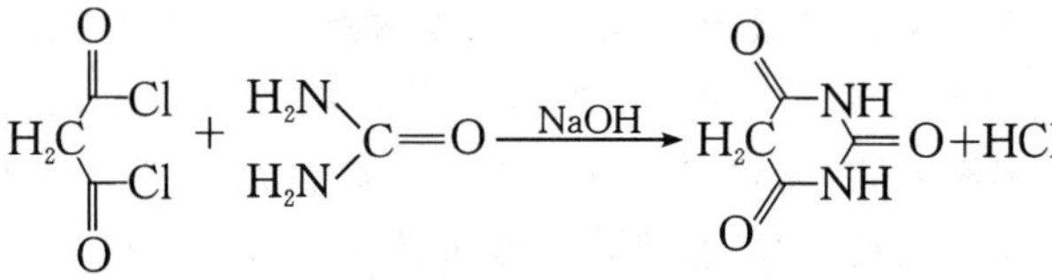

$$\begin{array}{c}\text{（丙二酰氯）} + \text{（脲）} \overset{NaOH}{\longrightarrow} \text{（丙二酰脲环）} +HCl\end{array}$$

丙二酰脲从结构上看存在酮式和烯醇式的互变异构，如下所示：

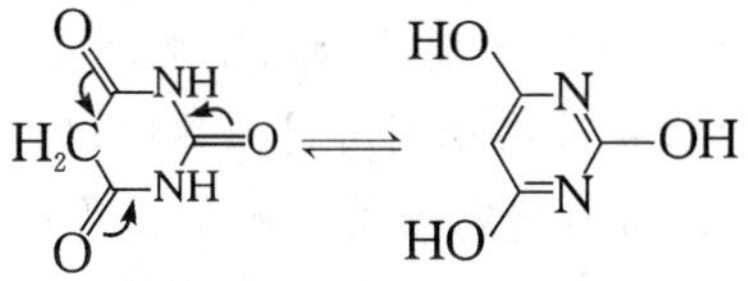

烯醇式表现出较强的酸性（$pK_a=3.85$），强于乙酸，故常称为巴比妥酸（barbituric acid）。巴比妥酸本身无生物活性，其分子中亚甲基上的两个氢原子被一些烃基取代后具有镇静、催眠、麻醉的作用，如下所示的是两种常见巴比妥（barbital）类药物。A 是苯巴比妥，B 是异戊巴比妥。

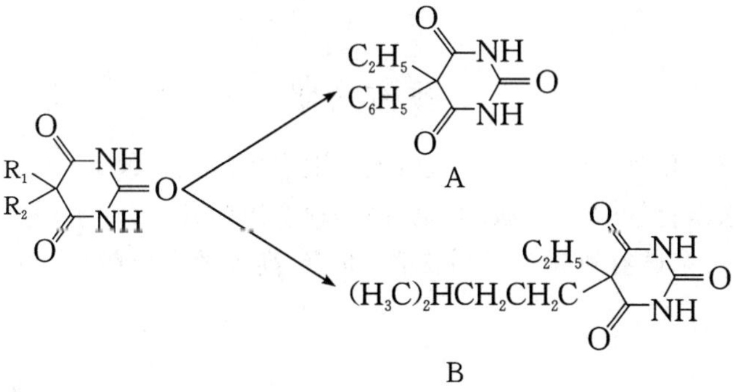

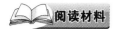 阅读材料

神奇的万能药——阿司匹林(乙酰水杨酸)

1874 年,科学家从柳树皮中分离出水杨酐,并制备出水杨酸钠。从此,水杨酸钠就一直用于热病、风湿和痛风的治疗。不过水杨酸钠味道比较苦,而且服用后会感到胃十分不舒服。1897 年,29 岁的德国化学家菲利克斯·霍夫曼接到导师的通知,让他停止手头对煤焦油的研究,开始专攻一种药物——改进水杨酸,制造一种稳定的副作用更小的解热镇痛药。

霍夫曼对这个药物并不陌生,但改造这种历史悠久的解热镇痛药物,使它从一个土方子变成一种商业化的药物也并非易事。霍夫曼梳理了一系列论文,终于找到了一种方法,合成出了稳定又副作用较小的乙酰水杨酸(ASA,阿司匹林的主要成分)。1899 年,拜尔公司正式以阿司匹林的药名给乙酰水杨酸注册。经过一个世纪的临床应用,阿司匹林被证明为一种有效的解热镇痛药,广泛用于治疗伤风、感冒、头痛、神经痛、关节痛等。

20 世纪 40 年代,美国加利福尼亚州耳鼻喉科医生 Lawrence Craven 注意到一个奇怪的现象,他给那些扁桃体发炎的病人使用相对大剂量阿司匹林,会导致他们流血过多。这让他联想起,阿司匹林也许能够增加血液供应,而增加血液供应是保护心脏的一个途径。于是他从 1948 年开始,利用阿司匹林治疗他的年迈的男性病人,帮助他们减少心脏病发病几率。到了 20 世纪 50 年代中期,他发表了几篇论文,声称他的 8 000 多个病人无一遭受心脏病突发事件,而且阿司匹林还能帮助他们预防中风。

对于阿司匹林对心脏的作用,Lawrence Craven 的认识和当时整个世界都相反,但事实证明他是正确的。不幸的是他的数据非常粗略,发布论文的期刊也不够有名,受众十分有限,因此这个结果没引起太大关注。他的发现甚至没能帮助自己,Lawrence Craven 于 1957 年死于心脏病突发。在那个年代,阿司匹林能够保护心脏被认为是一种荒谬的说法。因为人们服用水杨酸用于解热镇痛的时候,很多人会呼吸急促、心跳加速。

直到 1971 年,科学家发现阿司匹林能够抗血液中的血小板凝聚,这样便能够保持心脏的血液供应,以保护心脏。很快阿司匹林预防心血管疾病的学术证明不断出现。1977 年发表于美国 Stroke 杂志上的一项研究首次证明阿司匹林可以预防脑卒中之后,越来越多的证实阿司匹林预防心脑血管事件作用的研究论文发表于世界权威医学杂志。

这种从 3 500 年前"柳树皮可以止痛"发展而来的药物与青霉素、安定并称医药史上三大经典药物,几乎每一次人类出现新的重大疾病,阿司匹林的新作用就会被发现,并被迅速大规模推广。因发现阿司匹林作用机理而获得 1982 年诺贝尔医学奖的约翰·瓦内爵士说:"尽管阿司匹林是一种古老的药物,但我们每天都可能在它身上发现新的东西。"

参考文献

[1] 吕以仙.有机化学[M].7 版.北京:人民卫生出版社,2008.

[2] 徐春祥.医学化学[M].2 版.北京:高等教育出版社,2008.

[3] 邢其毅,等.基础有机化学[M].3 版.北京:高等教育出版社,2005.

习　题

1.命名下列化合物。

(1) 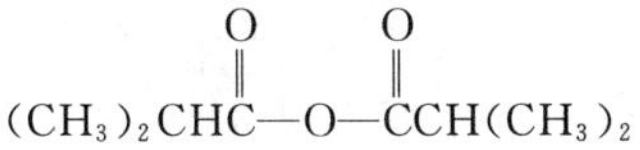 $(CH_3)_2CHC{-}O{-}CCH(CH_3)_2$
（结构：两端各有 C=O）

(2) （苯环，邻位 COOH 与 C(=O)Br）

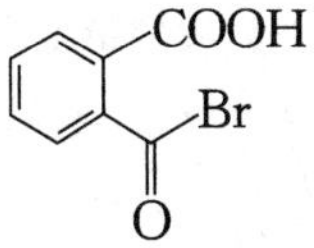

(3) （四氢呋喃酮，H_3C 取代）

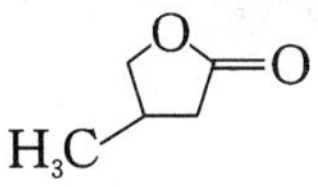

(4) 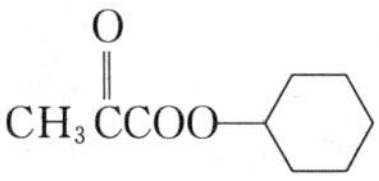 $CH_3C(=O)O$—（环己基）

(5) 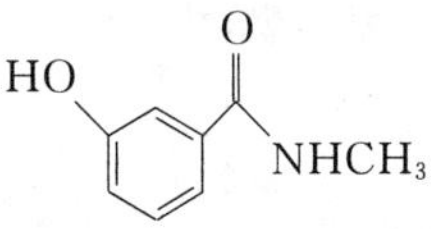 HO—（苯环，间位）$C(=O)NHCH_3$

(6) 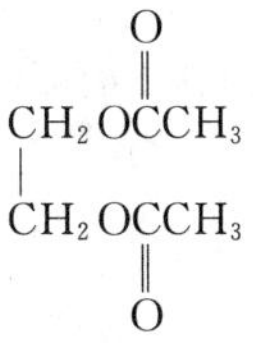 CH_2—$OCCH_3$ / CH_2—$OCCH_3$（两个酯基，均含 O）

(7) 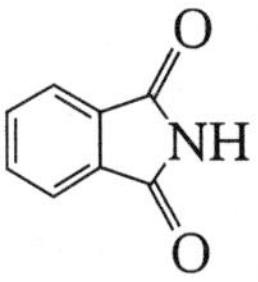 （邻苯二甲酰亚胺 NH）

(8) 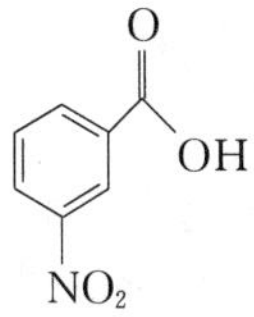 （苯环，COOH，间位 NO_2）

(9) 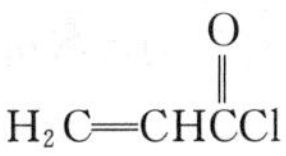 $H_2C{=}CHCCl$（含 O）

(10) 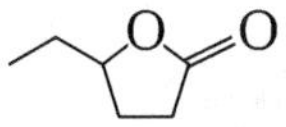 （乙基取代的 γ-丁内酯）

2.写出下列化合物的结构式。

(1) DMF
(2) 水杨酸乙酯
(3) 乙酰水杨酸
(4) 溴乙酰溴
(5) γ-丁内酯
(6) 丙烯酸甲酯
(7) N-甲基-N-异丙基苯甲酰胺
(8) 甲酰苄胺

3.完成下列反应式,写出主要产物。

(1) 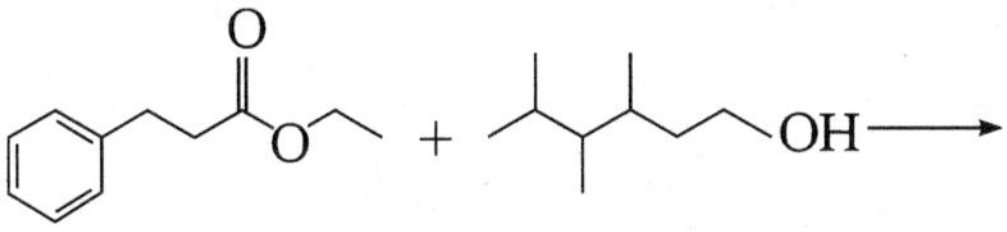 （苯丙酸乙酯） + （支链醇）—OH ⟶

(2) 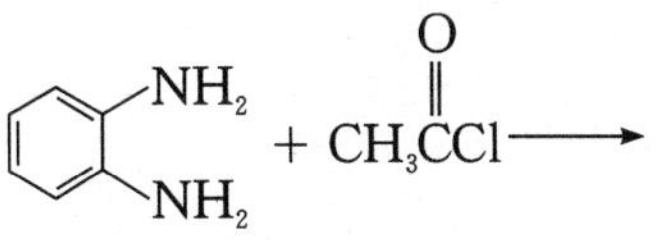 （邻苯二胺，两个 NH_2）+ CH_3CCl（含 O）⟶

(3) 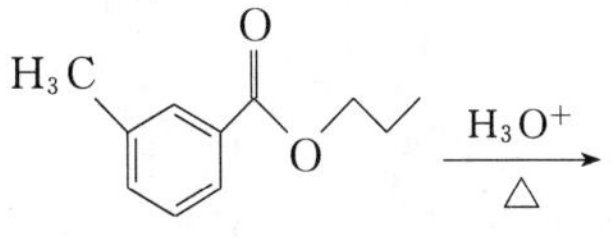 （H_3C 取代苯甲酸丙酯）$\xrightarrow[\triangle]{H_3O^+}$

(4) 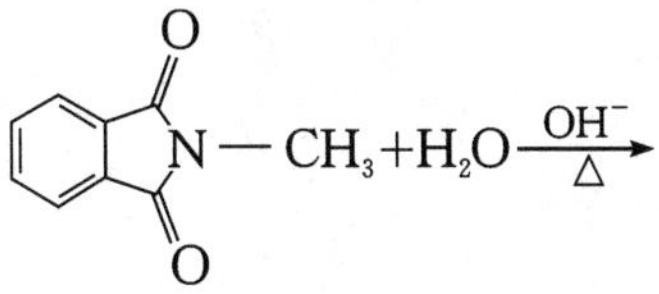 （邻苯二甲酰亚胺）N—CH_3 + H_2O $\xrightarrow[\triangle]{OH^-}$

(5) 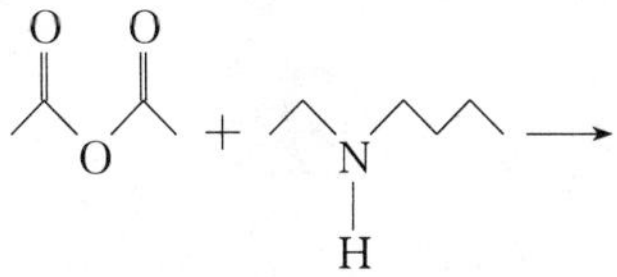 （酸酐，两个 C=O）+ （仲胺 N—H）⟶

(6) 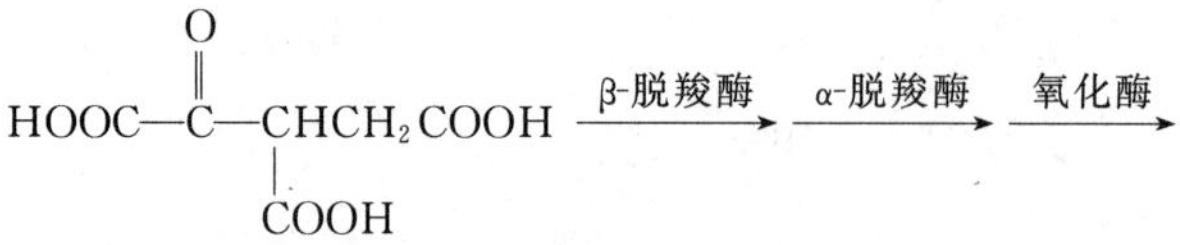 $HOOC-\overset{O}{\overset{\|}{C}}-\underset{\underset{COOH}{|}}{CH}CH_2COOH \xrightarrow{\beta\text{-脱羧酶}} \xrightarrow{\alpha\text{-脱羧酶}} \xrightarrow{氧化酶}$

4.按要求排序。

(1)按水解活性由高到低的顺序排列下列羧酸衍生物。

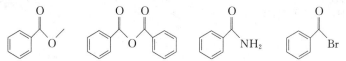

(2)按醇解活性由高到低的顺序排列下列羧酸衍生物。

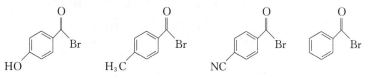

(3)按氨解活性由高到低的顺序排列下列羧酸衍生物。

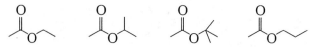

5.用化学方法鉴别下列各组化合物。

(1)乙酸乙酯、丁酰胺、β-丁酮酸

(2)溴乙酰溴、乙酸酐、乙酸乙酯

(3)苯甲酸、苯醇、苯酚

第 10 章

脂 类

本章要求

1. 掌握油脂的组成、结构、性质。

2. 熟悉卵磷脂、脑磷脂的组成和结构特点。

3. 了解甾体化合物的基本结构及重要的甾体化合物。

🔍 **案 例**

血脂与动脉粥样硬化

血脂是指血浆或血清中的中性脂肪和类脂,它的组成复杂,包括甘油三酯、磷脂、胆固醇及其酯以及游离脂肪酸等。血脂是人体必不可少的营养物质。其来源有两个:一是外源性血脂,从食物摄取的脂类经消化吸收进入血液;二是内源性血脂,由肝、小肠黏膜组织合成后释入血液。正常人的血脂在血浆中不是以自由状态存在的,而是与血浆中的蛋白质结合,以脂蛋白的形式运输。

血脂代谢异常与动脉粥样硬化(atherosclerosis)的发生关系密切,动脉粥样硬化及冠心病人的血脂明显高于正常人。血脂长期过高,血脂及其分解产物就会逐渐沉积于血管壁上,慢慢形成斑块,导致血管阻塞变窄,形成动脉粥样硬化。当血管壁上的斑块越来越大时,就会减少富含氧气的动脉血流入组织,若累及冠状动脉,则会引起心肌缺血、心绞痛、心肌梗死,即所谓的冠心病;若累及脑动脉,则会引起脑中风;若累及周围动脉,则会引起周围动脉闭塞,间歇性跛行,甚至下肢坏死,这些疾病均可致残或引起死亡。因此,血脂代谢异常是动脉粥样硬化、冠心病重要的危险因子。

饮食结构对血脂水平有直接影响。人们早已发现,给动物进食脂质,会形成不同程度的动脉粥样硬化斑块,这些斑块中含有大量胆固醇结晶,其中脂质(胆固醇、三酰甘油)含量随病变的加重而增大。流行病学调查资料也显示,膳食中含饱和脂肪酸和胆固醇多的人群,平均血浆胆固醇水平高,其冠心病的患病率及发病率也较高。血浆中三酰甘油过多,不仅会形成脂肪肝及肥胖病,还容易发生动脉粥样硬化,甚至可诱发急性心肌梗死。因此,通过合理饮食,控制动物性脂肪和胆固醇的摄入量,是预防高血脂症的最有效的方法。

10.1 油 脂

人体和动植物组织成分中含有油脂和类脂,它们总称为脂类(lipid)。脂类化合物的共同特征是难溶于水而易溶于乙醚、氯仿、丙酮、苯等有机溶剂,都能被生物体所利用,是构成生物体的重要成分,因此在生理上具有非常重要的意义。

油脂是油(oil)和脂肪(fat)的总称,是三分子高级脂肪酸与甘油所形成的甘油三酯(又叫三酰甘油)。一般在室温下呈液态的称为油(如菜油、蓖麻油等);呈半固态或固态的称为脂肪(如猪油、牛油等)。脂肪在体内氧化时放出大量热量,作为能源的储备物,1 g 脂肪在体内完全氧化时可释放出 38 kJ(9.3 kcal) 能量,比 1 g 糖原或蛋白质所释放出的能量多两倍以上。它在脏器周围能保护内脏免受外力撞伤,在皮下有保温作用。脂肪还是维生素 A,D,E 和 K 等许多活性物质的良好溶剂。

类脂是指在结构或性质上类似油脂的化合物,它主要包括磷脂(phospholipid)和甾族化合物(steroid)等。**磷脂**是分子中含有磷酸二酯键结构的脂类,包括由甘油构成的甘油磷脂(glyceryl phosphatide)和由鞘氨醇构成的鞘磷脂(sphingomyelin)。**甾族化合物**是一类重要的天然产物,例如,存在于动物体内的胆甾醇、胆汁酸、维生素 D、肾上腺皮质激素和性激素;存在于植物中的强心苷和甾族生物碱等。它们在生理活动中都起着十分重要的作用。

10.1.1 油脂的组成与命名

甘油三酯也称为脂酰甘油(triacylglycerol),它是由 1 分子甘油与 3 分子脂肪酸通过酯键相结合而成。组成油脂的脂肪酸,已知的有 50 多种。组成油脂的天然脂肪酸的共同特点是:①绝大多数是含偶数碳原子的直链羧酸,其中以 C_{16} 和 C_{18} 为多;②大多数含有一个、两个或三个双键;③几乎所有的不饱和脂肪酸都是顺式构型。常见的高级脂肪酸主要分为饱和脂肪酸和不饱和脂肪酸两大类。例如:

$$CH_3(CH_2)_{10}COOH \quad CH_3(CH_2)_{12}COOH \quad CH_3(CH_2)_{14}COOH \quad CH_3(CH_2)_{16}COOH$$

月桂酸 　　　　　肉豆蔻酸 　　　　软脂酸(棕榈酸) 　　　　硬脂酸

$$CH_3(CH_2)_7CH=CH(CH_2)_7COOH \quad CH_3(CH_2)_4CH=CHCH_2CH=CH(CH_2)_7COOH$$

油酸(9-十八碳烯酸) 　　　　　　亚油酸(9,12-十八碳二烯酸)

$$CH_3(CH_2)_3(CH_2CH=CH)_3(CH_2)_4COOH \quad CH_3(CH_2CH=CH)_3(CH_2)_7COOH$$

γ-亚油酸(6,9,12-十八碳三烯酸) 　　　　亚麻酸(9,12,15-十八碳三烯酸)

$$CH_3(CH_2)_3(CH_2CH=CH)_4(CH_2)_3COOH$$

花生四烯酸(5,8,11,14-二十碳四烯酸)

多数脂肪酸在人体内都能合成,而亚油酸、亚麻酸在人体内不能自身合成,需从食物中摄取,花生四烯酸虽然能在人体内自身合成,但合成量太少,不能满足生理需求,还需要从食物中获得,故三者称为必需脂肪酸(essential fatty acid)。

不饱和脂肪酸甘油酯含量较高的油脂,其熔点较低,在室温下呈液态。而饱和脂肪酸甘油酯含量较高的油脂,在室温下呈固态。

在油脂分子中,若三个脂肪酸部分是相同的,则称为单甘油酯(简单三酰甘油);若不同则叫作混甘油酯(混合三酰甘油)。甘油酯命名时将脂肪酸名称放在前面,甘油的名称放在后面,叫作某酸甘油酯(或某脂酰甘油)。如果是混合甘油酯,则需用 α,α' 和 β 分别表明脂肪酸的位次。例如:

$$H_2C-O-\overset{\displaystyle O}{\overset{\|}{C}}-CH_2(CH_2)_{15}CH_3$$
$$HC-O-\overset{\displaystyle O}{\overset{\|}{C}}-CH_2(CH_2)_{15}CH_3$$
$$H_2C-O-\overset{\displaystyle O}{\overset{\|}{C}}-CH_2(CH_2)_{15}CH_3$$

三硬脂酰甘油

$$\alpha \quad H_2C-O-\overset{\displaystyle O}{\overset{\|}{C}}-CH_2(CH_2)_{15}CH_3$$
$$\beta \quad HC-O-\overset{\displaystyle O}{\overset{\|}{C}}-CH_2(CH_2)_{13}CH_3$$
$$\alpha' \quad H_2C-O-\overset{\displaystyle O}{\overset{\|}{C}}-CH_2(CH_2)_6CH=CH(CH_2)_7CH_3$$

α-硬脂酰-β软脂酰-α'-油酰甘油

天然油脂是各种混合甘油酯的混合物。

10.1.2 油脂的物理性质

纯净油脂一般为无色、无臭、无味的物质,天然油脂(尤其是植物中的油脂)因混有维生素和色素常带有颜色和特殊气味。油脂的密度小于 $1\ g \cdot cm^{-3}$,不溶于水,易溶于乙醚、石油醚、氯仿、苯及热乙醇等有机溶剂,可以利用这些溶剂提取动植物组织中的油脂。由于油脂为混合物,所以没有固定的熔点和沸点。油脂的熔点随不饱和脂肪酸含量的增大而降低。

10.1.3 油脂的化学性质

10.1.3.1 水解与皂化

油脂能在酸、碱或酶(如胰脂酶等水解酶)的作用下水解,生成一分子甘油和三分子脂肪酸。油脂在碱性溶液中水解可以生成甘油和高级脂肪酸的盐类(肥皂),因此油脂在碱性溶液中的水解叫作**皂化**(saponification)反应。例如:

$$H_2C-O-\overset{\displaystyle O}{\overset{\|}{C}}-CH_2(CH_2)_{15}CH_3$$
$$HC-O-\overset{\displaystyle O}{\overset{\|}{C}}-CH_2(CH_2)_{13}CH_3 \qquad +3NaOH$$
$$H_2C-O-\overset{\displaystyle O}{\overset{\|}{C}}-CH_2(CH_2)_6CH=CH(CH_2)_7CH_3$$

$$\xrightarrow{\triangle}
\begin{array}{ll}
H_2C-OH & CH_3(CH_2)_{15}CH_2COONa \\
HC-OH + & CH_3(CH_2)_{13}CH_2COONa \\
H_2C-OH & CH_3(CH_2)_7CH=CH(CH_2)_6CH_2COONa
\end{array}$$

普通肥皂是各种高级脂肪酸钠盐的混合物。油脂用氢氧化钾皂化所得的高级脂肪酸钾盐质软,叫作软皂。医学上常以洗净皮肤的"来苏儿"就是由煤酚和软皂制成的。

1 g 油脂完全皂化所需的氢氧化钾的毫克数,称为**皂化值**(saponification value)。根据皂化值的大小,可以判断油脂所含油脂的平均相对分子质量,皂化值与油脂的平均相对分子质量成反比。皂化值还可检验油脂是否掺有其他物质,并可反映油脂在皂化时所需碱的用量。

10.1.3.2 酸败

油脂在空气中放置过久,就会变质产生难闻的气味,这种变化叫作**酸败**。酸败是由空气中的氧、水分或微生物作用引起的。油脂中不饱和酸的双键部分与空气中氧的作用,氧化成过氧化物,后者进一步分解或氧化,产生有臭味的低级醛或羧酸。光、热或湿气都可以加速油脂的酸败。

油脂酸败的另一原因是微生物或酶的作用。油脂先水解为脂肪酸,脂肪酸在微生物或酶的作用下发生 β-氧化,即羧酸中的 β-碳原子被氧化为羰基,生成 β-酮酸,然后进一步分解生成含碳较少的酮或羧酸。油脂酸败的产物有毒性和刺激性,因此酸败的油脂不能食用或药用。

10.1.3.3 加成

油脂中的不饱和脂肪酸的碳碳双键能与氢气、卤素等发生加成反应。

(1)加氢

不饱和脂肪酸的油脂通过催化加氢可转变为含饱和脂肪酸的油脂。加氢可使液态的油转变为半固态或固态的脂肪,所以油脂的催化加氢也称为油脂的硬化。油脂硬化后,可制成人造黄油供食用,这样可以防止由天然动物油中摄入过多的胆固醇,而且油脂硬化后不容易酸败。

(2)加碘

碘能与油脂的不饱和脂肪酸中的碳碳双键发生加成反应。从一定量的油脂所能吸收碘的质量,可以判断油脂的不饱和程度。通常将 100 g 油脂所吸收的碘的克数称为油脂的碘值。例如,大豆油的碘值为 124~136 g,奶油的碘值为 26~45 g,说明大豆油的不饱和程度比奶油大。油脂的碘值越大,油脂的不饱和程度就越高,熔点越低。研究表明,长期食用低碘值的油脂,会导致动脉硬化等疾病。

10.2 磷 脂

磷脂包括各种含磷的脂类。它们在自然界的分布很广,种类繁多。按其化学组成大体上可分为两大类。一类是分子中由甘油构成的称为**甘油磷脂**,另一类是分子中由鞘氨醇构成的称为**鞘磷脂**(又叫神经磷脂)。本节介绍甘油磷脂。

甘油磷脂可以看作磷脂酸的衍生物。磷脂酸是由一分子甘油、两分子高级脂肪酸和一分子磷酸通过酯键结合而成的化合物。天然磷脂酸中的脂肪酸,α 位通常是饱和脂肪酸,β 位通常是不饱和脂肪酸。由于 α' 位磷酸的引入,使得磷脂酸分子具有手性。

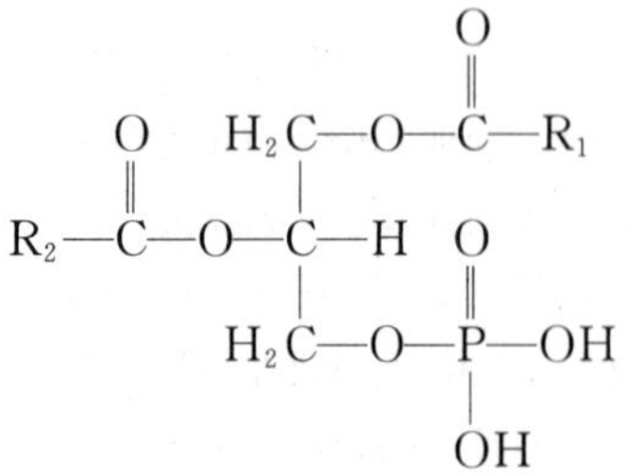

磷脂酸 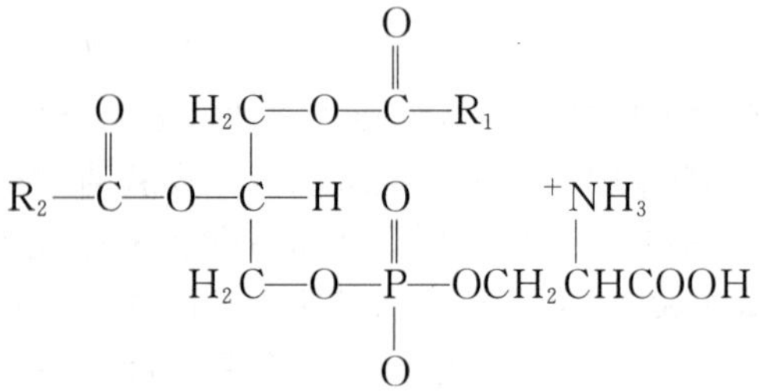　　　　　　　　　　　磷脂酰丝氨酸

甘油磷脂又按性质的不同可细分为中性甘油磷脂和酸性甘油磷脂两类。前者如磷脂酰胆碱(卵磷脂)、磷脂酰乙醇胺(脑磷脂)、溶血磷脂酰胆碱等;后者如磷脂酸、磷脂酰丝氨酸等。

机体中的甘油磷脂,常见的是卵磷脂和脑磷脂。它们的结构式如下所示:

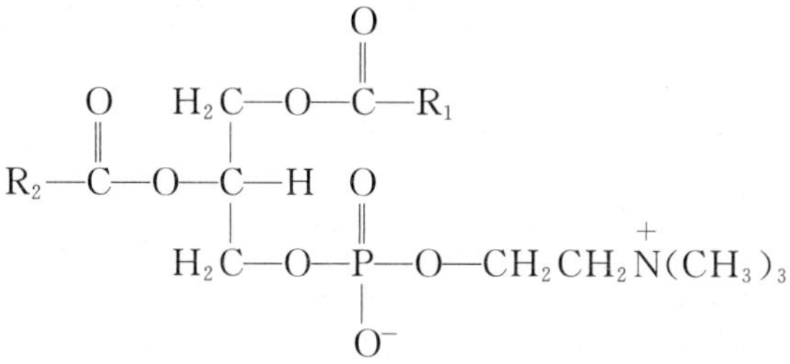

卵磷脂

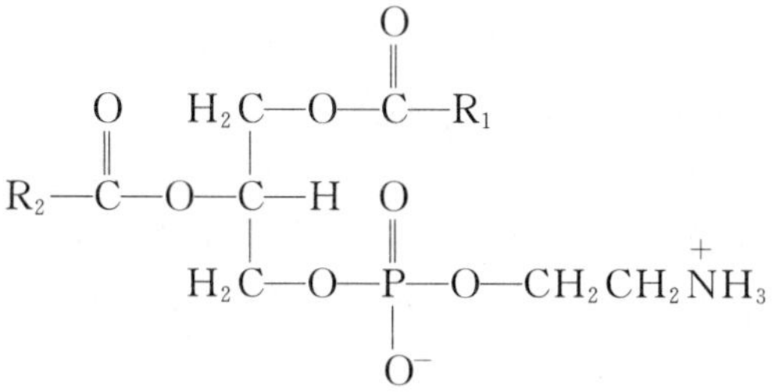

脑磷脂

卵磷脂和脑磷脂在组成上最主要的区别是卵磷脂中含有胆碱成分,脑磷脂中含有胆胺成分。胆碱和胆胺的结构式如下所示:

$$HOCH_2CH_2 \overset{+}{N}(CH_3)_3OH^- \qquad\qquad HOCH_2CH_2NH_2$$

胆碱 胆胺

卵磷脂存在于脑组织、大豆,尤以蛋黄中含量最为丰富。卵磷脂是细胞膜的重要组成物质,能促进肝内脂肪的运输,是常用的抗脂肪肝药物。存在于血小板内能促进血液凝固的凝血激酶,就是由脑磷脂和蛋白质组成的,所以脑磷脂与血液的凝固有关。

10.3 甾族化合物

甾族化合物(steroid)是一类广泛存在于动植物体内的天然有机化合物,如胆甾醇、胆汁酸、维生素 D、肾上腺皮质激素及性激素等。许多甾族化合物具有重要的生理作用。

10.3.1 甾族化合物的基本结构

甾族化合物也称类固醇化合物,广泛存在于生物体内,在动植物生命活动中起着重要的作用。其分子结构中都含有一个由环戊烷并氢化菲构成的基本骨架,4 个环用 A、B、C、D 表示,大多数甾族化合物在 C_{10} 和 C_{13} 上各连有一个甲基,称角甲基;在 C_{17} 上连有一个不同碳原子数的碳链或取代基。

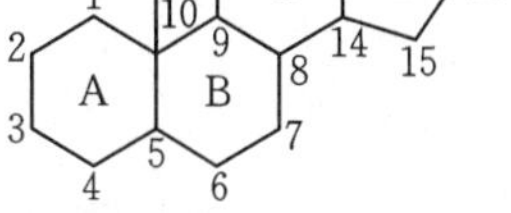

甾族化合物的基本结构

中文"甾"字是个象形字,是根据甾族化合物基本结构而来,"田"表示四个环,"巛"表示两个角甲基和一个 C_{17} 位上的取代基。

甾族化合物的结构复杂,其名称常用俗名。

10.3.2 重要的甾族化合物

10.3.2.1 胆甾醇

胆甾醇又称为胆固醇,是最重要的动物甾醇,是胆结石的主要组成成分。其结构式如下所示:

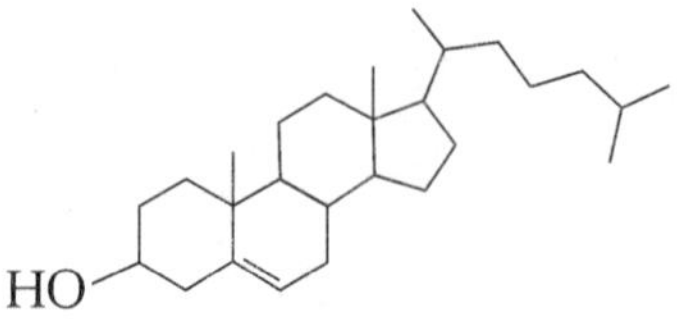

胆固醇是一种无色或略带黄色的结晶,难溶于水,易溶于热乙醇、乙醚和氯仿等有机溶剂。由于其结构中有甾核、侧链、双键、羟基等,所以它能发生这些基团的一系列化学反应。例如,溶解在氯仿中的胆固醇与乙酸酐及浓硫酸作用,颜色由浅红变蓝紫,最后转为绿色,此反应称为李伯曼—布查(Lieberman-Burchard)反应,常用于胆固醇的定性、定量分析。

胆固醇

在动物体内,胆固醇大多以脂肪酸酯的形式存在,而在植物体内常以糖苷的形式存在。胆固醇是真核生物细胞膜脂质中的重要组分,生物膜的流动性和通透性与它有着密切关系,同时它还是生物合成胆甾酸和甾体激素等的前体,在体内起着重要作用。但是胆固醇摄取过多或代谢发生障碍时,就会从血清中沉积在动脉血管壁上,导致冠心病和动脉粥样硬化症;过饱和胆固醇从胆汁中析出沉淀则是形成胆固醇系结石的基础。不过体内长期胆固醇偏低也会诱发疾病。

10.3.2.2 胆甾酸

胆甾酸是存在于动物胆汁中的一类甾体化合物,分子结构中含有羧基。至今发现的胆甾酸已有100多种,其中人体内重要的是胆酸和脱氧胆酸。

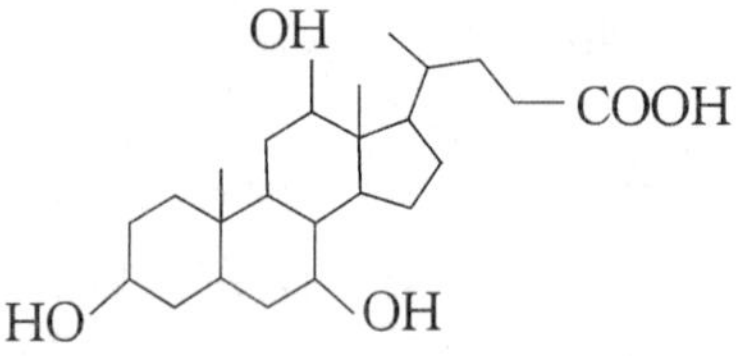

胆酸 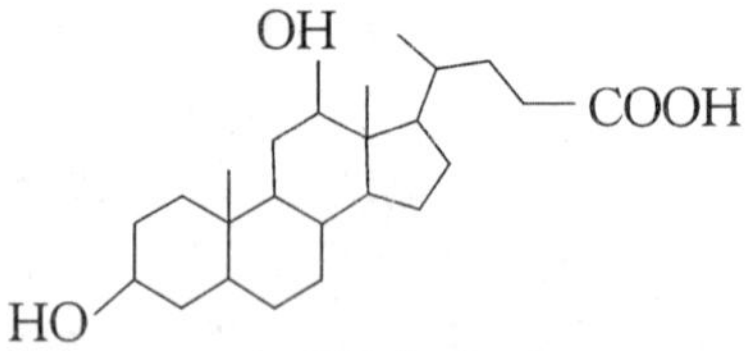　　　　脱氧胆酸

在胆汁中,胆甾酸分别与甘氨酸(NH_2CH_2COOH)或牛磺酸($H_2NCH_2CH_2SO_3H$)通过酰胺键结合形成各种结合胆甾酸,如脱氧胆酸与甘氨酸或牛磺酸反应分别生成甘氨脱氧胆酸和牛磺脱氧胆酸。其形成的盐分子内部既含有亲水性的羟基和羧基(或磺酸基),又含有疏水性的甾环,这种分子结构能够降低油/水两相之间的表面张力,具有乳化剂的作用,利于脂类的消化吸收。

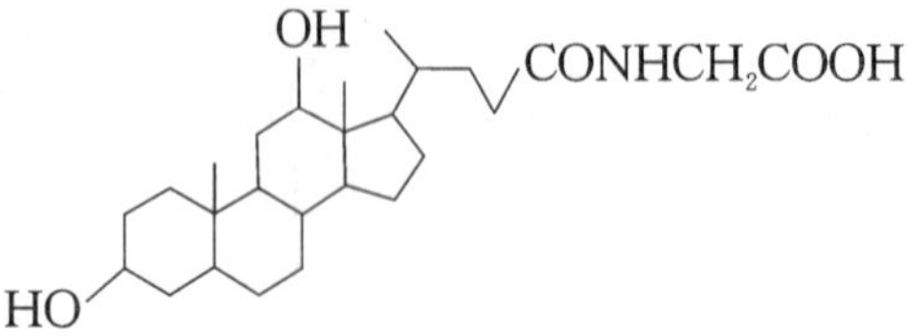

甘氨脱氧胆酸 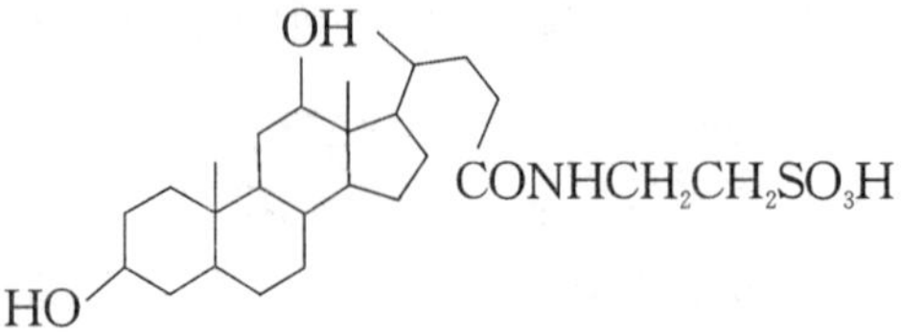　　　　牛磺脱氧胆酸

阅读材料

甾体激素

激素又称荷尔蒙(hormone),它是生物体内存在的一类具有重要生理活性的特殊化学

物质,生理作用十分强烈,对生物的生长、发育和繁殖起着重要的调节作用。激素根据其来源可分为动物激素、昆虫激素和植物激素三类。根据其结构可分为含氮激素(肾上腺素、甲状腺素)、不饱和脂肪酸激素(前列腺素)和甾体激素三类。其中甾体激素(又称类固醇激素)是种类最多的。甾体激素又分为性激素和肾上腺皮质激素两类。

性激素是一类重要的甾体化合物,按其生理功能分为雌性激素、孕激素和雄性激素。雄性激素,如睾酮是含 19 碳类固醇,C_{17} 上无侧链。其结构特点是 C_{17} 上的羟基为 β 构型,若为 α 构型则无生理活性。C3 上为酮基,C4 与 C5 之间有一个双键。

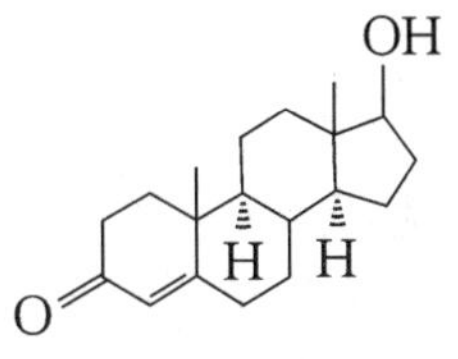

睾酮 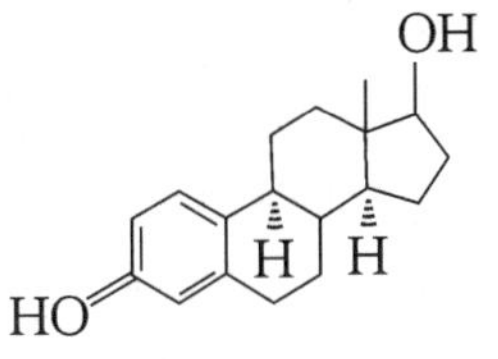　　　　　　　　　雌二醇 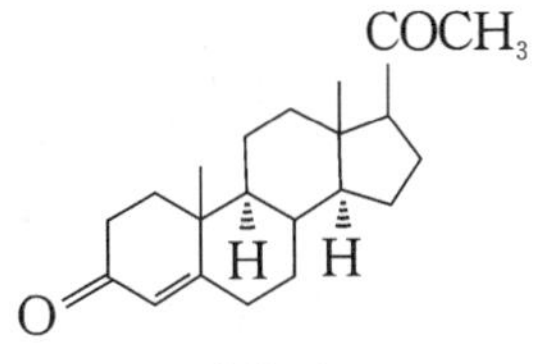　　　　　　　　孕酮(黄体酮)

雌性激素如雌酮、雌二醇,以及孕激素如孕酮(黄体酮)等的生理作用很激烈,极微量的雌性激素给予雄性后会引起某些雌性的特征变化,相反亦然。人工合成的某些性激素类似物,如乙炔基的雌二醇能抑制未孕妇女排卵,从而可用于人工避孕。

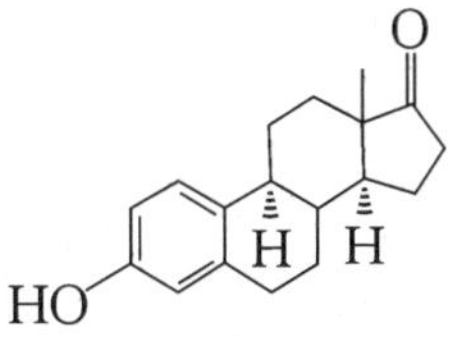

雌酮 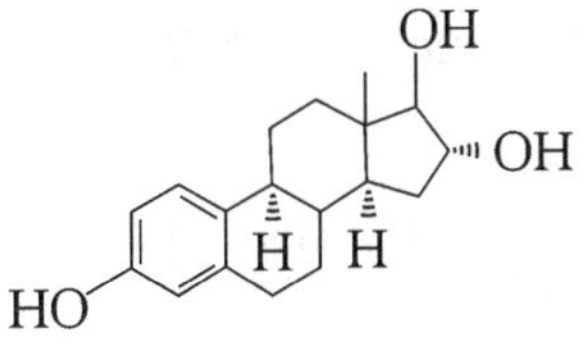　　　　　　　　　雌三醇 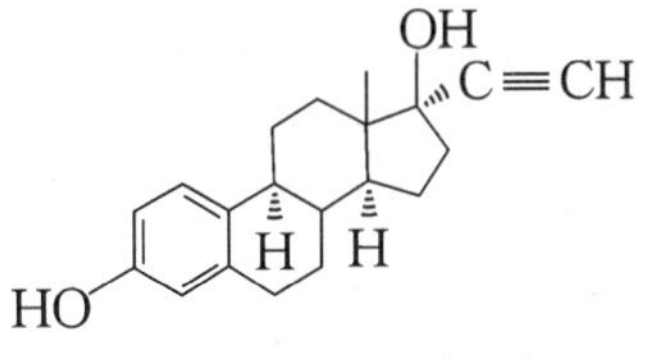　　　　　　　　炔雌醇

肾上腺皮质激素是肾上腺皮质分泌的激素,它是甾类中另一重要的激素。按照它们的生理功能可分为糖代谢皮质激素(如皮质酮、可的松等)和盐代谢皮质激素(如醛甾酮等)。肾上腺皮质分泌的激素减少,会导致人体极度虚弱,贫血、恶心、低血压、低血糖、皮肤呈青铜色,这些症状临床上称 Addison 病。因此,某些可的松作为药物在临床治疗中占有重要的地位,如氢化可的松、泼尼松、地塞米松等都是较好的抗炎、抗过敏药物。

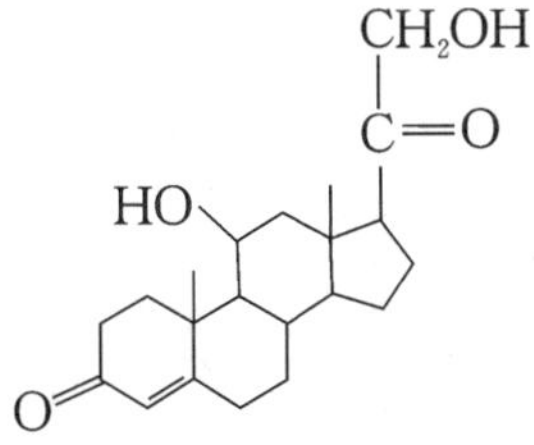

皮质酮 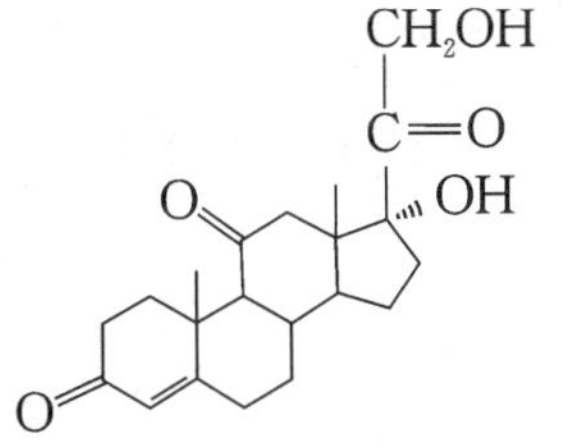　　　　　　　　可的松 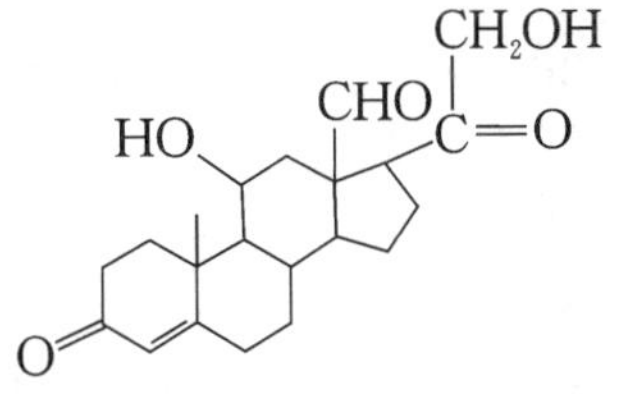　　　　　　　　醛甾酮

昆虫变态激素——蜕皮激素也是存在于植物中的甾体化合物,它有一个完整的胆甾醇边链。与高等动物的激素一样,它也是一个 α,β-不饱和酮。从蚕、蝗虫等中分离的一些蜕皮激素的结构如下:

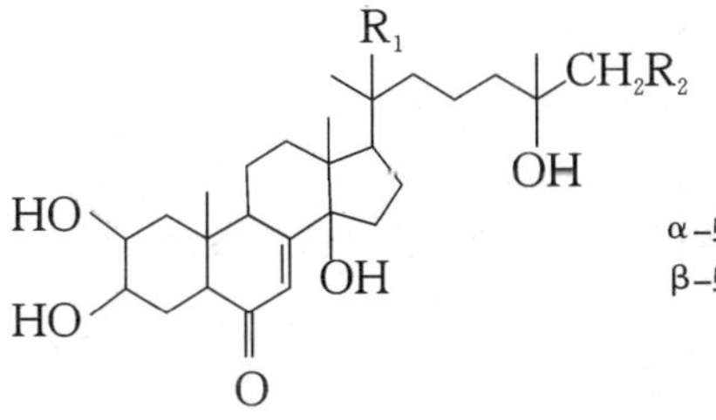

α-蜕皮激素：$R_1 = R_2 = H$
β-蜕皮激素：$R_1 = OH$, $R_2 = H$

173

皂素是一种糖苷,溶于水即成胶状溶液,经强烈摇动会产生持久性泡沫,类似肥皂,故称皂素,如薯皂苷元。皂素是乳化剂,用于油脂的乳化。强心苷,如毛地黄素苷元,在水溶液中也产生泡沫,但它有特殊的强心作用,主要用于心脏病治疗。

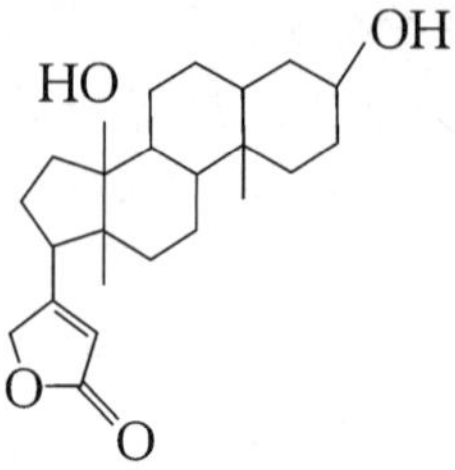

薯皂苷元

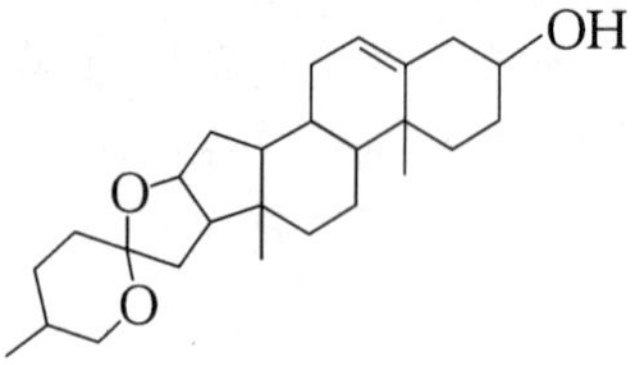

毛地黄素苷元

参考文献

［1］吕以仙.有机化学［M］.7版.北京:人民卫生出版社,2008.

［2］徐春祥.医学化学［M］.2版.北京:高等教育出版社,2008.

［3］邢其毅,等.基础有机化学［M］.3版.北京:高等教育出版社,2005.

习　　题

1.写出下列化合物的结构。

(1) 亚油酸

(2) 顺、顺、顺、顺-$\Delta^{5,8,11,14}$-二十碳四烯酸

(3) 三硬脂酰甘油

(4) 卵磷脂

(5) 7-脱氢胆固醇

(6) 胆酸

2.完成下列反应方程式。

(1)
$$\begin{array}{l} H_2C-O-\overset{O}{\overset{\|}{C}}-(CH_2)_7CH=CH(CH_2)_7CH_3 \\ HC-O-\overset{O}{\overset{\|}{C}}-(CH_2)_{14}CH_3 \\ H_2C-O-\overset{O}{\overset{\|}{C}}-(CH_2)_{16}CH_3 \end{array} \quad +3NaOH \xrightarrow{\triangle}$$

(2)
$$\begin{array}{l} H_2C-O-\overset{O}{\overset{\|}{C}}-(CH_2)_7CH=CH(CH_2)_7CH_3 \\ HC-O-\overset{O}{\overset{\|}{C}}-(CH_2)_{14}CH_3 \\ H_2C-O-\overset{O}{\overset{\|}{C}}-(CH_2)_{16}CH_3 \end{array} \quad \xrightarrow[Ni]{H_2}$$

3.判断下列说法的正误。

(1) 卵磷脂水解可得到 4 种化合物:甘油、脂肪酸、磷酸和乙醇胺。

(2) 动物脂肪较植物油一般具有低碘值和相对高的熔化温度。

(3) 李伯曼-布查反应的颜色变化是先显现绿色,后变成蓝色,最后转变为紫红色。

(4) 胆固醇的基本骨架是环戊烷多氢菲。

(5) 油脂是高级脂肪酸和高级醇生成的酯。

第11章

糖 类

本章要求

1. 掌握单糖的结构及化学性质,糖苷的结构,还原糖与非还原糖的区别。

2. 了解双糖、多糖的结构及性质。

案 例

白糖、红糖、冰糖

糖在人们的日常膳食中是必不可少的调味品之一,最常用的包括白糖、红糖、冰糖几种。白糖、红糖、冰糖都是从甘蔗和甜菜中提取的,因制作工艺和提纯方法的不同而异,它们的化学成分都是蔗糖。红糖是蔗糖和糖蜜的混合物;白糖是红糖经洗涤、离心、分蜜、脱光等几道工序制成的;冰糖则是白糖在一定条件下,通过重结晶后形成的。

糖类又称为碳水化合物,是植物光合作用的产物,是一类重要的天然有机化合物,对于维持动植物的生命起着重要的作用。人类制造和使用糖类的历史非常悠久,但直到18世纪才由一名德国学者从甜菜中分离出纯糖。早年分析的糖类化合物的分子通式可写成$C_n(H_2O)_m$,即糖类分子中含有一定比例的 C、H、O,其中 H 和 O 的比例恰好与水相同,整个分子好像是由 C 和 H_2O 组成一样,所以将其称为碳水化合物(carbohydrate)。尽管后来发现有些糖类化合物,如鼠李糖($C_6H_{12}O_5$)分子式并不满足这一分子通式,但碳水化合物的名称沿用已久,至今仍在营养学等领域使用。现在将糖类化合物定义为多羟基醛或多羟基酮,以及水解后能生成这类醛酮的化合物。根据定义可将糖类分成以下三类:

(1)单糖(monosaccharide)指不能再被简单水解成更小的糖类的分子。

(2)寡糖(oligosaccharide)也称低聚糖,水解后可得到 2～10 个单糖分子的糖类。如麦芽糖、蔗糖水解后可得到二分子单糖;棉籽糖水解时生成三分子单糖等。

(3)多糖(polysaccharide)指水解后得到 10 个以上单糖分子的糖类。如淀粉水解可得到几百或上千个葡萄糖分子。

11.1 单 糖

11.1.1 单糖的结构和命名

单糖可根据羰基所处位置的不同分为醛糖(aldose)和酮糖(ketose)两大类。还可根据单糖中碳原子的个数将其分为丙糖、丁糖、戊糖、己糖、庚糖。自然界中含量最丰富的单糖是戊糖、己糖。例如：

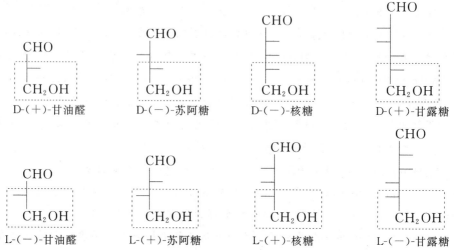

单糖的链状结构常用 Fischer 投影式来表示。投影时规定糖的羰基必须位于投影式的上端,碳原子的编号从靠近羰基的一端开始。有时为了书写方便也可将手性碳上的氢原子省略,仅以短横线"—"表示羟基、用"△"代表醛基、"○"表示羟甲基进一步简化投影式。

D-(＋)-葡萄糖的 Fischer 投影式

在上述四种写法中,(Ⅲ)式应用范围最广,(Ⅳ)式最简单。单糖可以和甘油醛(glyceric aldehyde)一样,也可划分为 D、L 两种构型。以甘油醛为比较标准,其构型以 Fischer 投影式表示。糖分子中编号最大的手性碳原子,如与 D-甘油醛的构型相同,则为 D-构型,反之为 L-构型。例如：

D-(＋)-甘油醛   D-(—)-苏阿糖   D-(—)-核糖   D-(＋)-甘露糖

L-(—)-甘油醛   L-(＋)-苏阿糖   L-(＋)-核糖   L-(—)-甘露糖

下面列出了 3～6 个碳原子的 D-构型系列的醛式单糖及其普通名称。

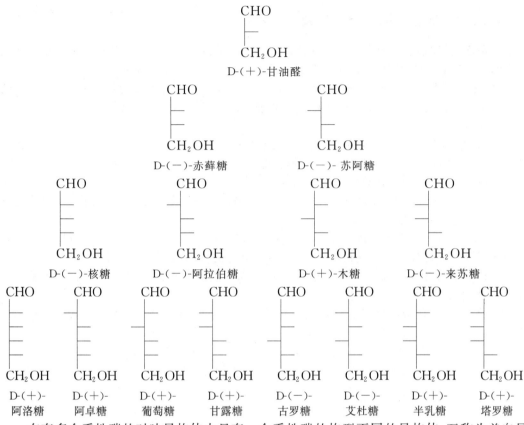

在有多个手性碳的对映异构体中只有一个手性碳的构型不同的异构体,互称为差向异构体(epimer)。如 D-葡萄糖和 D-甘露糖,D-葡萄糖和 D-半乳糖均可互称为差向异构体。

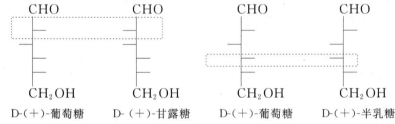

单糖也可以按系统命名法命名,但由于单糖分子中常有多个手性碳原子,立体异构体很多,所以一般以其来源命名。糖的旋光方向是由实验测得的,右旋为"＋",左旋为"－",糖的命名中常常注明其旋光性。例如:

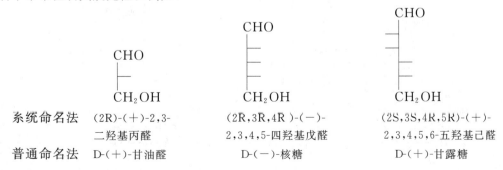

系统命名法	(2R)-(＋)-2,3-	(2R,3R,4R)-(－)-	(2S,3S,4R,5R)-(＋)-
	二羟基丙醛	2,3,4,5-四羟基戊醛	2,3,4,5,6-五羟基己醛
普通命名法	D-(＋)-甘油醛	D-(－)-核糖	D-(＋)-甘露糖

11.1.2 葡萄糖的变旋光现象与环状结构

在前面我们都是用链状的 Fischer 投影式来描述单糖的结构,这种方法书写简便、能简明表示出单糖的立体构型,因而应用广泛。但是开链结构也有局限,它不能解释下面的事实:

(1)正常情况下,一分子的醛基能与两分子的羟基进行羟醛缩和得到缩醛,糖分子中的醛基理应也和两分子羟基形成缩醛类化合物,然而事实表明,醛糖只能和一分子醇形成一种稳定的化合物。

(2)D-葡萄糖晶体可从冷的乙醇中结晶或是从热的吡啶中结晶制得。这两种方法得到的晶体在大多数理化性质方面都是一样的,但是从冷的乙醇中结晶出来的晶体,熔点 146 ℃,比旋光度$[\alpha]_D^{20}=+112°$,从热的吡啶中结晶的晶体,熔点 150 ℃,$[\alpha]_D^{20}=+18.7°$。显然,这两种 D-葡萄糖晶体并不是同一种物质,它们在结构上存在着微小的差异。而开链式结构不能完全表示这两种不同的 D-葡萄糖。

(3)上述两种不同的结晶葡萄糖的水溶液,在新配制时,其比旋光度分别为$+112°$和$+18.7°$,但随着放置时间的延长,比旋光度均发生变化,最后都变为$+52.7°$。

这种糖在溶液中自行改变比旋光度的现象,称为**变旋光现象**。单糖的开链结构无法解释变旋光现象。

实验证明,当化合物可以形成五元环或六元环时,在成环和开链的平衡中通常都倾向于成环。例如:

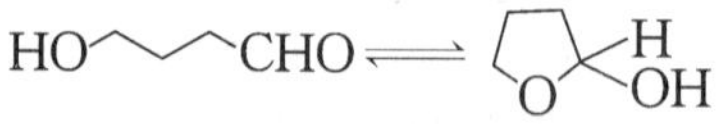

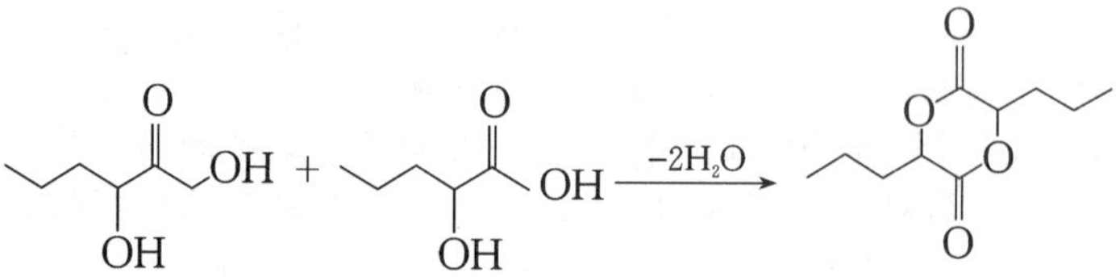

这些实验现象给了人们很好的启迪,葡萄糖分子中既含有羟基又含有醛基,且从两者的空间位置上看,有成五元环或六元环的条件。哈沃斯于 1912 年提出了葡萄糖是一个链式结构和环状结构的平衡体。现在已经成功分析出在葡萄糖的平衡体系中每种结构及所占比例。

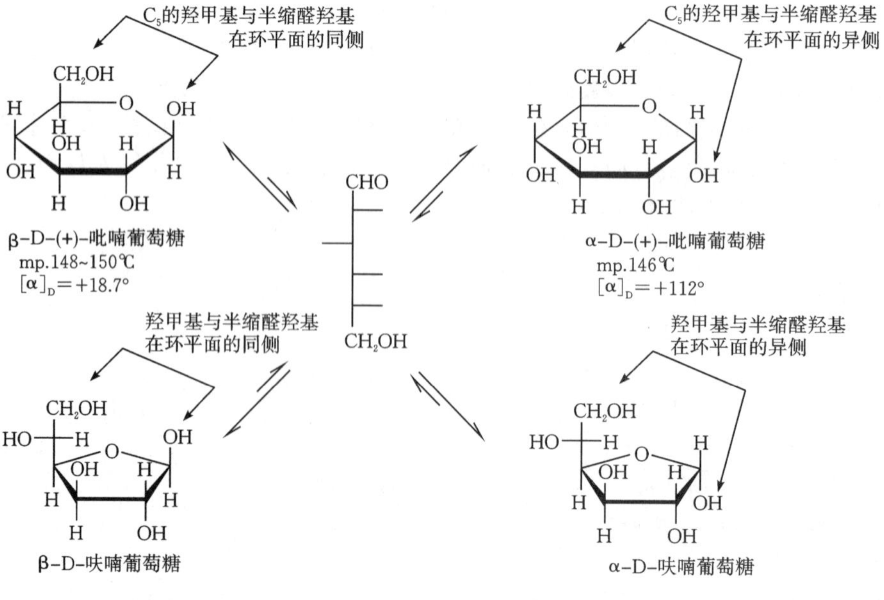

从环状结构中很容易看出葡萄糖的醛基既可以与 C_4 上的羟基形成五元杂环(与杂环中呋喃环结构一致,称为呋喃葡萄糖),也可以与 C_5 上的羟基形成六元杂环(与吡喃环结构一致,称为吡喃葡萄糖)。既能形成呋喃糖又能形成吡喃糖时,以吡喃糖为主。

当葡萄糖由链状结构转变为环状结构时,原先的羰基碳原子变为手性碳原子,该手性碳原子上的半缩醛羟基有两种取向——半缩醛羟基与 C_5 的羟甲基在环平面同侧(β-异构体)或在环平面异侧(α-异构体)。这种仅仅由半缩醛羟基的空间位置不同引起的异构体,被称为差向异构体,它们的化学物理性质非常相近。

葡萄糖的环状结构可以很容易说明开链式解释不了的问题:

(1)醛基已经与自身的一个羟基缩和得到半缩醛,所以只需和一分子醇就能生成缩醛。

(2)由于葡萄糖的每种结构之间存在动态平衡,所以若将某种存在形式的葡萄糖放在水中,环状的 α-异构体与 β-异构体之间可以通过链状葡萄糖互相转变。平衡之前,各种形式的葡萄糖的浓度不断变化,故旋光度也不断变化,直至达到平衡,旋光值才固定下来。

既然葡萄糖主要是以环状结构存在的,那么我们应如何将链状结构转化为环状结构呢?可以遵循以下步骤进行:

(1)按照严格的 Fischer 投影原则写出单糖的 Fischer 投影式,如下 A 所示;

(2)顺时针方向旋转投影式 90°,如下 B 所示;

(3)以 C_2、C_3 为基准,其余碳原子朝内折叠成环状,如下 C 所示;

(4)C_4、C_5 相对位置不变,将 C_5 上其余的三个集团依次交换顺序,使 C_5 上的羟基处于最接近羰基的位置,如下 D 所示;

(5)C_5 上羟基与羰基进行羟醛缩和,闭环得到半缩醛羟基和一个手性碳,如下 E 所示。该碳上的半缩醛羟基可以处于环平面的上方(β-吡喃糖)或下方(α-吡喃糖)。若不区分差向异构,可以用"∽"连接半缩醛羟基与环平面。

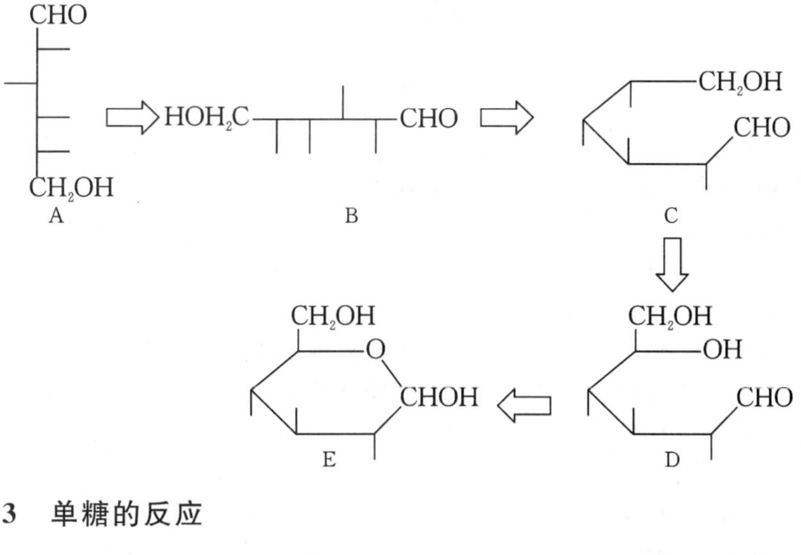

11.1.3　单糖的反应

糖是多羟基醛或多羟基酮,因此糖具有醛、酮和醇的共性。例如,糖可以像醛一样与醇反应生成缩醛,也可以像醇一样与酸生成酯等。下面简单介绍几种糖的特征反应。

11.1.3.1　成苷反应

在单糖的环式结构中,由醛基氧或羰基氧形成的羟基称为**半缩醛羟基**,该羟基较其他羟基活泼,可以与其他分子的羟基、氨基、巯基等脱水缩合,生成糖苷(glycoside)。糖苷分子包括糖和非糖部分,一般将糖部分称为糖苷基,将非糖部分称为糖苷配基,配基部分可以很简单,也可以很复杂。糖苷从结构上看属于缩醛,因此在碱性条件下稳定,在酸性条件下易水解为糖和配基。

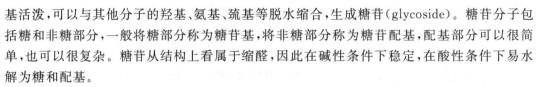

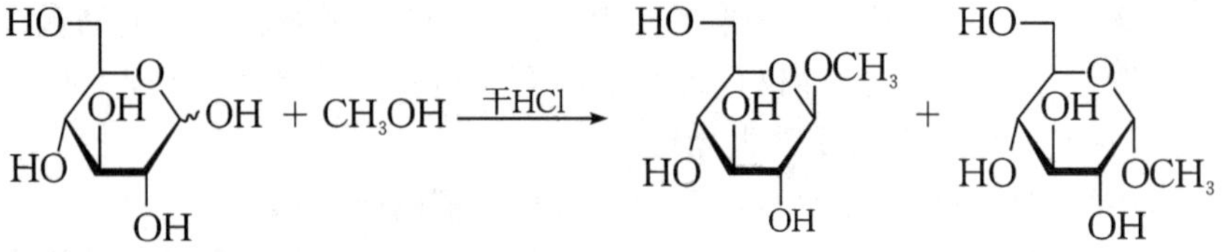

β-D-甲基葡萄糖　　　　　　　　　　　α-D-甲基葡萄糖苷

糖苷的化学名称是用构成此分子的糖的名称后面加"苷"字,并将配基的名称及其所连接碳的构型(α-或β-)写在糖的名称前面,如甲基-α-D-吡喃葡萄糖苷。连接糖苷基和糖苷配基的化学键称为糖苷键(glycosidic bond),用构型为 α 的半缩醛羟基与配基形成的键,称为α-糖苷键,用构型为 β 的半缩醛羟基与配基形成的键,称为 β-糖苷键,可用数字表示苷键所连接的两个碳原子,对于较复杂的糖苷也可根据其来源命名。

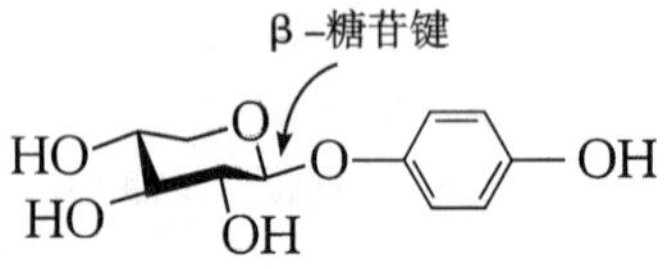

熊果苷 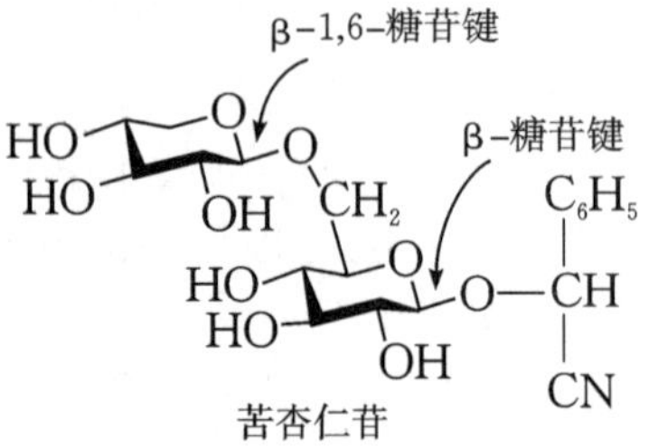　　　　　　　　　　　　　　苦杏仁苷

上述分子的糖与非糖部分是通过氧原子连接的,因此这里的"O"被称作氧苷。除氧苷外,还有氮苷、碳苷和硫苷。

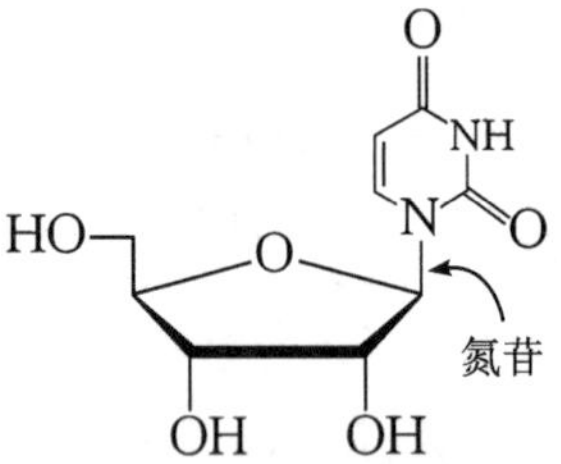

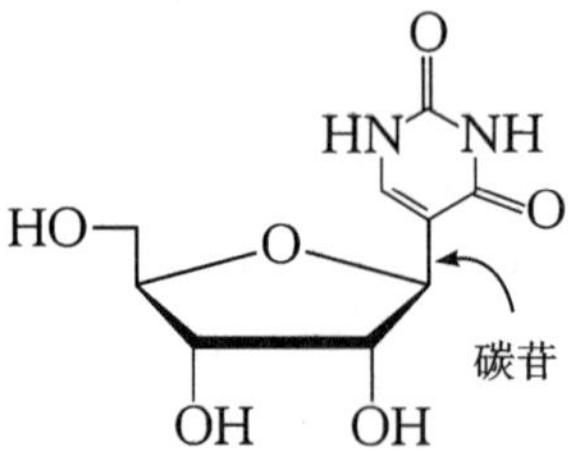

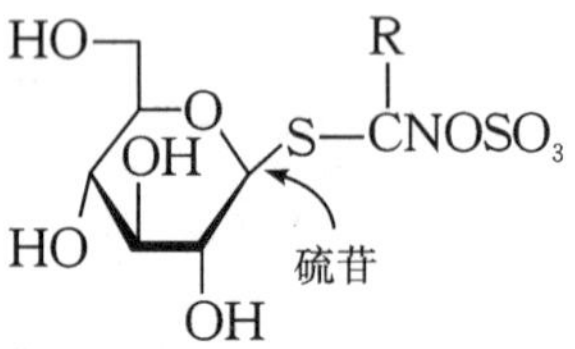

11.1.3.2　氧化反应

在一定条件下,单糖分子内的醛基和羟甲基可以被氧化生成糖酸等。

(1)与 Tollens 试剂、Fehling 试剂、Benedict 试剂等碱性弱氧化剂反应时,生成葡萄糖酸等氧化产物,半乳糖、核糖和果糖等也能发生上述反应。凡是能被碱性弱氧化剂氧化的糖统称为还原糖,游离单糖都是还原糖。

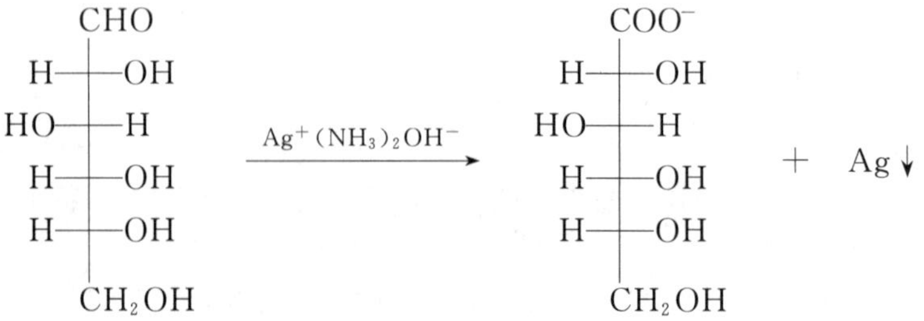

（2）与溴水反应时,只氧化醛基而得葡萄糖酸。

$$
\begin{array}{c}
\text{CHO} \\
\text{H}\!-\!\text{OH} \\
\text{HO}\!-\!\text{H} \\
\text{H}\!-\!\text{OH} \\
\text{H}\!-\!\text{OH} \\
\text{CH}_2\text{OH}
\end{array}
\xrightarrow{\text{Br}_2\text{-H}_2\text{O}}
\begin{array}{c}
\text{COOH} \\
\text{H}\!-\!\text{OH} \\
\text{HO}\!-\!\text{H} \\
\text{H}\!-\!\text{OH} \\
\text{H}\!-\!\text{OH} \\
\text{CH}_2\text{OH}
\end{array}
$$

D-葡萄糖酸

（3）与稀 HNO_3 等较强氧化剂反应时,分子内的醛基和羟甲基均被氧化,生成葡萄糖二酸。

$$
\begin{array}{c}
\text{CHO} \\
\text{H}\!-\!\text{OH} \\
\text{HO}\!-\!\text{H} \\
\text{H}\!-\!\text{OH} \\
\text{H}\!-\!\text{OH} \\
\text{CH}_2\text{OH}
\end{array}
\xrightarrow[100\,℃]{\text{稀 HNO}_3}
\begin{array}{c}
\text{COOH} \\
\text{H}\!-\!\text{OH} \\
\text{HO}\!-\!\text{H} \\
\text{H}\!-\!\text{OH} \\
\text{H}\!-\!\text{OH} \\
\text{COOH}
\end{array}
$$

D-葡萄糖　　　　　　　　　　D-葡萄糖二酸

11.1.3.3　异构反应

（1）醛-酮异构　酮糖和醛糖在碱性条件下可以相互转化。

$$
\begin{array}{c}
\text{CHO} \\
\text{H}\!-\!\text{OH} \\
\text{HO}\!-\!\text{H} \\
\text{R}
\end{array}
\xrightarrow[-\text{H}_2\text{O}]{\text{H}^+}
\begin{array}{c}
\text{CHO} \\
\text{C}\!-\!\text{OH} \\
\text{C}\!-\!\text{H} \\
\text{R}
\end{array}
\rightleftharpoons
\begin{array}{c}
\text{CHO} \\
\text{C}\!=\!\text{O} \\
\text{H}\!-\!\text{C}\!-\!\text{H} \\
\text{R}
\end{array}
$$

（2）差向异构　糖酸在类似条件下也能发生差向异构化,如 D-阿拉伯糖酸钙在碱性条件下可部分转化为 D-核糖酸钙。

$$
\begin{array}{c}
\text{COOCa} \\
\text{HO}\!-\!\text{H} \\
\text{H}\!-\!\text{OH} \\
\text{H}\!-\!\text{OH} \\
\text{CH}_2\text{OH}
\end{array}
\xrightarrow[125\,℃]{\text{Ca(OH)}_2}
\begin{array}{c}
\text{COOCa} \\
\text{H}\!-\!\text{OH} \\
\text{H}\!-\!\text{OH} \\
\text{H}\!-\!\text{OH} \\
\text{CH}_2\text{OH}
\end{array}
$$

11.1.3.4　酸性条件下的脱水反应

在弱酸条件下,β-羟基的羰基化合物易发生脱水反应,生成 α,β 不饱和羰基化合物。糖类化合物具有类似结构,因此也能发生上述反应,在酸性条件下脱水生成二羰基化合物。

$$
\begin{array}{c}
\text{CHO} \\
\text{H}\!-\!\text{OH} \\
\text{HO}\!-\!\text{H} \\
\text{H}\!-\!\text{OH} \\
\text{CH}_2\text{OH}
\end{array}
\xrightarrow[\triangle]{\text{强酸}}
\left[\ \text{(呋喃环 HO OH, CHO)}\ \right]
\xrightarrow{-2\text{H}_2\text{O}}
\text{(呋喃-CHO)}
$$

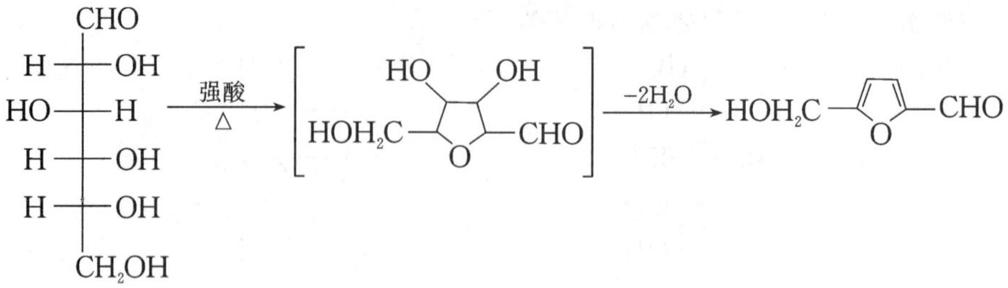

*11.1.4　重要的单糖及其衍生物（自学）

11.1.4.1　D-葡萄糖

D-葡萄糖为无色晶体,易溶于水、有甜味。在植物的果实、蜂蜜、动物血液、淋巴中均有游离的 D-葡萄糖,人类血液中其含量为 $0.08\%\sim0.1\%$。D-葡萄糖是人体内重要的能源供给物,它在体内的代谢反应是最重要的生化反应。

11.1.4.2　D-甘露糖

D-甘露糖是 D-葡萄糖的 C_2 差向异构体,它分布很广,在象牙果、棕榈种子、木材半纤维素、酵母及哺乳动物的血浆中均可找到。D-甘露糖还可还原为 D-甘露糖醇(柿霜糖的成分),后者有通便的作用。

11.1.4.3　D-半乳糖

D-半乳糖是 D-葡萄糖的 C_4 差向异构体,广泛存在于琼脂、树胶、乳糖等中。游离的半乳糖是乳汁的组成部分。

11.1.4.4　D-果糖

D-果糖存在于水果中,它是一切单糖中最甜的一种,蜂蜜中存在游离果糖。

11.1.4.5　D-木糖

D-木糖在自然界较丰富,以多糖的形式存在于玉米芯、棉籽壳、谷类秸秆中。

11.1.4.6　D-核糖及 D-2-脱氧核糖

D-核糖及 D-2-脱氧核糖是核酸的组成成分,在细胞核中起遗传作用,与生命现象有关,在生理上也非常重要。这两个核糖均以 β-吡喃环的结构存在。

11.2　双糖和多糖

双糖和多糖分别是由两个单糖通过分子间脱水后,以苷键连接而成的化合物。本节将以几种常见的双糖和多糖为例,讨论它们的结构与性质。

11.2.1　双糖

双糖广泛存在于自然界中,它由两个单糖单元构成,其中单糖可以相同也可以不同。连接两个双糖的苷键有两种构成方式:①两分子单糖的半缩醛羟基脱水形成双糖;②一分子单糖的半缩醛羟基和另一分子单糖的普通羟基脱水形成双糖。这两种糖苷键在化学性质上有重大区别——由于前一种组成方式中两个半缩醛羟基都"消灭"了,所以双糖分子不能通过互变生成开链糖,也就没有还原性和变旋光现象,为非还原性双糖;而后一种保留了一个半缩醛羟基,因此有还原性和变旋光现象。

根据双糖中是否有半缩醛羟基,可以把双糖分为还原糖和非还原糖。麦芽糖、纤维二糖、乳糖为还原糖,蔗糖为非还原糖。下面介绍一些有代表性的双糖。

11.2.1.1　麦芽糖

麦芽糖(maltose),古称"饴"。存在于麦芽中,有甜味。可由淀粉酶将淀粉水解得到。此外,淀粉在稀酸中部分水解也可得到麦芽糖。麦芽糖易溶于水,有变旋光现象,比旋光度$+136°$。

麦芽糖的结构如下所示,(+)-麦芽糖是以 α-1,4-糖苷键连接的,全名为 4-O-(α-D-吡喃葡萄糖基)-D-吡喃葡萄糖。结晶状态的(+)-麦芽糖中,半缩醛羟基是 β-构型的。

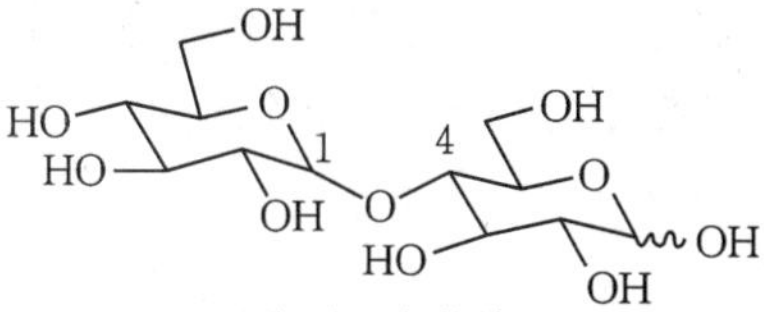

（＋）–麦芽糖

11.2.1.2　纤维二糖

纤维二糖(cellobiose)是由纤维素部分水解得到的。全名为 4-O-(β-D-吡喃葡萄糖基)-D-吡喃葡萄糖,化学性质与(+)-麦芽糖相似,为还原糖,有变旋光现象。水解后生成两分子(+)-D-葡萄糖。由于(+)-纤维二糖是以 β-1,4-糖苷键组成的,因此它不能被 α-葡萄糖苷酶水解,也不能被人体吸收。

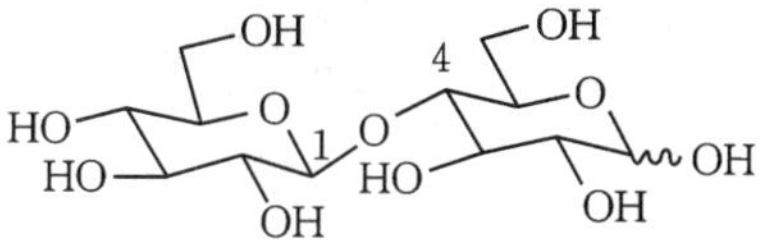

（＋）–纤维二糖

11.2.1.3　乳糖

乳糖存在于哺乳动物的乳汁中,在人乳汁中含量为 $7\%\sim8\%$。乳糖也是还原糖,有变旋光现象,全名为 4-O-(β-D-吡喃半乳糖基)-D-吡喃葡萄糖。当用苦杏仁酶水解时,可得等量的 D-半乳糖和 D-葡萄糖。

乳糖的熔点为 202 ℃,溶于水,比旋光度为$+53.5°$。医药上常利用其吸湿性小的特点来作为药物的稀释剂以配制散剂和片剂。

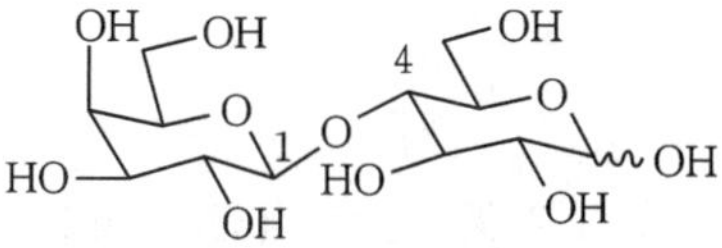

（＋）–乳糖

11.2.1.4　蔗糖

蔗糖(sucrose)广泛存在于植物的根、茎、叶、花、果实和种子中,尤其以甘蔗和甜菜中含量最高,故有蔗糖或甜菜糖之称。

蔗糖被稀酸水解,产生等量的 D-葡萄糖和 D-果糖。蔗糖无还原性,也无变旋光现象,说明蔗糖中没有半缩醛羟基。蔗糖是 D-果糖和 D-葡萄糖由半缩醛羟基脱水得到的,因此,蔗糖的全称既可以叫 α-D-吡喃葡萄糖基-β-D-呋喃果糖苷,也可以叫 β-D-呋喃果糖基-α-D-吡喃葡萄糖苷。其结构式如下所示:

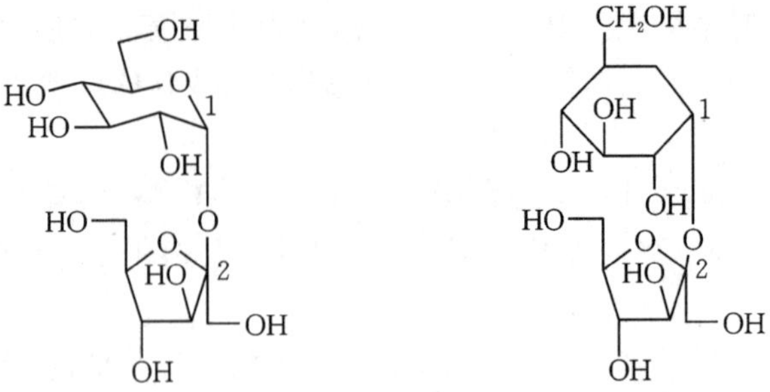

（＋）-蔗糖

蔗糖是右旋糖，比旋光度为＋66.7°，水解后产生等量的葡萄糖与果糖的混合物，比旋光度为－19.7°。由于水解前后旋光方向相反，因此将蔗糖的水解反应称为转化反应，水解后的混合物称为转化糖(invert sugar)。

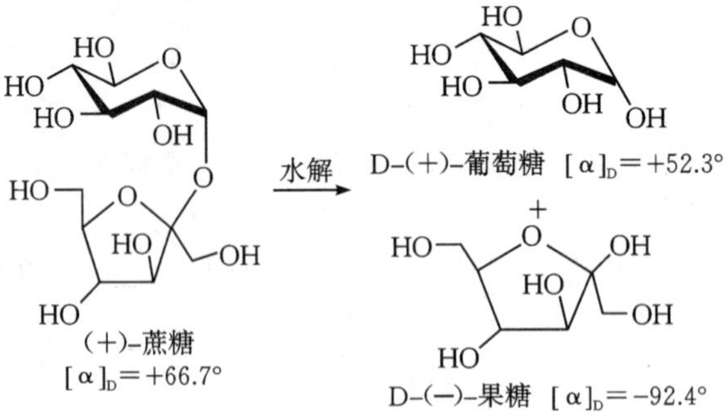

（＋）-蔗糖
[α]$_D$＝＋66.7°

水解 → D-(＋)-葡萄糖 [α]$_D$＝＋52.3°

D-(－)-果糖 [α]$_D$＝－92.4°

11.2.2 多糖

多糖是由许多单糖构成的生物大分子化合物。自然界大多数多糖含有80～100个单元的单糖。连接单糖的糖苷键主要有 α-1,4、β-1,4 和 α-1,6 三种。直链多糖一般以 α-1,4、β-1,4 糖苷键连接，支链多糖的链与链的连接点主要是 α-1,6 糖苷键。在糖蛋白中还有 1,2、1,3 的连接方式。

多糖分子中虽然有半缩醛基，但因其分子量很大，因而没有还原性和变旋光现象。多糖大多数为无定形粉末，没有甜味，大多不溶于水，可以逐步水解成单糖。按其能否被人体所消化吸收，可将多糖分为可消化多糖和不可消化多糖。可消化多糖有淀粉、糊精、糖原等。不可消化多糖包括纤维素等。

11.2.2.1 淀 粉

淀粉(starch)是人体能量的主要来源，也是自然界可供给人类最丰富的糖。淀粉分子由单一的葡萄糖分子组成。按照化学结构的不同，淀粉可分为直链淀粉(amylose)和支链淀粉(amylopectin)两种。

直链淀粉在淀粉中的含量约为10%～30%，不易溶于冷水，在热水中有一定的溶解度。一般由250～300个葡萄糖分子以 α-1,4 糖苷键连接而成。

直链淀粉并不是直线型的，这是因为 α-1,4 糖苷键的氧原子有一定的键角，且单键可以自由转动，分子内的羟基间能形成氢键，因此直链淀粉具有规则的螺旋状空间排列。每圈螺旋有 6 个 D-葡萄糖，如图11-1所示。淀粉遇碘显蓝色是淀粉的定性鉴别反应，目前认为此颜色是由碘分子钻入螺旋空隙中形成复合物所致。

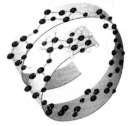

图 11-1 直链淀粉的空间排列

支链淀粉也称胶淀粉,在淀粉中含量约为 $70\%\sim90\%$,存在于淀粉的外层,组成淀粉的皮质。它不溶于冷水或热水,但可在水中膨胀成糊状。支链淀粉的主链也是由 α-D-吡喃葡萄糖通过 α-1,4 糖苷键连接而成,此外它还含有 α-1,6 糖苷键连接的支链。

在支链淀粉分子的直链上,每隔 20~25 个 D-葡萄糖单元就有一个以 α-1,6 糖苷键连接的分支。因此其结构较直链淀粉复杂。支链淀粉可与碘生成紫红色的配合物。

11.2.2.2 糖原

糖原(glycogen)是无色粉末,易溶于水,遇碘呈紫红色。糖原主要存在于动物的肝脏和肌肉中,其功能与植物淀粉相似,是葡萄糖的贮存形式。糖原的结构与支链淀粉相似,但相对分子质量更大(可含 5.6×10^6 个葡萄糖单位),分支更密,只相隔 8~10 个葡萄糖残基就出现一个 α-1,6-糖苷键,如图 11-2 所示。

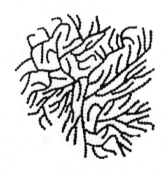

图 11-2 糖原的分支状结构示意图

11.2.2.3 纤维素

纤维素(cellulose)是自然界含量最丰富的有机物。它是植物细胞壁的主要组成部分。从结构上看,纤维素是由 D-葡萄糖经 β-1,4 糖苷键连接而成的线状多聚体,通常可由 300~

15 000 个 D-葡萄糖单位组成,其结构中没有分支。分子链间因氢键的作用而扭成绳索状,如图 11-3 所示。

在营养学中将由 β-1,4-糖苷键连接而成的纤维素和其他不能被人体消化酶所分解的多糖统称为膳食纤维,有人称它为"第七营养素"。这是因为虽然 β-1,4 糖不能被人体的淀粉酶分解,人体不能消化这些膳食纤维,但它们可以增强肠的蠕动,因此多摄入富含纤维素的食品有利于健康。

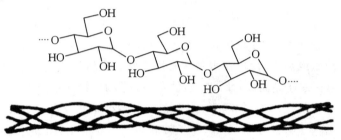

图 11-3　绞成绳索状的纤维长链

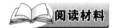

糖类在人体中的作用

长久以来,糖类都是作为一种优质的功能原料为人们所熟知的。例如,人体内消耗的总热量的 $60\%\sim70\%$ 均源自糖类。但是随着对糖类化合物的研究不断深入,人们惊奇地发现糖类还有很多鲜为人知的重要作用。

1. 机体的构成成分

糖类与脂结合而成的糖脂是构成细胞膜与神经组织的成分;黏多糖与蛋白质组成的黏蛋白是构成结缔组织的基础;糖类与蛋白质反应得到的各种各样的糖蛋白则在体内充当着抗体、酶、激素等重要生理活性物质。

2. 维持中枢神经的正常生理功能

人脑占体重的近 2%,但是它消耗的能量却占总耗能量的 25%,且脑细胞只能依赖葡萄糖供给能量,当血糖降低到正常值以下时,脑组织可因供能不足而产生头晕、昏厥等一系列低血糖症状。

3. 节约蛋白作用

当体内摄入足够的糖类时,可以防止体内和膳食中的蛋白质转化为葡萄糖供给能量,即为节约蛋白。

4. 抗生酮作用

当体内糖不足或身体不能利用糖时,所需能量大部分由脂肪供给。脂肪氧化不完全会产生一定量的酮体,它们过分积聚会使血液中酸度增加,一旦 $pH<7.35$ 即会引起酸中毒,产生酮性昏迷。

5. 保护肝脏

当肝糖原储备较丰富时,人体对某些细菌毒素的抵抗力会增强。因此保持肝脏含有丰富的糖原,可保护肝脏并提高肝脏的解毒能力。

6. 参与了生命现象中细胞的各种活动,具有多样的生物学功能。

参考文献

［1］吕以仙.有机化学［M］.7 版.北京:人民卫生出版社,2008.

［2］徐春祥.医学化学［M］.2 版.北京:高等教育出版社,2008.

［3］邢其毅,等.基础有机化学［M］.3 版.北京:高等教育出版社,2005.

习　　题

1.判断下列说法正确吗?

a.L-构型的醛糖一定都是左旋的。(　　)

b.分子组成符合 $C_m(H_2O)_n$ 的物质,称为糖类。(　　)

c.葡萄糖在水溶液中有 3 种存在形式。(　　)

d.糖的 D-、L-构型表示其旋光方向。(　　)

e.结晶葡萄糖通常以链状结构存在,在溶液中以环状结构存在。(　　)

f.D-葡萄糖与 L-葡萄糖结构上只是 C_5 上羟基构型相反,其余都相同。(　　)

g.糖原和纤维素经彻底水解的最终产物不同,前者是 α-D-葡萄糖,后者是 β-D-葡萄糖。有的单糖有还原性,有的没有还原性。(　　)

2.写出下列各糖的 Haworth 式。

(1) D-甘露糖　　　　　　　　　(2) D-半乳糖

(3) α-D-呋喃果糖　　　　　　　(4) β-D-呋喃脱氧核糖

3.写出下列各糖的稳定构象。

(1) α-D-吡喃甘露糖　　　　　　(2) β-D-吡喃半乳糖

(3) N-甲酰胺基-α-D-呋喃果糖

4.用化学方法区分下列各组化合物。

(1) 蔗糖和乳糖　　　　　　　　(2) D-葡萄糖和 D-果糖

(3) 淀粉和纤维素

5.当 D-果糖在碱性条件下反应较长时间时,产生了 D-葡萄糖和 D-甘露糖,试说明原因。

6.乳糖有无变旋光现象? 为什么?

7.写出 D-木糖与下列试剂反应的产物。

(1) Br_2/H_2O　　　　　　　　　(2) $CH_3CH_2OH+HCl$(干)

(3) 稀硝酸

第 12 章 胺和生物碱

本章要求

1. 掌握胺类化合物的结构、命名。

2. 掌握胺的主要化学性质：胺的碱性、烷基化反应、酰基化和磺酰化反应、亚硝酸反应、芳环上取代与氧化反应。

3. 熟悉生物碱的结构，了解在生物体内具有的生理功能。

🔍 **案例**

沙利度胺

　　2010 年 3 月 12 日的《科学》杂志报道说，在一项可能会带来较为安全的沙利度胺 (Thalidomide)另选药物开发的研究中，日本的研究人员发现了 Thalidomide 是如何使发育中的肢体发生畸变的。尽管科学家们曾经提出过许多的假说，但该药的作用机制在此之前一直是一个谜。用斑马鱼和小鸡作为动物模型，Takumi Ito 及其同僚发现，Thalidomide 会与蛋白质 Cereblon 结合。这种相互作用会抑制 Cereblon 的酶活性，而这种活性对肢体的发育是重要的。Thalidomide 又名"反应停"，是 50 年代后期由联邦德国生产的一种毒性低、副作用小、十分温和的镇静安眠药，经动物实验验证是安全无害的，对治疗妊娠妇女早期的恶心、呕吐效果明显。一时间"反应停"风靡欧洲、澳大利亚、加拿大、日本等十多个国家，成了抢手的妇科良药。但不久德国首先报道，使用"反应停"的孕妇可能会生下四肢短小如鳍的怪胎，形如海豹，被称为"海豹胎"。几年间，仅联邦德国就有 8 000 多例"海豹胎"出生，日本受害者也有千余例，酿成了触目惊心的药物性灾难。因此，"反应停"成为禁药，被禁止销售达四十年之久。其实"反应停"是一对对映体构成的混合物，其中一种物质对缓解孕妇妊娠反应有作用，而另一种会导致"海豹胎"。并且近年来通过研究发现，"反应停"在治疗多发性骨髓瘤方面具有良好疗效。因此该药又重新在市场上出现。

　　为了避免悲剧事件的再次发生，请你查阅有关资料，回答下列问题：

　　写出沙利度胺的结构式，并指明哪一种沙利度胺会导致"海豹胎"？为了充分发挥沙利度胺的抗癌作用，而又避免发生"海豹胎"，你有什么好的建议？

12.1　胺

氨分子中的氢原子部分(或全部)被烃基取代后的化合物,统称为胺。胺是一类最重要的含氮有机化合物,广泛存在于生物界。不仅腐败蛋白质臭气味是由于细菌的作用释放出胺的关系,而且橄榄油的特殊香味也应归功于胺。胺的许多衍生物具有多种生理活性,胺类和染料的关系十分密切,它是制备染料的重要原料之一。

12.1.1　胺的分类和命名

胺可看作是氨的烃基衍生物,根据氮上烃基数目的不同可分为伯胺、仲胺、叔胺和季铵。

$$NH_3 \qquad RNH_2 \qquad R_2NH \qquad R_3N \qquad R_4N^+Cl^- \qquad R_4N^+OH^-$$
　　氨　　　　伯胺　　　　仲胺　　　　叔胺　　　　季铵盐　　　　季铵碱

其中,—NH_2叫作氨基,—$\overset{H}{\underset{}{N}}$—叫作亚氨基,—$\overset{|}{N}$—叫作次氨基,它们分别是伯胺、仲胺和叔胺的官能团。

应该注意的是,胺的分类与卤代烃和醇不同,后两者均以官能团(卤素和羟基)所连接的碳分为伯、仲、叔卤代烃或醇,而胺则是以氮上所连接的烃基个数为分类标准,如异丙醇为仲醇,异丙基溴为仲卤代烃,而异丙胺却为伯胺。

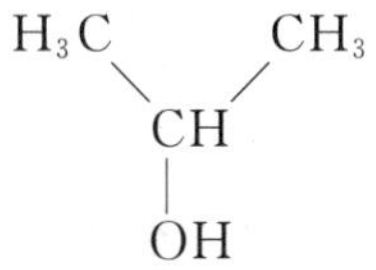

仲醇 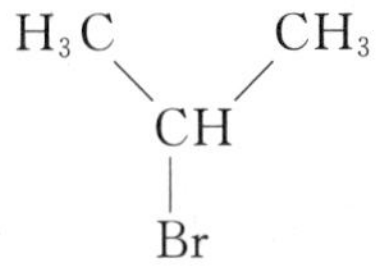　　　　　　　　　　　仲卤代烃 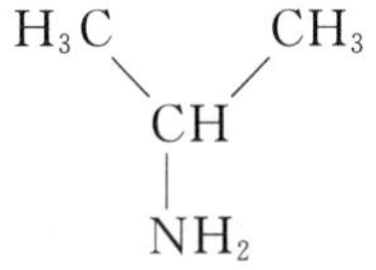　　　　　　　　　伯胺

胺根据分子中氮原子连接的烃基不同又可分为脂肪胺和芳香胺。

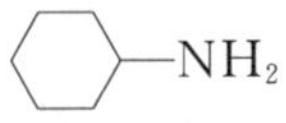

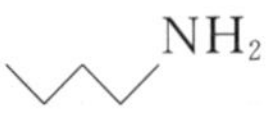

脂肪胺(丙胺、环己胺) 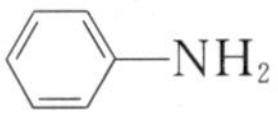　　　　　　芳香胺(苯胺)

胺根据分子中所含氨基的数目,还可分为一元胺、二元胺和多元胺。

$$CH_3NH_2 \qquad\qquad NH_2CH_2CH_2NH_2$$

甲胺　　　　　　　　乙二胺　　　　　　　　1,2,3-苯三胺

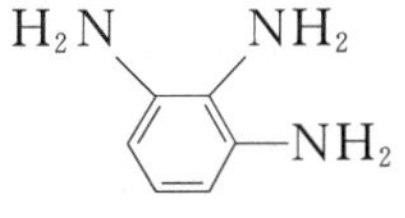

简单胺的命名是把"胺"作为母体,在"胺"字前面加上烃基的名称和数目。例如:

$$CH_3NH_2 \qquad CH_3CH_2NH_2$$

甲胺　　　　　乙胺　　　　　环己胺 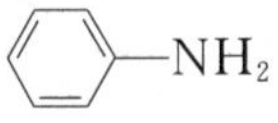　　　　　苯胺

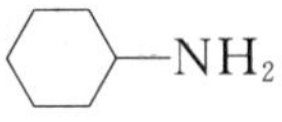

当氮原子上连有两个或三个相同的烃基时,应用汉字"二"或"三"标明烃基的数目。例如:

$$CH_3CH_2NHCH_2CH_3 \qquad CH_3CH_2\overset{CH_2CH_3}{\underset{}{N}}-CH_2CH_3$$

二乙胺　　　　　　　　　三乙胺 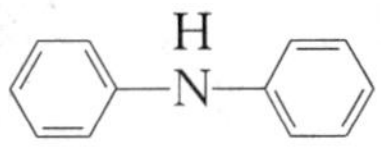　　　　　　　　　二苯胺

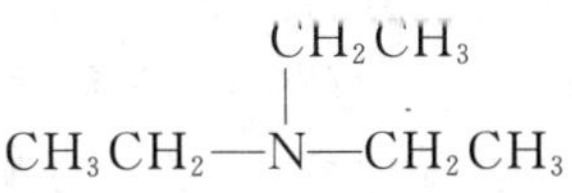

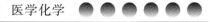

当胺中氮原子所连的烃基不同时,应将次序规则中较优基团放在后面列出。例如：

$$H_3CH_2C—\overset{\overset{\displaystyle H}{|}}{N}—CH_3$$

$$H_3CH_2C\quad CH_2CH_2CH_3$$
$$\underset{\underset{\displaystyle CH_3}{|}}{N}$$

甲乙胺   甲乙丙胺

当氮原子上同时连有芳香基和脂肪烃基时,则以芳香胺作为母体,命名时在脂肪烃基前加上字母"N",表示该脂肪烃基是直接连在氮原子上的。例如：

N-甲基-苯胺   N,N-二甲基-苯胺   N-甲基-N-丙基-苯胺

复杂胺是以烃作为母体,将氨基作为取代基来命名。例如：

$$\overset{\overset{\displaystyle NH_2}{|}}{CH_3CH_2CHCH_2CH(CH_3)_2}$$

2-甲基-4-氨基己烷

$$\underset{\underset{\displaystyle N(CH_2CH_3)_2}{|}}{CH_3CH_2CHCH_2CH_3}$$

3-(N,N-二乙氨基)戊烷

季铵盐类化合物是将阴离子和取代基的名称放在"铵"字之前来命名。

$$(CH_3CH_2)_4N^+I^-$$

$$\underset{\underset{\displaystyle CH_3}{|}}{(CH_3CH_2)_2N^+OH^-}$$

碘化四乙铵   氢氧化甲基二乙铵

命名时要注意"氨"、"胺"和"铵"字的用法,当—NH_2当作取代基时,用"氨"字;当胺作为母体时,用"胺"字;季铵类化合物则用"铵"字。

12.1.2 胺的结构

实验证明,氨和胺分子具有棱锥形的结构,其中氮的键角接近饱和碳的键角。因此一般认为,氮为 sp^3 不等性杂化,其中三个具有单电子的 sp^3 杂化轨道分别与氢原子和碳原子形成了三个 σ 键,剩余的一个 sp^3 杂化轨道被一对未共用电子对所占据。和氨的构型相似,胺分子的构型也是棱锥形的,如图 12-1 所示。

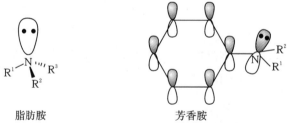

脂肪胺   芳香胺

图 12-1 脂肪胺和芳香胺的构型图

苯胺的氮原子为不等性 sp^3 杂化,但孤对电子所占据的轨道含有更多的 p 轨道成分。尽管苯胺分子中氮原子的孤对电子所占据的 sp^3 杂化轨道与苯环上的 p 轨道不平行,但仍能与苯环的大 π 键相互重叠,形成共轭体系,使氮上的孤对电子离域到苯环,因此与脂肪胺的性质有很大不同。

对于氮上连有四个不同基团的季铵化合物,由于氮上的四个 sp^3 轨道全部用于成键,所以这种四面体结构不易发生构型转化,可以得到相对稳定的对映异构体。例如,下列化合物可以分离出左旋体和右旋体。

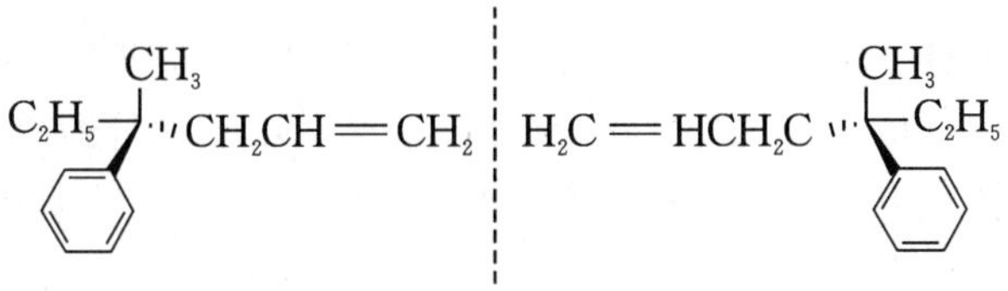

12.1.3　胺的性质

12.1.3.1　物理性质

低级和中级脂肪胺在常温下为无色气体或液体,高级脂肪胺为固体。低级脂肪胺有难闻的臭味。例如,二甲胺和三甲胺有鱼腥味,肉和尸体腐烂后产生的 1,4-丁二胺(腐肉胺)和 1,5-戊二胺(腐尸胺)有恶臭。

芳香胺多为高沸点的油状液体或低熔点的固体,具有特殊气味,并有较大的毒性。例如,食入 0.25 mL 苯胺就可能引起严重中毒,许多芳香胺,如 β-萘胺和联苯胺等都具有致癌作用。

由于胺是极性分子,且伯、仲胺分子间可以通过氢键发生缔合,所以它们的沸点比相对分子质量相近的非极性分子化合物要高,但比相对分子质量相近的醇和羧酸低。由于氨基形成氢键的能力和氮上所连氢原子数成正比,所以碳原子数相同的脂肪族胺中,伯胺沸点最高,仲胺次之,叔胺最低。

伯、仲、叔胺都能与水形成氢键,所以低级脂肪胺可溶于水,随着烃基在分子中的比例增大,形成氢键的能力减弱,因此中级、高级脂肪胺及芳香胺微溶或难溶于水。胺大都能溶于有机溶剂。

12.1.3.2　化学性质

胺类分子中的官能团是氨基(—NH_2),它决定了胺类的化学性质,包括与它相连的烃基受到氨基的影响而表现出的一些性质。

（1）碱性

胺与氨相似,由于氮原子上有一对未共用电子,容易接受质子形成铵离子,因而呈碱性。

$$RNH_2 + H_2O \rightleftharpoons \overset{+}{R}NH_3 + OH^-$$

胺的碱性强弱常用 K_b 或其负对数 pK_b 表示。K_b 愈大或 pK_b 愈小,则碱性愈强。胺类的碱性强度是由烃基的诱导效应和共轭效应、铵离子的溶剂化效应以及烃基的空间效应共同决定的。一般来说,使氨基氮原子上电子云密度增加的电子效应,能增加胺的碱性,反之,则降低胺的碱性;胺分子中氮上连接的氢越多,溶剂化程度愈大,铵正离子就愈稳定,胺的碱性也就愈强;氮上取代的烃基愈多,空间位阻愈大,使质子不易与氨基的氮原子接近,胺的碱性也就愈弱。由上面四种效应综合作用的结果,伯、仲、叔三种胺的碱性大小次序一般为:

脂肪族仲胺＞脂肪族伯胺＞脂肪族叔胺＞氨＞芳香族伯胺＞芳杳族仲胺＞芳杳族叔胺

由于胺具有碱性,因此胺能与大多数酸反应生成铵盐,例如:

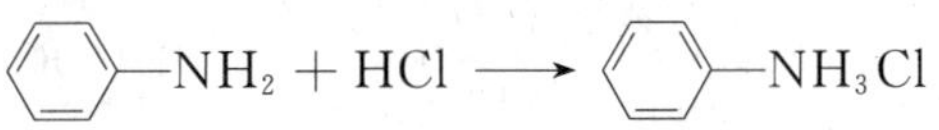

$$CH_3CH_2CH_2NH_2 + CH_3COOH \longrightarrow CH_3CH_2CH_2NH_2 \cdot CH_3COOH$$

铵盐一般都是晶体,易溶于水和乙醇,难溶于非极性溶剂。由于胺是弱碱,所以铵盐遇强碱又会释放出原来的胺。

$$RNH_2 \xrightarrow{HCl} [RNH_3]^+Cl^- \xrightarrow{NaOH} RNH_2 + NaCl + H_2O$$

利用上述性质,可以将胺从其有机物中分离出来。不溶于水的胺可以溶于稀酸形成盐,经分离后,再用强碱将胺由铵盐中置换出来。胺易被氧化,而胺的盐很稳定。医学上常将难溶于水的胺类药物制成盐,增加其水溶性。

季铵碱的碱性与苛性碱相当,其性质也与苛性碱相似。例如,有强的吸湿性,能吸收空气中的二氧化碳,其浓溶液对玻璃有腐蚀作用等。季铵碱与酸中和后生成季铵盐。

$$R_4N^+OH^- + HX \longrightarrow R_4N^+X^- + H_2O$$

由于季铵盐是强酸强碱盐,所以它不能与碱作用生成相应的季铵碱,但将它的水溶液与氢氧化银反应,滤出卤化银沉淀后,蒸发掉溶剂,即可得到季铵碱。

$$R_4N^+X^- + AgOH \longrightarrow R_4N^+OH^- + AgX \downarrow$$

(2)烷基化反应

胺作为亲核试剂,可以与卤代烃发生反应,氮上的氢被烷基所取代,这个反应叫胺的**烷基化反应**。

$$RNH_2 + R^1X \longrightarrow RNHR^1 + HX$$

生成的仲胺可继续与卤代烃反应,生成叔胺,叔胺再与卤代烷烃反应,则生成季铵盐:

$$R\overset{H}{\underset{}{-N}}-R^1 + R^1X \longrightarrow R\overset{R^1}{\underset{}{-N}}-R^1 \xrightarrow{R^1X} \left[R\overset{R^1}{\underset{R^1}{-N}}-R^1 \right]^+ X^-$$

由于脂肪胺的亲核性比氨强,所以氨与卤代烷反应往往得到的是伯、仲、叔胺和季铵盐的混合物。胺与卤代芳烃在一般的条件下不发生反应。

(3)酰基化和磺酰化反应

伯胺和仲胺作为亲核试剂可以与酰氯、酸酐和酯反应,生成酰胺,这种反应称为胺的**酰基化反应**。

$$RNH_2 + R^1COY \longrightarrow R^1CONHR + HY$$
$$R_2NH + R^1COY \longrightarrow R^1CONR_2 + HY$$
$$(Y=卤素,R^2COO—,R^2O—)$$

叔胺氮原子上没有氢原子,所以不能发生酰基化反应。

除甲酰胺外,其他酰胺在常温下大都是具有一定熔点的固体,它们在强酸或强碱的水溶液中加热很容易水解生成原来的胺,所以,利用酰基化反应不但可以分离提纯各种胺的混合物,并且可以通过测定酰胺的熔点来鉴定未知的胺。

由于酰胺水解能生成原来的胺,所以酰基化反应在有机合成中常用于氨基的保护。例如,苯胺硝化时,为了防止硝酸将苯胺氧化,故先将苯胺乙酰化,然后硝化,在苯环上引入硝基后,再水解除去乙酰基,则得到对硝基苯胺。

$$\text{⟨benzene⟩}-NH_2 \xrightarrow[CH_3COOH]{(CH_3CO)_2O} \text{⟨benzene⟩}-NHCOCH_3$$

$$\text{《}\text{》—NHCOCH}_3 \xrightarrow{\text{HNO}_3/\text{H}_2\text{SO}_4} \text{O}_2\text{N—《}\text{》—NHCOCOH}_3 \xrightarrow{\text{H}_2\text{O}/\text{H}^+} \text{O}_2\text{N—《}\text{》—NH}_2$$

常用的酰基化试剂有乙酸酐、乙酰氯和苯甲酰氯。

在碱存在的情况下,伯、仲胺能与苯磺酰氯(或对甲基苯磺酰氯)发生磺酰化反应,氮上的氢原子被苯磺酰基(或对甲苯磺酰基)取代,生成磺酰胺,此反应叫作**兴斯堡(Hinsberg)反应**。例如:

$$\text{H}_3\text{C—《}\text{》—SO}_2\text{Cl} + \text{《}\text{》—NH}_2 \longrightarrow \text{H}_3\text{C—《}\text{》—SO}_2\text{NH—《}\text{》}$$

N-苯基对甲苯磺酰胺

$$\text{H}_3\text{C—《}\text{》—SO}_2\text{Cl} + \underset{R^1}{\overset{R^2}{\text{HN}}} \longrightarrow \text{H}_3\text{C—《}\text{》—}\underset{\text{O}}{\overset{\text{O}}{\text{S}}}\text{—N}\underset{R^2}{\overset{R^1}{}}$$

N,N-二烷基对甲苯磺酰胺

在伯胺生成的磺酰胺中,氮上还有一个氢原子,由于它受磺酰基的强－I 效应的影响而显酸性,故能溶于氢氧化钠或氢氧化钾溶液中。

$$\text{H}_3\text{C—《}\text{》—SO}_2\text{NH—《}\text{》} \xrightarrow{\text{NaOH}} \text{H}_3\text{C—《}\text{》—SO}_2\underset{\text{Na}^+}{\text{N}^-}\text{—《}\text{》}$$

N-苯基对甲苯磺酰胺钠

仲胺生成的磺酰胺,由于氮上没有氢,因而不溶于氢氧化钠或氢氧化钾溶液,呈固体析出。叔胺的氮原子上没有氢原子,故不能发生磺酰化反应,呈油状物与碱溶液分层。根据磺酰化反应的现象不同可以鉴别伯、仲、叔三种胺。还可以利用磺酰化反应来分离伯、仲、叔胺。例如,在碱溶液中,将三种胺的混合物与苯磺酰氯反应后蒸馏,即得到叔胺;将剩下的溶液过滤,固体为仲胺反应生成的磺酰胺,加酸水解,即得仲胺;滤液酸化后加热水解,就得到伯胺。

(4) 与亚硝酸反应

用亚硝酸处理伯、仲、叔三种胺时,可获得不同的产物,因而此反应也可以用来鉴别这三类胺。由于亚硝酸不稳定,故在反应时一般用亚硝酸钠与盐酸或硫酸作用产生。

① 伯胺与亚硝酸的反应

脂肪伯胺与亚硝酸反应时,生成极不稳定的脂肪族重氮盐,它甚至在低温下也立刻分解成醇或烯等混合物,因此,没有合成上的价值。但基于放出的氮气是定量的,故可用于氨基的定量分析。

$$\text{R—NH}_2 + \text{NaNO}_2 + \text{HCl} \xrightarrow{0\sim5\ ℃} \text{醇、烯、卤代烃等混合物} + \text{N}_2\uparrow$$

芳香族伯胺在强酸溶液中很容易与冷的亚硝酸(0 ℃～5 ℃)反应,形成非常活泼的芳香族重氮盐,且不放出氮气。

$$\text{Ar—NH}_2 + \text{NaNO}_2 + \text{HCl} \xrightarrow{0\sim5\ ℃} \text{Ar—N}_2^+\text{Cl}^-$$

这种盐的水溶液在低温下是稳定的,但在室温即可分解成酚类和放出氮气。由于它们在有机合成中非常重要,在本章重氮化合物中将继续讨论。

② 仲胺与亚硝酸的反应

脂肪族仲胺和芳香族仲胺与亚硝酸反应后生成黄色油状物或黄色固体 N-亚硝基胺。

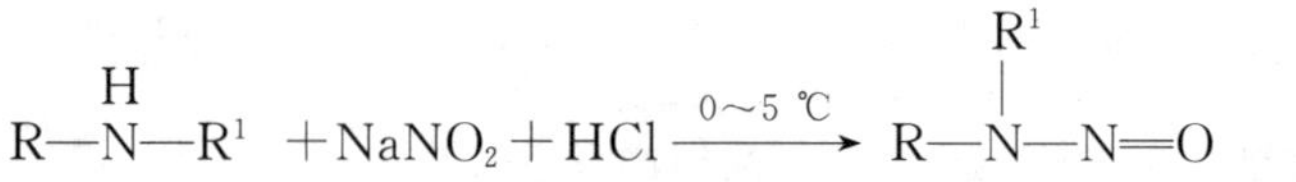

$$\underset{H}{R-\overset{\displaystyle H}{N}-R^1} + NaNO_2 + HCl \xrightarrow{0\sim5\ ℃} R-\underset{R^1}{\overset{\displaystyle R^1}{N}}-N=O$$

N—亚硝基二烷基胺
（黄色油状物）

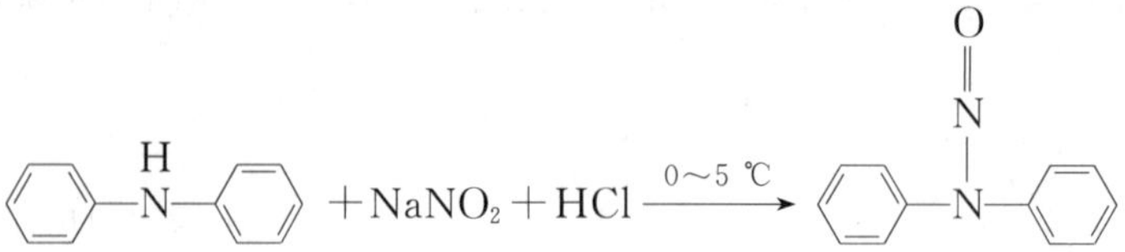

N-亚硝基二苯胺
（黄色固体）

N-亚硝基胺与稀酸共热则分解为原来的胺,因此利用这个反应可以鉴别或分离仲胺。

N-亚硝基胺类是强致癌物质。食物中若有亚硝酸盐,它能与胃酸作用,产生亚硝酸,后者与机体内一些具有仲胺结构的化合物作用,生成亚硝基胺,能引起癌变。所以,在制作罐头和腌制食品时,如用亚硝酸钠作防腐剂和保色剂,就有可能对人体产生危害。

③ 叔胺与亚硝酸的反应

脂肪叔胺与亚硝酸形成水溶性胺的亚硝酸盐。该盐不稳定,易水解,与强碱作用则重新析出叔胺。

$$R_3N + NaNO_2 + HCl \xrightarrow{0\sim5\ ℃} R_3N \cdot HNO_2$$

三烷基胺亚硝酸盐

芳香族叔胺与亚硝酸反应,在苯环上发生亲电取代反应而导入亚硝基。

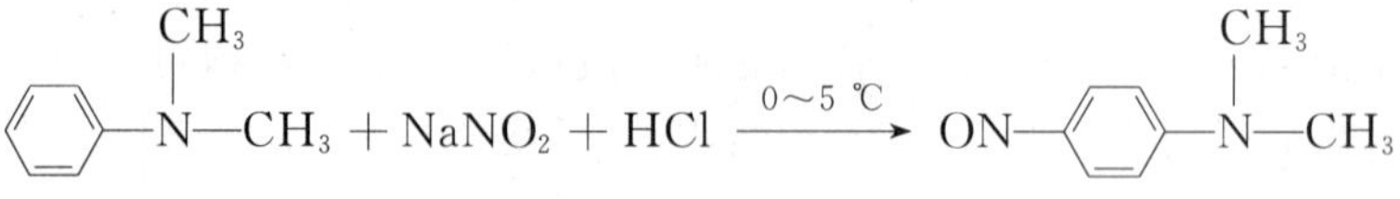

对亚硝基-N,N-二甲基苯胺
（草绿色的固体）

由于三种胺与亚硝酸的反应产物不同,故可以用此反应鉴别三种胺,但此鉴定方法不如磺酰化反应明显。

（5）苯胺的溴代反应

苯胺与溴水反应很快,常温下即生成 2,4,6-三溴苯胺白色沉淀。

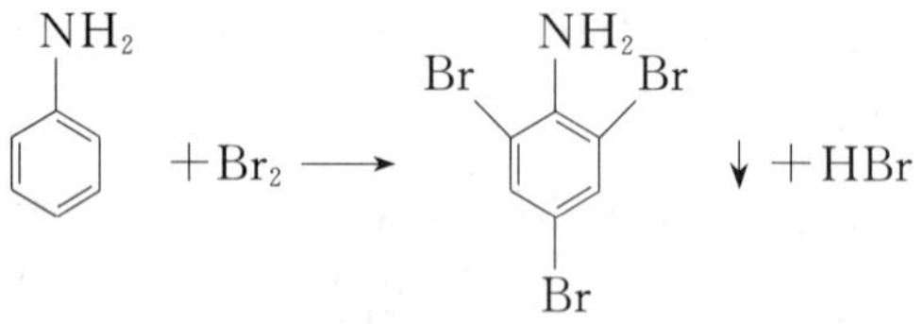

反应定量进行,可用于芳胺的鉴定和定量分析。若只要一卤代,则需要将氨基酰化,以降低其活化能力。例如:

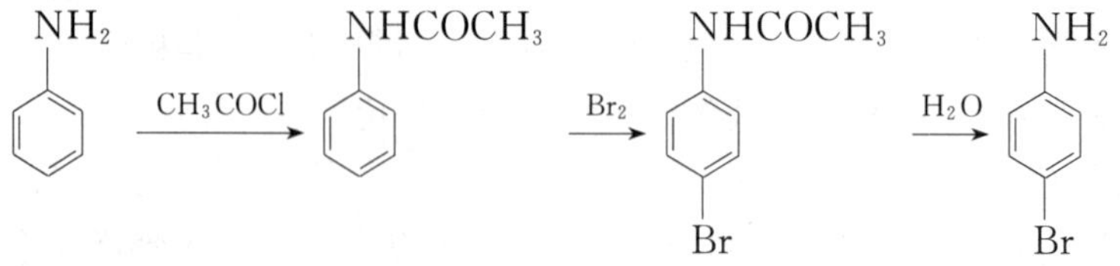

12.1.4　胺的代表化合物

12.1.4.1　乙二胺

乙二胺($H_2NCH_2CH_2NH_2$)是无色黏稠液体,沸点 117.2 ℃,有类似于氨的气味,能溶于水和乙醇。它是制备药物、乳化剂、离子交换树脂和杀虫剂的原料,也可作为环氧树脂的固化剂。

乙二胺四乙酸是乙二胺的衍生物,简称 EDTA,是分析化学中一种重要的络合剂,用于多种金属离子的络合滴定,它可用乙二胺和氯乙酸来合成。

$$NH_2CH_2CH_2NH_2 + 4ClCH_2COOH \xrightarrow[(2)H^+]{(1)NaOH} \begin{array}{l} CH_2N(CH_2COOH)_2 \\ | \\ CH_2N(CH_2COOH)_2 \end{array}$$

乙二胺四乙酸(EDTA)

12.1.4.2　苯胺

苯胺存在于煤焦油中。新蒸馏的苯胺是无色油状液体,沸点 184.4 ℃,易溶于有机溶剂,有毒。长期放置后会因氧化而呈黄、红、棕色等,有色的苯胺可以通过蒸馏来精制。苯胺可由硝基苯还原得到。

$$\bigcirc-NO_2 \xrightarrow{Fe+HCl} \bigcirc-NH_2$$

苯胺是合成染料和药物的重要原料。例如,苯胺盐酸盐用重铬酸钠或三氯化铁等氧化剂氧化可得到黑色的染料苯胺黑,用于涂刷实验桌面,有较好的耐酸性和耐碱性。另外,除草剂苯胺灵和氯苯胺灵也是以苯胺为主要原料合成的。

12.1.4.3　胆胺和胆碱

胆胺(乙醇胺 $HOCH_2CH_2NH_2$)和胆碱(氢氧化三甲基羟乙基铵 $[HOCH_2CH_2N^+(CH_3)_3]OH^-$)常以结合状态存在于动植物体内,是磷脂类化合物的组成成分。胆胺为无色黏稠状液体,是脑磷脂水解的产物之一。胆碱是吸湿性很强的无色晶体,易溶于水和乙醇等极性溶剂中,是卵磷脂的水解产物之一,由于最初是由胆汁中发现的,所以叫胆碱。胆碱能调节肝中脂肪的代谢,有抗脂肪肝的作用。它的盐酸盐氯化胆碱($[(CH_3)_3N^+CH_2CH_2OH]Cl^-$)是治疗脂肪肝和肝硬化的药物。胆碱与乙酸在胆碱酯酶的作用下发生酯化反应生成乙酰胆碱。

$$\begin{array}{c} O \\ \| \\ H_3C-C-OCH_2CH_2 \overset{+}{N}(CH_3)_3 \overset{-}{OH} \end{array}$$

乙酰胆碱是传导神经冲动的重要化学物质。动物体内的胆碱酯酶既能催化胆碱与乙酸合成乙酰胆碱,又能促进其水解。神经传导冲动时,不断合成乙酰胆碱;冲动停止,乙酰胆碱又在胆碱酯酶的作用下而水解,生成胆碱。许多有机磷农药,能强烈抑制胆碱酯酶的作用,从而破坏了神经的传导功能,造成乙酰胆碱积累,致使昆虫死亡。有机磷农药,对高等动物有同样的毒害作用,所以使用时,要注意人畜安全。

12.1.4.4　肾上腺素和拟肾上腺素

$$\begin{array}{l} HO-\bigcirc-CHCH_2NHCH_3 \\ HO \qquad \qquad OH \end{array} \qquad \begin{array}{l} HO-\bigcirc-CHCH_2NH_2 \\ HO \qquad \qquad OH \end{array}$$

肾上腺素　　　　　　　　　　　　　　　　　去甲肾上腺素

肾上腺素是存在于动物体内的一种含氮激素,纯物质为白色晶体粉末,在空气中颜色变深,熔点为211～212 ℃,有旋光性,难溶于水、乙醇及氯仿,可溶于酸和碱溶液中。拟肾上腺素有许多种,它们能引起肾上腺素使神经兴奋,又称为β-受体兴奋剂。肾上腺素和拟肾上腺素类化合物是生命活动中非常重要的物质,具有收缩血管、升高血压、扩大瞳孔、舒张及弛缓支气管及肠胃肌和加速心律等作用,临床上主要用作升压药、平喘药、抗心律失常药、治疗鼻充血药等。

12.1.4.5 新洁而灭

新洁而灭即溴化二甲基十二烷基苄铵,简称溴化苄烷铵,属于季铵盐类。

新洁而灭在常温下为淡黄色的黏稠液体,具有很强的吸湿性,易溶于水或醇中,其水溶液呈碱性。新洁而灭是含有长链烷基的季铵盐,属于阳离子型表面活性剂,有去污、清洁、抑菌、杀菌的作用,临床上用于皮肤、器皿和手术前的消毒。

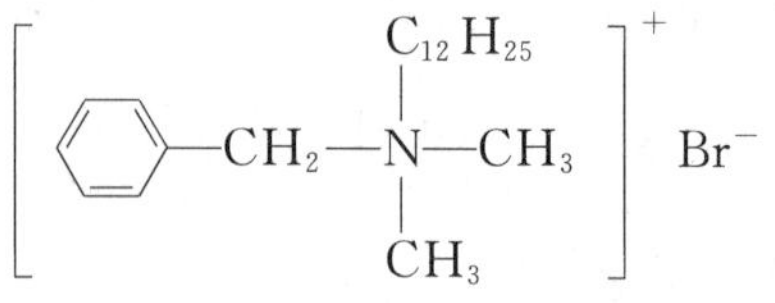

新洁而灭

12.2 生物碱

12.2.1 生物碱概述

生物碱是一类存在于生物体内,具有强烈生理功能的含氮碱性有机物。除个别生物碱外,它们都是含氮杂环化合物的衍生物。

生物碱主要存在于植物中,所以也常称其为植物碱。至今分离出的生物碱已有数千种。一种植物中可以含有多种生物碱,同一科的植物所含生物碱的结构往往相似。在植物体内,生物碱一般与有机酸(如草酸、乙酸、乳酸、苹果酸等)或无机酸(如磷酸、硫酸等)结合成盐而存在于不同器官中,也有少数以酯、糖苷、酰胺或游离碱的形式存在。

很多生物碱对人体或家畜是有效的药物,如麻黄素、黄连素、阿托品等。当归、甘草、贝母、麻黄、黄连等许多中草药的有效成分都是生物碱。我国对中草药生物碱的研究已取得了显著成果。

12.2.2 生物碱的一般性质和提取方法

多数生物碱是无色有苦味的晶体。分子中含有手性碳原子,具有旋光性。能溶于氯仿、乙醇、乙醚等有机溶剂,不溶或难溶于水,但其盐类一般易溶于水。生物碱可被许多试剂沉淀或与之发生颜色反应。能使生物碱沉淀的试剂有丹宁、苦味酸、磷钼酸、磷钨酸、I_2+KI、HgI_2+KI 等,能与生物碱发生颜色反应的试剂有硫酸、硝酸、甲醛、氨水、高锰酸钾、重铬酸钾等。这些试剂统称生物碱试剂,它们常用于检验生物碱的存在。

从植物中提取生物碱的方法通常是将含有生物碱的植物切碎,然后用稀酸(盐酸或硫酸)处理,使生物碱成为无机盐而溶于水中,再在此溶液中加入氢氧化钠使生物碱游离出来,最后用有机溶剂提取,蒸出溶剂便得到较纯的生物碱。在某些情况下,也可用碱直接处理切碎的植物,游离出生物碱,然后再用有机溶剂萃取。有些生物碱(如烟碱)可随水蒸气挥发,因此可用水蒸气蒸馏法提取,个别生物碱(如咖啡碱)则可用升华的方法来提取。

12.2.3　重要生物碱

大部分生物碱分子中均含有杂环结构,并具有碱性,另有部分生物碱分子中不含杂环,还有一些生物碱的结构尚未确定。常见重要生物碱名称、结构、存在、性质和用途见表 12-1。

表 12-1　重要生物碱举例

名称	结构式	存在	性质和用途
麻黄素	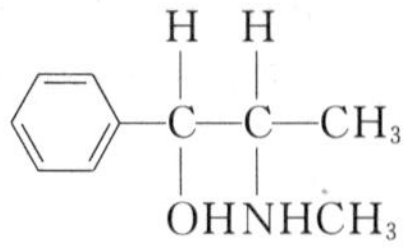	麻黄	麻黄素为左旋体,无色晶体,熔点 38 ℃,易溶于水和乙醇,有平喘、止咳、发汗的药理功能
秋水仙碱	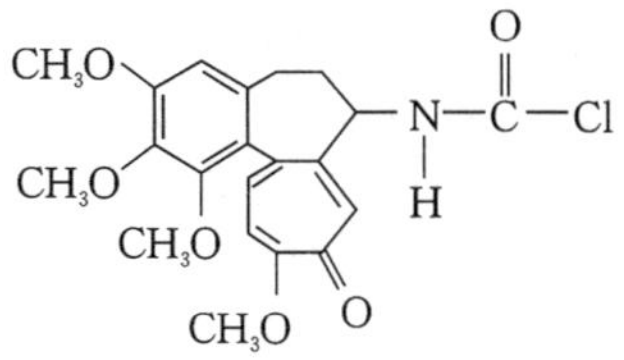	百合科球茎,云南山慈菇	浅黄色针状晶体,熔点 155～157 ℃,易溶于氯仿,不溶于乙醚。毒性很大,临床可以用来治疗皮肤癌和乳腺癌
烟碱(尼古丁)	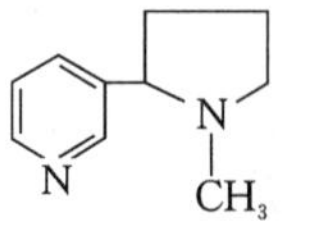 (含吡啶和四氢吡咯环)	烟草	无色液体,沸点 247 ℃,左旋。味苦,可溶于水,有毒,可作农业杀虫剂
颠茄碱(阿托品)	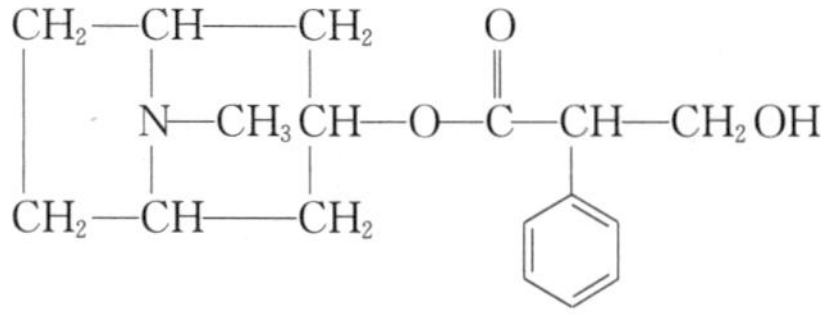 (含氢化吡咯和氢化吡啶环)	茄科:颠茄、曼陀罗、云仙子	白色结晶,难溶于水,易溶于酒精。具有镇痛及解痉挛作用,常用作麻醉前给药,眼科中常用来扩大瞳孔,能抢救有机磷中毒
黄连素(小檗碱)	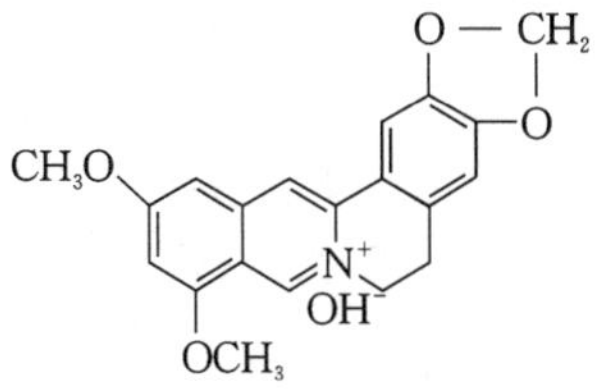 (含异喹啉环)	黄连、黄檗	黄色结晶,味极苦,熔点 145 ℃,易溶于水,系抗菌药物
吗啡碱	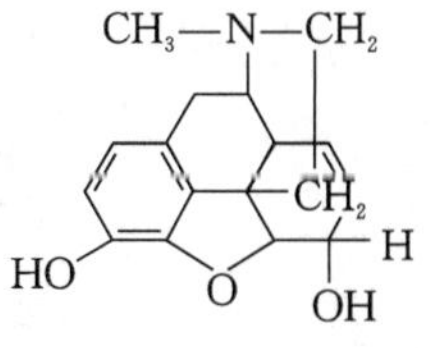	鸦片	片状结晶,熔点 253～254 ℃,难溶于水和一般有机溶剂,易溶于氯仿,味苦,左旋。$[\alpha]_D^{20}=-130.9$(甲醇),有镇痛、催眠、止咳、止泻等作用

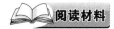
阅读材料

毒品——可怕的"蓝色妖姬"

1838年12月,林则徐受命为钦差大臣,赴广东虎门禁烟。经过23天在虎门海滩当众销毁的鸦片达119.5万千克。这一壮举鼓舞了中华民族的志气,削弱了外国侵略者的威风,中国人民永远记住了他的英名。自那以后,吸毒贩毒受到一定程度的抑制,新中国成立后,吸毒被禁止。但随着国门的打开,毒品这一沉渣再度泛起。据2003年底有关消息透露,广东省是全国吸毒人员最多的省份,35%的吸毒人员曾经参与违法犯罪活动,六七成艾滋病患者有吸毒史,且吸毒者大多数是25岁左右的年轻人。作为每一位有良知的社会公民,我们不但自己不能吸毒,还要大力宣传吸毒的危害性,为了做到这一点,我们需对毒品的相关知识有所了解。请查阅有关资料,回答下列问题:

1.鸦片的主要成分是什么,它和海洛因有什么不同?

2."冰毒"属于哪类毒品,与后来的"蓝精灵"或"忘我"有什么不同?

参考文献

[1] 徐春祥.医学化学[M].2版.北京:高等教育出版社,2008.

[2] 邢其毅,等.基础有机化学[M].3版.北京:高等教育出版社,2005.

习　题

1.命名下列化合物。

(1) $CH_3CH_2NH(CH_3)_2$

(2) 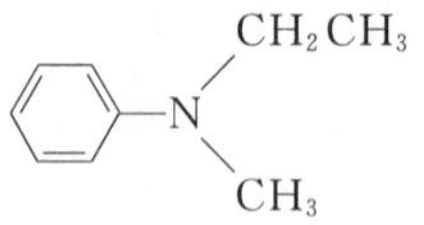 [结构式:苯环上连 N,N(CH₂CH₃)(CH₃)]

(3) 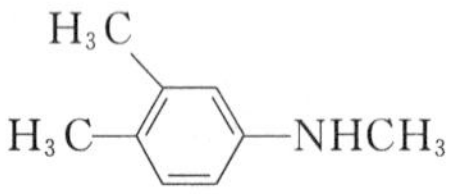 [结构式:H₃C—,H₃C—苯环—NHCH₃]

(4) 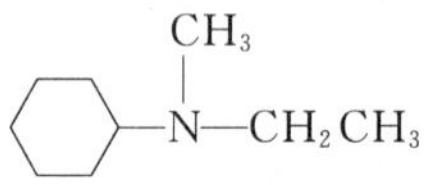 [结构式:环己基—N(CH₃)(CH₂CH₃)]

2.写出下列化合物的结构式。

(1) 胆胺　(2) 4-甲基-1,3-苯二胺　(3) 2-氨基乙醇　(4) N,N-二甲基苯胺

(5) 碘化四异丙铵　(6) N-甲基苯磺酰胺　(7) 对氨基苯磺酰胺　(8) 氢氧化四丁铵

3.将下列各组化合物按碱性强弱次序排列。

(1) 乙胺、氨、苯胺、二苯胺、N-甲基苯胺

(2) 苯胺、乙酰苯胺、苯磺酰胺、N-甲基乙酰苯胺

(3) 对甲苯胺,苄胺,2,4-二硝基苯胺,对硝基苯胺

4.完成下列反应方程式。

(1) 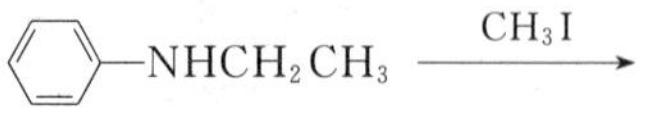 [苯环]—NHCH₂CH₃ $\xrightarrow{CH_3I}$

(2) 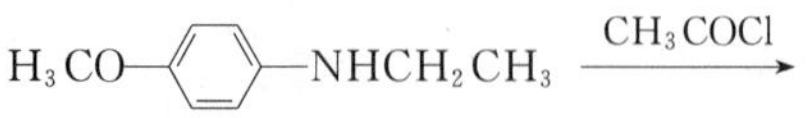 H_3CO—[苯环]—NHCH₂CH₃ $\xrightarrow{CH_3COCl}$

(3) 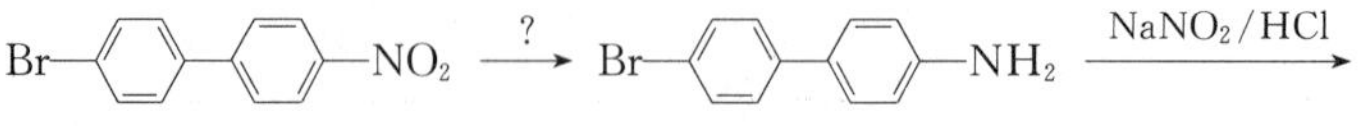 Br—[联苯]—NO₂ $\xrightarrow{?}$ Br—[联苯]—NH₂ $\xrightarrow{NaNO_2/HCl}$

5.用化学方法鉴别下列各组化合物。

(1) 苯胺、N-甲基苯胺、N,N-二甲基苯胺

(2) 苯胺、环己胺、苯甲酰胺

(3) 苯胺、苯酚、环己胺

6.完成下列合成(无机试剂任选)。

(1) 由 $\bigcirc$—NH$_2$ 合成 H$_2$N—$\bigcirc$—CH$_3$ (环上邻位两个 Br)

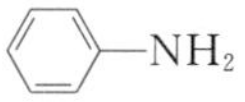

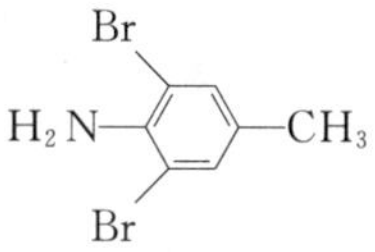

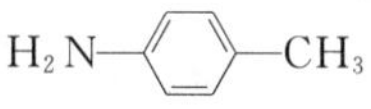

(2) 由 H$_2$N—$\bigcirc$—CH$_3$ 合成 HOOC—$\bigcirc$—COOH

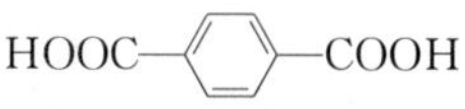

7.化合物 A 的分子组成为 C$_7$H$_{15}$N。A 不能使 Br$_2$ 的 CCl$_4$ 溶液褪色,能与 HNO$_2$ 作用放出气体,得到化合物 B,分子组成为 C$_7$H$_{14}$O;B 与浓硫酸共热得到化合物 C,分子组成为 C$_7$H$_{12}$;C 与 KMnO$_4$ 反应得到一氧化产物 D,分子组成为 C$_7$H$_{12}$O$_3$;D 与 NaIO 作用生成碘仿和己二酸。试推断 A,B,C,D 可能的分子结构,并写出有关的反应式。

8.分子式为 C$_7$H$_7$NO$_2$ 的化合物 A,与 Fe+HCl 反应生成分子式为 C$_7$H$_9$N 的化合物 B;B 和 NaNO$_2$＋HCl 在 0~5 ℃ 反应生成分子式为 C$_7$H$_7$N$_2$ 的 C;在稀盐酸中 C 与 CuCN 反应生成分子式为 C$_8$H$_7$N 的化合物 D;D 在稀酸中水解得到分子式为 C$_8$H$_8$O$_2$ 的化合物 E;E 用高锰酸钾氧化得到另一种酸 F;F 受热时生成分子式为 C$_8$H$_4$O$_3$ 的酸酐。试推测 A,B,C,D,E,F 的构造式。并写出各步反应式。

9.α-甲基多巴(α-methyldopa)是一种降血压药,服用后在体内脱羧,再 β-羟基化,得到活性化合物 α-甲基去甲肾上腺素(α-methylnorepinephrine)。试写出 α-甲基多巴脱羧中间体及 β-羟基化产物。

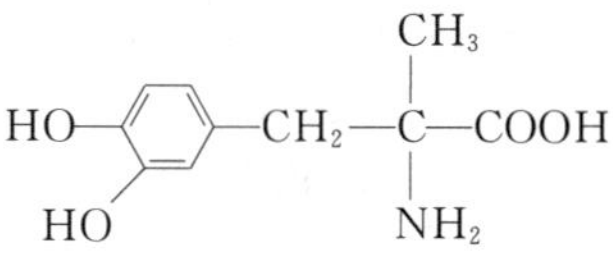

HO—$\bigcirc$(另一个 HO 邻位)—CH$_2$—C(CH$_3$)(NH$_2$)—COOH

α-methyldopa

第13章
杂环化合物

本章要求

1. 掌握杂环化合物的分类、命名与结构。
2. 了解杂环化合物在药物分子和人体生物化学反应中的重要作用。
3. 了解维生素和杂环化合物的关系。

案例

结核病的特效药

结核病俗称"痨病",它和人类的历史几乎一样长。它曾在全世界广泛流行,夺去了数亿人的生命,人们称之为白色瘟疫。结核病是由结核杆菌引起的慢性传染病,可累及全身多个器官,但以肺结核最为常见。结核病临床上多呈慢性过程,少数可急起发病。常有低热、乏力等全身症状和咳嗽、咯血等呼吸系统表现。在异烟肼等特效药发明之前,人类对付结核病几乎没有什么有效手段。在西方国家,大半个世纪里医生们通常让病人们待在疗养院里通过休息和呼吸新鲜空气来治疗。如果这种疗法没有效果的话,医生们就只有采用萎陷疗法(用人工气胸、人工气腹等方法,使肺的有病变的部分萎缩,减少活动而逐渐愈合)。

治疗结核病最有效的"武器"是在1952年发现的异烟肼,一种非常简单而且便宜的药物。"三合疗法"是当时对三种药物结合使用的叫法,此方法对结核病有90%~95%治愈率。

13.1 杂环化合物的分类和命名

13.1.1 杂环化合物的分类

杂环化合物是一大类有机物,占已知有机物的三分之一。杂环化合物在自然界分布很广、功用很多。例如,中草药的有效成分生物碱大多是杂环化合物;动植物体内起重要生理作用的血红素、叶绿素、核酸的碱基都是含氮杂环;部分维生素、抗生素、一些植物色素、植物染料、合成染料都含有杂环。

杂环化合物根据杂环的大小主要分为五元和六元杂环,根据分子中环的个数分为单杂环和稠杂环。具体举例见表 13-1。

表 13-1 常见杂环化合物举例

		杂环化合物
单杂环	五元	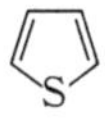 噻吩 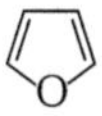 呋喃 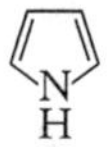 吡咯 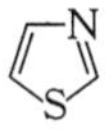 噻唑 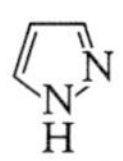 吡唑 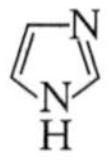 咪唑
	六元	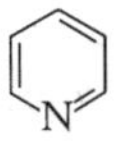 吡啶 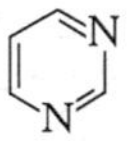 嘧啶 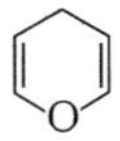 吡喃
稠杂环		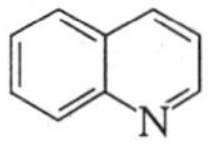 喹啉 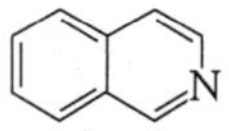 异喹啉 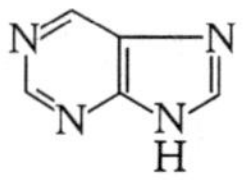 嘌呤

13.1.2 杂环化合物的命名

杂环的命名常用音译法,是按外文名词音译成带“口”字旁的同音汉字,见表 13-1。当环上有取代基时,取代基的位次从杂原子算起依次用 1,2,3,…(或 α,β,γ,…)编号。

当杂环上不止一个杂原子时,则从 O、S、N 顺序依次编号。编号时杂原子的位次数字之和应最小。例如:

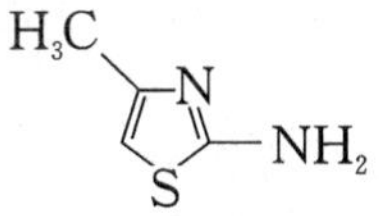

2-氨基-4-甲基噻唑 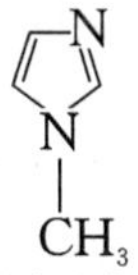   1-甲基咪唑

13.2 五元杂环化合物及其衍生物

含一个杂原子的典型五元杂环化合物是呋喃、噻吩和吡咯。含两个杂原子的有噻唑、咪唑和吡唑。本节重点讨论呋喃、噻唑和吡咯的结构及其与医学相关的衍生物。

13.2.1 呋喃、噻吩和吡咯杂环的结构

呋喃、噻唑和吡咯在结构上具有共同点,即构成环的五个原子都为 sp^2 杂化,故成环的五个原子处在同一平面,杂原子上的孤对电子参与共轭形成共轭体系,它们都具有芳香性。其电子云结构如图 13-1 所示。

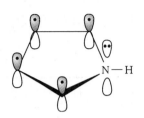 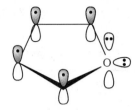 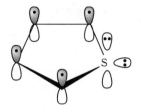

图 13-1　吡咯、呋喃和噻吩的结构

13.2.1.1　呋喃及其衍生物

呋喃是含氧五元杂环化合物。无色液体,有特殊的气味,有麻醉和弱刺激作用,极度易燃。吸入后可引起头痛、头晕、恶心、呼吸衰竭。可发生卤化、硝化、磺化等亲电取代反应,主要用于有机合成或用作溶剂。

$$O_2N \overset{\quad}{\underset{\quad}{\bigcirc}} CH = N - N \overset{O}{\underset{O}{\bigcirc}} NH$$

呋喃妥因

呋喃妥因,为鲜黄色结晶性粉末;无臭,味苦;遇光色渐变深。本品在二甲基甲酰胺中溶解,在丙酮中微溶,在乙醇中极微溶解,在水或氯仿中几乎不溶。

该品为合成抗菌药,抗菌谱较广,对大多数革兰阳性菌及阴性菌均有抗菌作用,如金葡菌、大肠杆菌、白色葡萄球菌及化脓性链球菌等。临床上用于敏感菌所致的泌尿系统感染,如肾盂肾炎、尿路感染、膀胱炎及前列腺炎等。

$$O_2N \overset{\quad}{\underset{\quad}{\bigcirc}} CH = N - NH - \overset{O}{\overset{\|}{C}} - NH_2$$

呋喃西林

黄色结晶性粉末。熔点 236~240 ℃(分解)。1 份该品可溶于 4 200 份水;590 份乙醇,几乎不溶于乙醚、氯仿。无臭,味苦。日光下颜色会逐渐变深。

临床仅用作消毒防腐药,用于皮肤及黏膜的感染,如化脓性中耳炎、化脓性皮炎、急慢性鼻炎、烧伤、溃疡等。对组织几乎无刺激,脓、血对其消毒作用无明显影响。

13.2.1.2　噻唑及其衍生物

噻唑是含有一个硫和一个氮杂原子的五元杂环化合物,为淡黄色具有腐败臭味的液体,沸点 116.8 ℃,相对密度 1.998(17/4 ℃)。噻唑与吡啶类似,具有弱碱性,可与苦味酸和盐酸等形成盐,与许多金属氯化物(如氯化金等)形成络合物,并具有一定的熔点。噻唑的环系具有一定的稳定性,也表现出一定的芳香性。

青霉素(Benzylpenicillin / Penicillin)又被称为青霉素 G、peillin G、盘尼西林。

$$\underset{\text{青霉素}}{}$$

青霉素

一般以钾盐或钠盐形式存在。青霉素是抗生素的一种,是指从青霉菌培养液中提制的分子中含有青霉烷、能破坏细菌的细胞壁并在细菌细胞的繁殖期起杀菌作用的一类抗生素,是第一种能够治疗人类疾病的抗生素。青霉素类抗生素是 β-内酰胺类中一大类抗生素的总称。

13.2.2　六元杂环化合物及其衍生物

六元杂环化合物中最重要的有吡啶、嘧啶和吡喃等。吡啶是重要的有机碱试剂,嘧啶是组成核糖核酸的重要生物碱母体。

13.2.2.1　吡啶及其衍生物

吡啶存在于煤焦油、页岩油和骨焦油中,其衍生物广泛存在于自然界。例如,植物所含的生物碱不少都具有吡啶环结构,维生素 PP、维生素 B_6、辅酶 Ⅰ 及辅酶 Ⅱ 也含有吡啶环。吡啶是重要的有机合成原料(如合成药物等)、良好的有机溶剂和有机合成催化剂。吡啶为有特殊臭味的无色液体,沸点 115.5 ℃,相对密度 0.982,可与水、乙醇、乙醚等以任意比例混合。

吡啶环上的碳原子和氮原子均以 sp^2 杂化轨道相互重叠形成 σ 键,构成一个平面六元环。每个原子上有一个 p 轨道垂直于环平面,每个 p 轨道中有一个电子,这些 p 轨道侧面重叠形成一个封闭的大 π 键。在吡啶分子中,氮原子的作用类似于硝基苯的硝基,使其邻、对位上的电子云密度比苯环低,间位则与苯环相近,这样,环上碳原子的电子云密度远远低于苯,因此,这类杂环表现在化学性质上是亲电取代反应变难,亲核取代反应变易。吡啶的结构如图 13-2 所示。

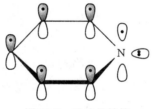

图 13-2　吡啶的结构

(1)烟酸

烟酸也称作维生素 B_3,或维生素 PP,耐热,能升华。烟酸又名尼古丁、抗癞皮病因子。在人体内还包括其衍生物烟酰胺或尼古酰胺。它是人体必需的 13 种维生素之一,是一种水溶性维生素,属于维生素 B 族。烟酸在人体内转化为烟酰胺,烟酰胺是辅酶 Ⅰ 和辅酶 Ⅱ 的组成部分,参与体内脂质代谢,组织呼吸的氧化过程和糖类无氧分解的过程。

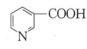

烟酸

(2)异烟肼

异烟肼为无色结晶,或白色至类白色的结晶性粉末。无臭,味微甜后苦,遇光渐变质。在水中易溶,在乙醇中微溶,在乙醚中极微溶解。熔点170~173 ℃。异烟肼发明于1952 年,其发明使治疗结核病起了根本性的变化。在中国,异烟肼最早由核医学家王世真首次合成,在数十年的使用历史中,虽然有的病人所感染的结核菌已经产生了耐药性,但绝大多数医生仍认为它是治疗结核病的一个不可缺少的主药。

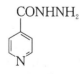

异烟肼

13.2.2.2　嘧啶及其衍生物

嘧啶为无色液体或晶体,有刺激性气味,熔点 20~22 ℃,沸点 123~124 ℃,能溶于水、乙醇和乙醚。

嘧啶衍生物除组成核酸的胞嘧啶、尿嘧啶和胸腺嘧啶外,还有作为药物使用的磺胺嘧啶、5-氟尿嘧啶和甲氧苄氨嘧啶等。

(1)5-氟尿嘧啶(代号5-FU)

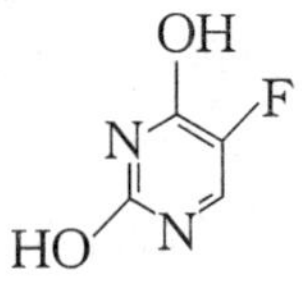

5-氟尿嘧啶是以抗代谢物而起作用,在细胞内转化为有效的氟尿嘧啶脱氧核苷酸后,通过阻断脱氧核糖尿苷酸受细胞内胸苷酸合成酶转化为胸苷酸,而干扰 DNA 的合成。氟尿嘧啶同样可以干扰 RNA 的合成。静脉用药后,氟尿嘧啶广泛分布于体液中,并在 4 小时内从血中消失。它在被转换成核苷酸后,被活跃分裂的组织及肿瘤所优先摄取,氟尿嘧啶容易进入脑脊液中。约 20％以原型从尿排泄,其余大部分在肝中由一般对尿嘧啶代谢的机制所代谢。

5-氟尿嘧啶对多种肿瘤,如消化道肿瘤、乳腺癌、卵巢癌、绒毛膜上皮癌、子宫颈癌、肝癌、膀胱癌、皮肤癌(局部涂抹)、外阴白斑(局部涂抹)等均有一定疗效。单独或与其他药物联合应用于乳腺癌和胃肠道肿瘤手术辅助治疗,也用于一些非手术恶性肿瘤的姑息治疗,尤其是胃肠道、乳腺、头颈部、肝、泌尿系统和胰腺的恶性肿瘤。以往经验表明 5-FU 对转移性乳腺癌和胃肠道肉瘤部分反应率为 10％～30％。5-FU 与某些其他药物联合应用常可获较高的反应率、存活率。如合用环磷酰胺和 MTX(乳腺癌)、顺铂(卵巢和头颈部癌)、醛氢叶酸(结直肠癌)虽可提高 5-UF 活性,但也增加其毒性。5-FU 联合应用左旋咪唑(免疫兴奋、副作用弱)治疗结直肠癌可降低疾病的复发率,提高术后存活率。

(2)甲氧苄氨嘧啶

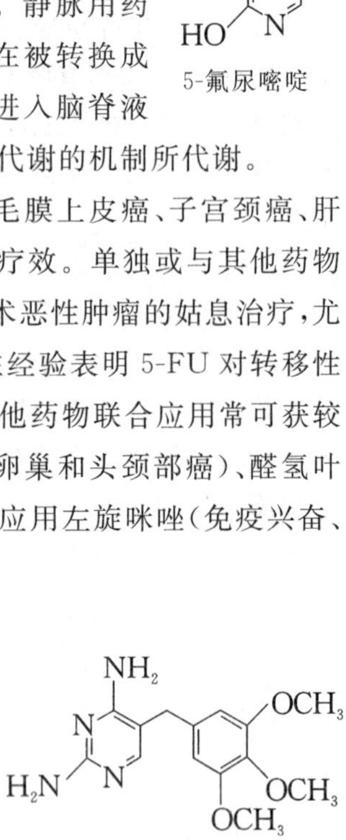

甲氧苄氨嘧啶作为抗菌剂,具有原核生物酶选择性的二氢叶酸还原酶抑制剂,特定剂型抑制剂,广泛用于研究二氢叶酸还原酶,通过原核生物特定二氢叶酸还原酶(DHFR)抑制四氢叶酸合成。抗菌范围和磺胺药相近。与磺胺药联合使用时,可增强其疗效几倍到几十倍。适用于呼吸道感染、老年性慢性支气管炎、菌痢、泌尿系统感染、肠炎、伤寒、疟疾等症。

13.3 稠杂环化合物及其衍生物

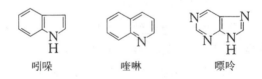

吲哚　　喹啉　　嘌呤

13.3.1 吲哚

吲哚是白色结晶,熔点 52.5 ℃。极稀溶液有香味,可用作香料,浓的吲哚溶液有粪臭味。素馨花、柑橘花中含有吲哚。吲哚环的衍生物广泛存在于动植物体内,与人类的生命、生活有密切的关系。

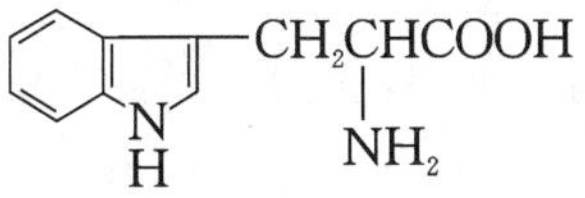

色氨酸 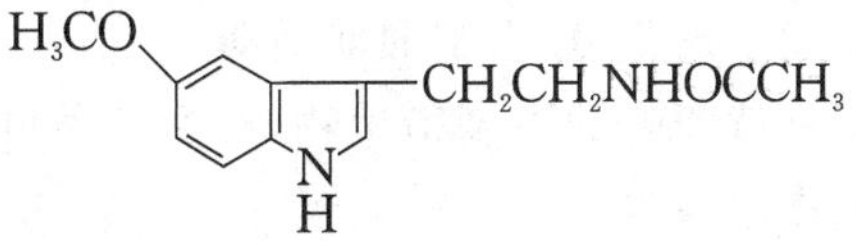　　　　　　　　　　　　脑白金（简式）

13.3.2　喹啉

喹啉存在于煤焦油中,为无色油状液体,放置时逐渐变成黄色,沸点 238.05 ℃,有恶臭味,难溶于水。能与大多数有机溶剂混溶,是一种高沸点溶剂。

喹啉的衍生物在自然界存在很多,如奎宁、氯喹、罂粟碱、吗啡等。

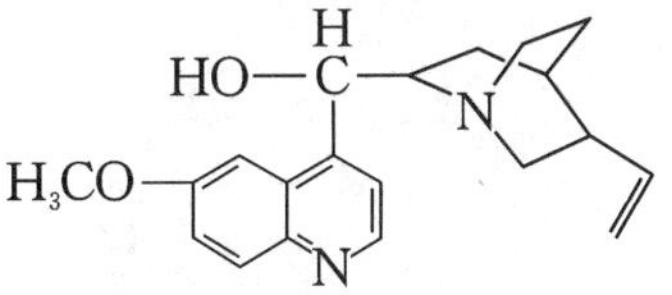

奎宁

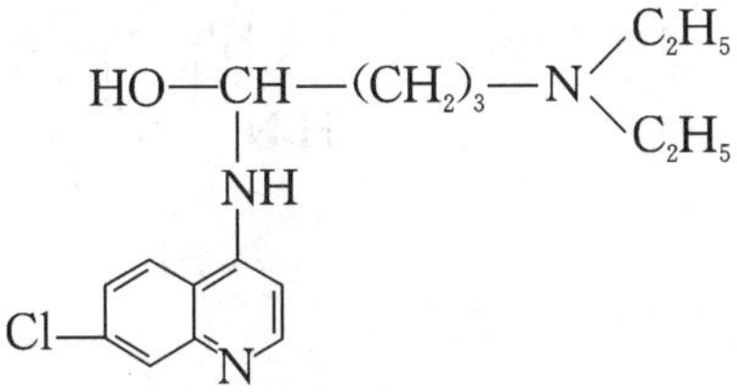

氯喹

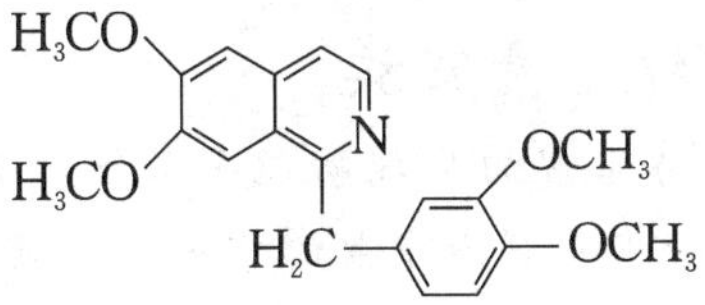

罂粟碱

13.3.3　嘌呤

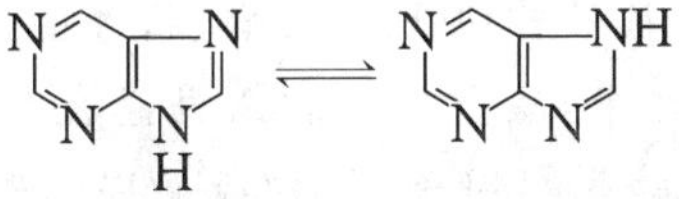

嘌呤为无色晶体,熔点 216～217 ℃,易溶于水,其水溶液呈中性,但能与酸或碱成盐。纯嘌呤环在自然界不存在,嘌呤的衍生物广泛存在于动植物体内。

13.3.3.1　尿酸

存在于鸟类及爬虫类的排泄物中,含量很多,人尿中也含少量。

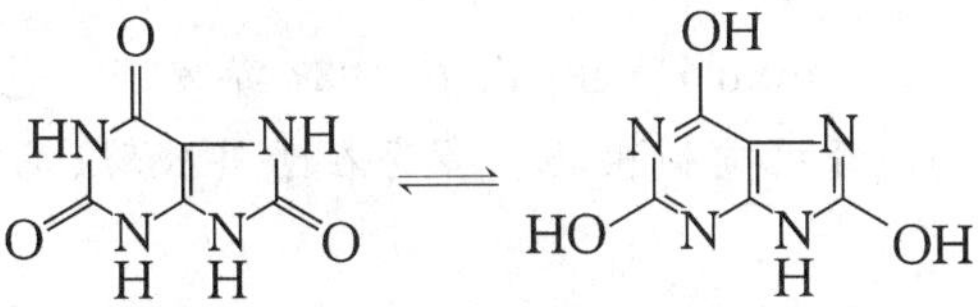

13.3.3.2　黄嘌呤

存在于茶叶及动植物组织和人尿中。

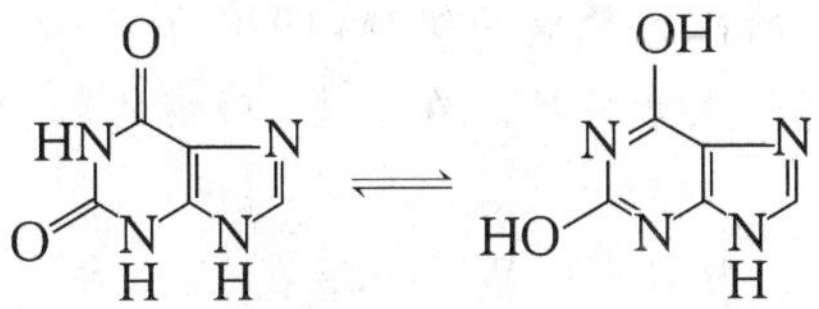

13.3.3.3 咖啡碱、茶碱和可可碱

三者都是黄嘌呤的甲基衍生物,存在于茶叶、咖啡和可可中,它们有兴奋中枢作用,其中以咖啡碱的作用最强。

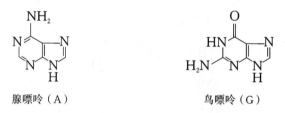

咖啡碱   茶碱   可可碱

13.3.3.4 腺嘌呤和鸟嘌呤

是核蛋白中的两种重要碱基。

腺嘌呤(A)   鸟嘌呤(G)

📖 **阅读材料**

维生素家族

维生素(vitamin)是人和动物为维持正常的生理功能而必须从食物中获得的一类微量有机物质,在人体生长、代谢和发育过程中发挥着重要的作用。多数维生素结构上均具有杂环的结构。

维生素 A,抗干眼病维生素,亦称美容维生素,脂溶性。它并不是单一的化合物,而是一系列视黄醇的衍生物(视黄醇亦被译作维生素 A 醇、松香油),别称抗干眼病维生素,多存在于鱼肝油、动物肝脏、绿色蔬菜之中,缺少维生素 A 易患夜盲症。

维生素 B_1,硫胺素,又称抗脚气病因子、抗神经炎因子等,是水溶性维生素。在生物体内通常以硫胺焦磷酸盐(TPP)的形式存在。多存在于酵母、谷物、肝脏、大豆、肉类之中。

维生素 B_2,核黄素,水溶性。由 D. T. Smith 和 E. G. Hendrick 在 1926 年发现。也被称为维生素 G,多存在于酵母、肝脏、蔬菜、蛋类之中。缺少维生素 B_2 易患口舌炎症(口腔溃疡)等。

维生素 PP,水溶性。由 Conrad Elvehjem 在 1937 年发现。包括尼古丁(烟酸)和尼古酰胺(烟酰胺)两种物质,均属于吡啶衍生物。多存在于茶碱酸、尼古丁酸酵母、谷物、肝脏、米糠之中。

维生素 B_4(腺嘌呤、氨基嘌呤,Adenine),现在已经不将其视为真正的维生素。维生素 B_4 又称为胆碱,胆碱由 Maurice Gobley 在 1850 年发现,维生素 B 族之一,1849 年首次从猪肝中被分离出,此后一直认为胆碱为磷脂的组分,1940 年 Sura 和 Gyorgy Goldblatt 根据他们各自的工作,表明了它具有维生素特性。在蛋类、动物的脑、啤酒酵母、麦芽、大豆卵磷脂中含量较高。

维生素 B_5,泛酸,水溶性。由 Roger Williams 在 1933 年发现。亦称为遍多酸。多存在

于酵母、谷物、肝脏、蔬菜之中。

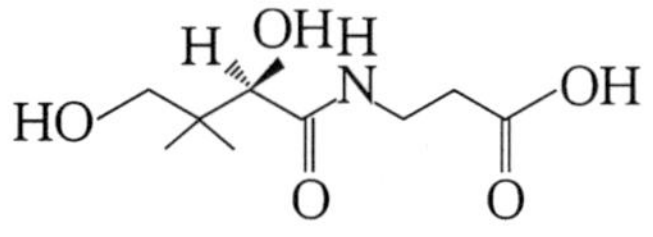

维生素B₅

维生素 B_6，吡哆醇类，水溶性。由 Paul Gyorgy 在 1934 年发现。包括吡哆醇、吡哆醛及吡哆胺。多存在于酵母、谷物、肝脏、蛋类、乳制品之中。

生物素，也被称为维生素 H 或辅酶 R，水溶性。多存在于酵母、肝脏、谷物。

维生素 B_9（叶酸），水溶性。也被称为蝶酰谷氨酸、蝶酸单麸胺酸、维生素 M 或叶精。多存在于蔬菜叶、肝脏之中。

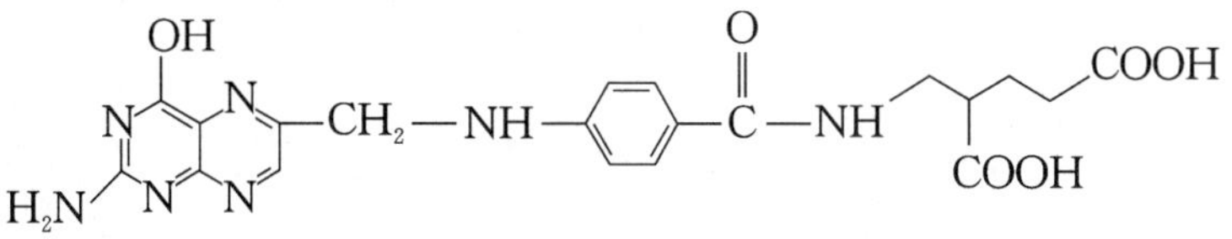

叶酸

维生素 B_{12}，氰钴胺素，水溶性。由 Karl Folkers 和 Alexander Todd 在 1948 年发现。也被称为氰钴胺或辅酶 B_{12}。多存在于肝脏、鱼肉、肉类、蛋类之中。

肌醇，水溶性，环己六醇、维生素 B-h。多存在于心脏、肉类之中。

维生素 C，抗坏血酸，水溶性。多存在于新鲜蔬菜、水果之中。

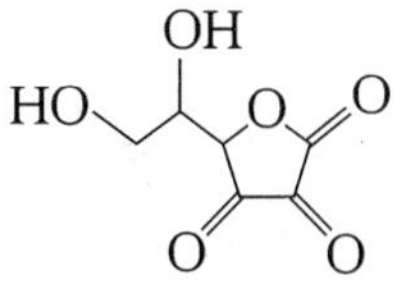

L-去氢抗坏血酸 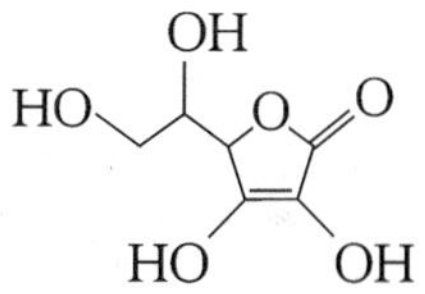   L-抗坏血酸

维生素 D，钙化醇，脂溶性。亦称为骨化醇、抗佝偻病维生素，主要有维生素 D_2 即麦角钙化醇和维生素 D_3 即胆钙化醇。这是唯一一种人体可以少量合成的维生素。多存在于鱼肝油、蛋黄、乳制品、酵母之中。

维生素 E，生育酚脂溶性。由 Herbert Evans 及 Katherine Bishop 在 1922 年发现。主要有 α、β、γ、δ 四种。多存在于鸡蛋、肝脏、鱼类、植物油之中。

维生素 K，萘醌类，脂溶性，由 Henrik Dam 在 1929 年发现。是一系列萘醌的衍生物的统称，主要有天然的来自植物的维生素 K_1、来自动物的维生素 K_2 以及人工合成的维生素 K_3 和维生素 K_4。又被称为凝血维生素，新生儿应注射维生素 K，以防止颅内出血。多存在于菠菜、苜蓿、白菜、肝脏之中。

参考文献

[1] 吕以仙.有机化学[M].7 版.北京:人民卫生出版社,2008.
[2] 徐春祥.医学化学[M].2 版.北京:高等教育出版社,2008.

第 14 章 氨基酸和蛋白质

> **本章要求**
> 1. 掌握氨基酸的分类、命名、结构与构型。
> 2. 掌握氨基酸的性质。
> 3. 掌握蛋白质的分类、结构和性质。

案 例

蛋白质

蛋白质(protein)是生物体中广泛存在的一类生物大分子,它与多糖、脂类和核酸等都是构成生命的基础物质。蛋白质不仅是细胞的重要组成成分之一,而且还具有多种生物学功能。例如,机体内维持血浆胶体渗透压恒定作用的白蛋白、机体内起催化作用的酶、调节代谢的一些激素以及发生免疫反应的抗体等均为蛋白质。机体中的每一个细胞和所有重要组成部分都有蛋白质参与。蛋白质是生命的物质基础,没有蛋白质就没有生命。

蛋白质是由氨基酸组成的多肽链经过盘曲折叠形成的具有一定空间结构的物质。由于氨基酸的种类、数目以及排列顺序的差异,可形成种类繁多、结构复杂、生物功能各异的蛋白质。

为了研究蛋白质的结构和功能,首先必须掌握氨基酸的结构和性质。

14.1 氨基酸

14.1.1 氨基酸的分类

氨基酸是羧酸分子中烃基上的氢原子被氨基取代形成的化合物,氨基酸分子中同时含有氨基和羧基两种官能团。氨基酸有多种不同的分类方法,根据氨基和羧基的相对位置,氨

基酸可分为 α、β、γ 等类型；根据分子中所含氨基和羧基的数目，可分为中性氨基酸、酸性氨基酸和碱性氨基酸。中性氨基酸分子中所含氨基的数目与羧基的数目相等，但这类氨基酸由于酸性解离大于碱性解离，故其水溶液并不显中性，大多呈微酸性。中性氨基酸又可分为两类：一类是 R 基团为非极性或疏水性的氨基酸；另一类是 R 基团具有极性但不带电荷的氨基酸，其侧链中含羟基、巯基等极性基团。酸性氨基酸分子中羧基的数目大于氨基的数目。碱性氨基酸分子中碱基（如氨基、胍基和咪唑基）的数目大于羧基的数目。

14.1.2　氨基酸的结构与构型

自然界中已发现的氨基酸有几百种，但组成蛋白质的常见氨基酸只有 20 种（表 14-1）。这 20 种氨基酸除脯氨酸为 α-亚氨基酸外，其余均为 α-氨基酸，即其氨基和羧基都连接在 α-碳原子上，其结构通式如下：

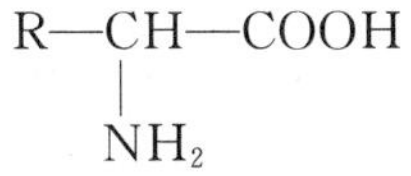

$$R—CH—COOH$$
$$|$$
$$NH_2$$

蛋白质在酸、碱和酶的作用下可完全水解，得到的最终产物是各种不同 α-氨基酸的混合物，因此 α-氨基酸是组成蛋白质的基本单位。

由于氨基酸分子内同时存在酸性基团羧基和碱性基团氨基，因此，它们可相互作用形成内盐。通过对氨基酸的红外光谱测定，发现固态氨基酸只有羧基负离子（—COO^-）的吸收峰；X-射线晶体衍射分析也证明固态氨基酸呈离子状态。这些科学事实证实固态氨基酸是以偶极离子（dipolar ions）的结构形式存在。

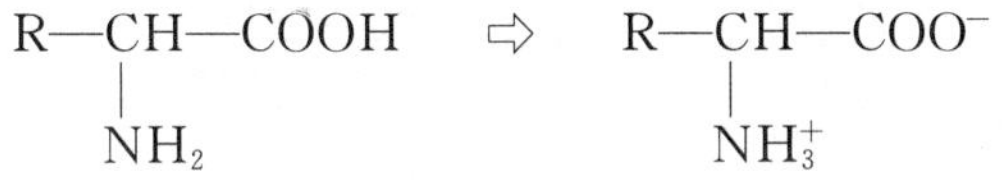

$$R—CH—COOH \quad \Rightarrow \quad R—CH—COO^-$$
$$| \qquad\qquad\qquad\qquad |$$
$$NH_2 \qquad\qquad\qquad\qquad NH_3^+$$

除甘氨酸外，其他所有组成蛋白质的氨基酸分子都有旋光性，其 α-碳原子都是手性碳原子，而且发现均为 L 型。氨基酸的 D/L 构型命名法，是以距羧基最近的手性碳原子为标准的，即以甘油醛为参考标准，在 Fischer 投影式中，凡氨基酸分子中 α-NH_3^+ 的位置与 L-甘油醛手性碳原子中—OH 的位置相同者为 L 型，相反者为 D 型。

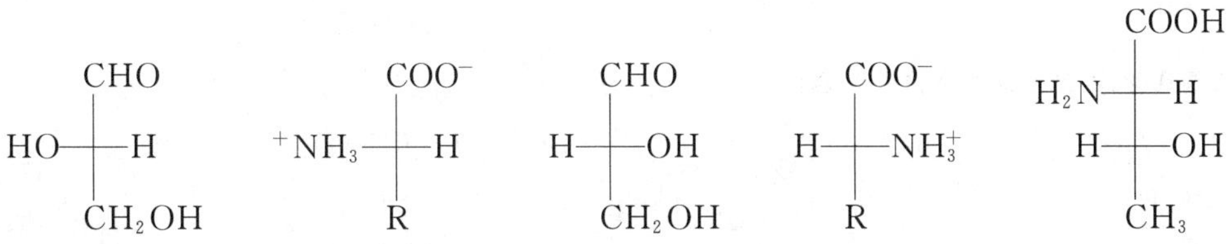

| L-甘油醛 | L-氨基酸 | D-甘油醛 | D-氨基酸 | L-苏氨酸 |

若用 R、S 标记法，则其 α-碳原子除半胱氨酸为 R 构型外，其余均为 S 构型。

氨基酸虽然可采用系统命名法，但习惯上往往根据其来源或某些特性而使用俗名，如甘氨酸因有甜味而得名，天冬氨酸来源于天门冬（又称天冬）植物。常见的 20 种 α-氨基酸的名称、结构及中英文缩写符号见表 14-1。

表 14-1　组成蛋白质的 20 种常见氨基酸

名称	英文缩写	中文缩写	结构式(偶极离子)	等电点
中性氨基酸(具非极性 R 基的):				
甘氨酸 glycine	Gly (G)	甘	$H-\underset{\underset{NH_3^+}{\vert}}{CH}-CO_2^-$	5.97
丙氨酸 alanine	Ala (A)	丙	$CH_3-\underset{\underset{NH_3^+}{\vert}}{CH}-CO_2^-$	6.02
亮氨酸* leucine	Leu (L)	亮	$\underset{H_3C}{\overset{H_3C}{>}}CH-CH_2-\underset{\underset{NH_3^+}{\vert}}{CH}-CO_2^-$	5.98
异亮氨酸* isoleucine	Ile (I)	异亮	$\underset{H_3CH_2C}{\overset{H_3C}{>}}CH-\underset{\underset{NH_3^+}{\vert}}{CH}-CO_2^-$	6.02
缬氨酸* valine	Val (V)	缬	$\underset{H_3C}{\overset{H_3C}{>}}CH-\underset{\underset{NH_3^+}{\vert}}{CH}-CO_2^-$	5.97
脯氨酸 proline	Pro (P)	脯	脯氨酸结构式 CO_2^-	6.48
苯丙氨酸* phenylalanine	Phe (F)	苯	苯环$-CH_2-\underset{\underset{NH_3^+}{\vert}}{CH}-CO_2^-$	5.48
甲硫(蛋)氨酸* methionine	Met (M)	甲硫	$CH_3-S-CH_2-CH_2-\underset{\underset{NH_3^+}{\vert}}{CH}-CO_2^-$	5.75
中性氨基酸(不带电荷而具极性 R 基的):				
丝氨酸 serine	Ser (S)	丝	$HO-CH_2-\underset{\underset{NH_3^+}{\vert}}{CH}-CO_2^-$	5.68
谷氨酰胺 glutamine	Gln (Q)	谷酰	$H_2N-\overset{\overset{O}{\Vert}}{C}-CH_2-CH_2-\underset{\underset{NH_3^+}{\vert}}{CH}-CO_2^-$	5.65
苏氨酸* threonine	Thr (T)	苏	$CH_3-\underset{\underset{HO}{\vert}}{CH}-\underset{\underset{NH_3^+}{\vert}}{CH}-CO_2^-$	5.60

名称	英文缩写	中文缩写	结构式（偶极离子）	等电点
半胱氨酸 cysteine	Cys (C)	半胱	$HS\text{—}CH_2\text{—}\underset{\underset{NH_3^+}{\|}}{CH}\text{—}CO_2^-$	5.07
天冬酰胺 asparagine	Asn (N)	天酰	$H_2N\text{—}\overset{\overset{O}{\|\|}}{C}\text{—}CH_2\text{—}\underset{\underset{NH_3^+}{\|}}{CH}\text{—}CO_2^-$	5.41
酪氨酸 tyrosine	Tyr (Y)	酪	$HO\text{—}\underset{}{\bigcirc}\text{—}CH_2\text{—}\underset{\underset{NH_3^+}{\|}}{CH}\text{—}CO_2^-$	5.66
色氨酸* tryptophane	Trp (W)	色	$CH_2\underset{\underset{NH_3^+}{\|}}{CH}\text{—}COO^-$	5.89

酸性氨基酸：

名称	英文缩写	中文缩写	结构式（偶极离子）	等电点
天冬氨酸 aspartic acid	Asp (D)	天	$HO\text{—}\overset{\overset{O}{\|\|}}{C}\text{—}CH_2\text{—}\underset{\underset{NH_3^+}{\|}}{CH}\text{—}CO_2^-$	2.98
谷氨酸 glutamic acid	Glu (E)	谷	$HO\text{—}\overset{\overset{O}{\|\|}}{C}\text{—}CH_2\text{—}CH_2\text{—}\underset{\underset{NH_3^+}{\|}}{CH}\text{—}CO_2^-$	3.22

碱性氨基酸：

名称	英文缩写	中文缩写	结构式（偶极离子）	等电点
赖氨酸* lysine	Lys (K)	赖	$H_3N^+\text{—}(CH_2)_4\underset{}{\overset{\overset{NH_2}{\|}}{CH}}\text{—}CO_2^-$	9.74
精氨酸 arginine	Arg (R)	精	$H_2N\text{—}\underset{\underset{NH_2^+}{\|}}{C}\text{—}NHCH_2CH_2CH_2\text{—}\underset{\underset{NH_3^+}{\|}}{CH}\text{—}CO_2^-$	10.76
组氨酸 histidine	His (H)	组	$CH_2\underset{}{\overset{\overset{NH_3^+}{\|}}{CH}}\text{—}CO_2^-$	7.59

＊为营养必需氨基酸

14.1.3 氨基酸的化学性质

14.1.3.1 两性与等电点

氨基酸分子中同时含有酸性基团和碱性基团，因此，氨基酸既能和较强的酸反应，也能与较强的碱反应而生成稳定的盐，具有两性化合物的特征。

氨基酸在一般情况下不是以游离的羧基或氨基存在的,而是两性电离,在固态或水溶液中形成内盐。该性质使氨基酸具有较高的熔沸点,易溶于水,难溶于非极性溶剂,具有类似离子晶体的某些性质。

由于氨基酸分子中给出质子的酸性基团和接受质子的碱性基团的数目和能力各异,因此,不同的氨基酸在水溶液中呈现不同的酸碱性。中性氨基酸在水溶液中解离时,由于—NH_3^+ 给出质子的能力大于—COO^- 接受质子的能力,因此其水溶液呈弱酸性。

氨基酸在溶液中总是以阳离子、阴离子和偶极离子三种结构形式呈动态平衡,主要以什么形式存在,取决于溶液的 pH。

$$R-\underset{\underset{NH_3^+}{|}}{CH}-COOH \underset{H^+}{\overset{OH^-}{\rightleftharpoons}} R-\underset{\underset{NH_3^+}{|}}{CH}-COO^- \underset{H^+}{\overset{OH^-}{\rightleftharpoons}} R-\underset{\underset{NH_2}{|}}{CH}-COO^-$$

阳离子 pH<pI　　　　偶极离子 pH=pI　　　　阴离子 pH>pI

当调节某一种氨基酸溶液的 pH 为一定值时,该种氨基酸刚好以偶极离子形式存在,在电场中,既不向负极移动,也不向正极移动,即此时其所带的正、负电荷数相等,净电荷为零,呈电中性,此时此溶液的 pH 称为该氨基酸的**等电点**(isoelectric point),通常用 pI 表示。在等电点时,氨基酸主要以偶极离子的形式存在。当氨基酸溶液的 pH 大于 pI 时(如加入碱),氨基酸中的—NH_3^+ 给出质子,平衡右移,这时氨基酸主要以阴离子形式存在,若在电场中,则向正极移动。反之,当溶液的 pH 小于 pI 时(如加入酸),氨基酸中的—COO^- 结合质子,使平衡左移,这时氨基酸主要以阳离子形式存在,若在电场中,则向负极移动。

各种氨基酸由于其组成和结构的不同,而具有不同的等电点。中性氨基酸的等电点小于 7,一般为 5.0~6.5。酸性氨基酸的等电点为 3 左右。碱性氨基酸的等电为 7.58~10.8。常见的 20 种氨基酸的等电点见表 14-1。

带电颗粒在电场的作用下,向着与其电性相反的电极移动,称为电泳(electrophoresis,EP)。由于各种氨基酸的相对分子质量和 pI 不同,在相同 pH 的缓冲溶液中,不同的氨基酸不仅带的电荷状况有差异,而且在电场中的泳动方向和速率也往往不同。因此,基于这种差异,可用电泳技术分离氨基酸的混合物。例如,天冬氨酸和精氨酸的混合物置于电泳支持介质(滤纸或凝胶)中央,调节溶液的 pH 至 6.02(为缓冲溶液)时,此时天冬氨酸(pI=2.98)带负电荷,在电场中向正极移动,而精氨酸(pI=10.76)带正电荷,向负极移动。

14.1.3.2　与亚硝酸的反应

含有氨基的氨基酸与亚硝酸反应,放出氮气,测定放出氮气的量,可计算出分子中氨基酸的含量,此种方法称为 van slyke 氨基氮测定法。常用于氨基酸和多肽的定量分析。

$$R-\underset{\underset{NH_3^+}{|}}{CH}-COO^- + HNO_2 \longrightarrow R-\underset{\underset{OH}{|}}{CH}-COOH + N_2\uparrow + H_2O$$

脯氨酸分子中含亚氨基,不能与亚硝酸反应放出氮气。

14.1.3.3　与茚三酮的显色反应

α-氨基酸与水合茚三酮在溶液中共热,生成蓝紫色的化合物,茚三酮反应可用于氨基酸的定性和定量分析。亚氨基酸(脯氨酸和羟脯氨酸)呈黄色。

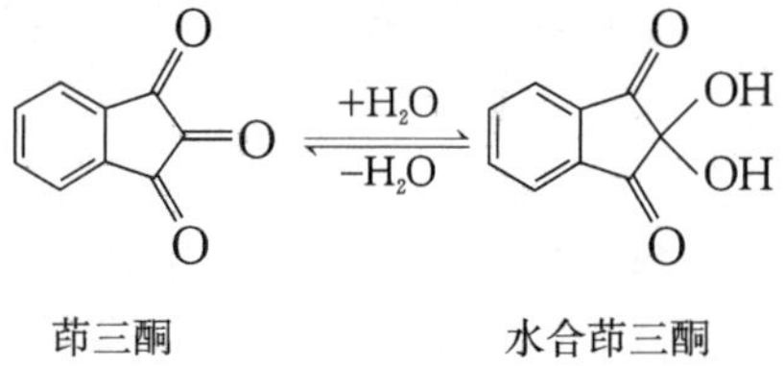

茚三酮　　　　　　　水合茚三酮

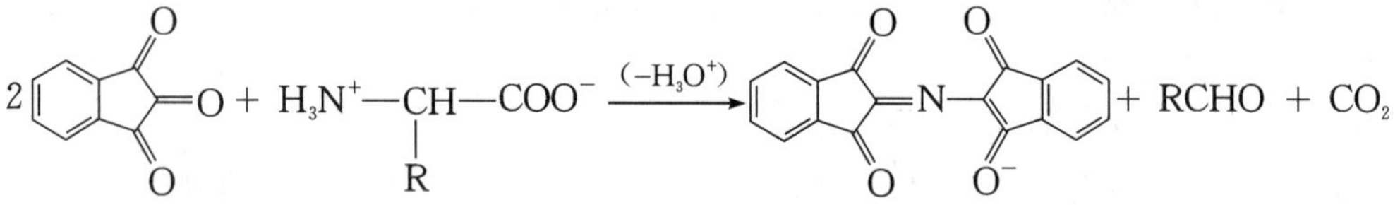

14.2　蛋白质

蛋白质在酸、碱或酶的催化下能使各级结构彻底破坏,最后水解为各种氨基酸的混合物。各种天然蛋白质水解的最终产物都是 α-氨基酸。

蛋白质 → 多肽 → 氨基酸

肽是两个或两个以上氨基酸通过肽键(酰胺键)连接形成的化合物。两个分子氨基酸脱水形成二肽;三个分子氨基酸脱水形成三肽;同样依次可形成四肽、五肽……十肽以下的称为寡肽,大于十肽的称为多肽。蛋白质和多肽均是氨基酸的多聚物,在小分子蛋白质和大分子多肽之间不存在绝对严格的分界线,通常将相对分子质量较大,结构较复杂的多肽称为蛋白质。

14.2.1　蛋白质的元素组成及分类

14.2.1.1　元素组成

蛋白质中含 C、H、O、N,有些含 S、P 和少量金属元素,如 Fe、Cu、Zn、Mn 等。一切蛋白质都含 N,且各种蛋白质的含氮量很接近,平均含 N 量为 16%,即 1 g 氮相当于 6.25 g 蛋白质,据此就可以推算出其中蛋白质的大致含量。

每克样品中含氮克数×6.25×100＝100 g 样品中所含蛋白质的克数(g%)

14.2.1.2　蛋白质的分类

(1)按照蛋白质的形状可将蛋白质分为球状蛋白质和纤维状蛋白质。

球状蛋白质(globular protein)外形接近球形或椭圆形,一般为可溶于水,如胰岛素、血红蛋白、酶、免疫球蛋白等。

纤维状蛋白质(fibrous protein)分子类似纤维或细棒。是生物体的主要结构蛋白,纤维蛋白多数难溶于水,如胶原蛋白、角蛋白和丝蛋白等。

(2)按照蛋白质的组成可将蛋白质分为单纯蛋白和结合蛋白。

单纯蛋白质或简单蛋白质是由多肽组成的,其水解最终产物是 α-氨基酸。如清蛋白、球蛋白、醇溶蛋白、谷蛋白、精蛋白、组蛋白、硬蛋白等。

结合蛋白质是由单纯蛋白质与非蛋白质部分结合而成的。这些非蛋白部分叫辅基或配

213

体。如核蛋白、糖蛋白、脂蛋白、色蛋白、磷蛋白、金属蛋白等。

（3）按功能分类可将蛋白质分为活性蛋白质和非活性蛋白质两类。前者包括酶、蛋白质激素、运输和贮存的蛋白质、运动蛋白质和受体蛋白质等，后者包括角蛋白、胶原蛋白等。

14.2.2　蛋白质的结构

蛋白质分子是由许多氨基酸通过肽键相连形成的生物大分子，每种蛋白质都有其特定的结构并执行其独特的功能。蛋白质的分子结构可分为一级、二级、三级和四级。一级结构是蛋白质的基本结构，二级、三级、四级结构称为空间结构或构象。蛋白质的各种生物学功能和性质是由其结构所决定的。

14.2.2.1　一级结构(primary structure)

蛋白质分子中氨基酸残基的排列顺序称为蛋白质的一级结构。这种排列顺序是遗传信息所决定的。维持一级结构的主要化学键是肽键，有些蛋白质还含有二硫键，是由两个半胱氨酸残基的巯基脱氢氧化生成。一级结构是蛋白质的基本结构。

胰岛素是世界上第一个被确定一级结构的蛋白质。它由 A、B 两条链组成，A 链有 21 个氨基酸残基，N-端为甘氨酸，C-端为天冬酰胺，B 链有 30 个氨基酸残基，N-端为苯丙氨酸，C-端为苏氨酸。A 链和 B 链之间靠两个二硫键连接在一起，A 链内部还有一个二硫键。

各种蛋白质的基本结构都是多肽链，由于所含氨基酸总数、各种氨基酸所占比例、氨基酸在肽链中的排列顺序不同，就形成了结构多样、功能各异的蛋白质。蛋白质一级结构的研究，是在分子水平上阐述蛋白质结构与其功能关系的基础。蛋白质一级结构的阐明，对揭示某些疾病的发病机制、指导疾病治疗有十分重要的意义。

14.2.2.2　空间结构(space structure)

蛋白质分子的多肽链并非呈线形伸展，而是折叠和盘曲构成特有的比较稳定的空间结构。蛋白质的生物学活性和理化性质主要决定于空间结构的完整，因此仅仅测定蛋白质分子的氨基酸组成和它们的排列顺序并不能完全了解蛋白质分子的生物学活性和理化性质。例如，球状蛋白质（多见于血浆中的白蛋白、球蛋白、血红蛋白和酶等）和纤维状蛋白质（角蛋白、胶原蛋白、肌凝蛋白、纤维蛋白等），前者一般溶于水，后者一般难溶于水，显而易见，此性质不能仅用蛋白质的一级结构的氨基酸排列顺序来解释。

蛋白质的空间结构就是指蛋白质的二级、三级和四级结构。

蛋白质的二级结构是指多肽链主链原子的局部空间排布，即邻近基团的空间关系，不涉及氨基酸残基侧链的构象。主要有 α-螺旋、β-折叠、β-转角和无规卷曲等，维系蛋白质二级结构稳定的化学键是氢键。

蛋白质的三级结构是指每一条肽链所有原子的空间排布，它包括主链构象和侧链构象，是在二级结构的基础上，由于侧链 R 基团的相互作用，进一步盘曲折叠而形成的。相对分子质量大的蛋白质在形成三级结构时，多肽链上相互邻近的二级结构紧密联系形成 1 个或数个发挥生物学功能的特定区域，称之为"结构域"。这种"结构域"可以是酶的活性中心或是受体与配体结合的部位，大多呈裂缝、口袋、洞穴状等。蛋白质三级结构的形成和稳定主要靠多肽链侧链基团间所形成的次级键如氢键、离子键、二硫键、疏水键、范德华力等。其中以疏水键最为重要。

蛋白质的四级结构是蛋白质分子中各个亚基的空间排布及亚基接触部位的布局和相互

作用,疏水键、氢键和离子键参与维持其结构。由一条肽链形成的蛋白质没有四级结构。

14.2.3　蛋白质的性质

14.2.3.1　蛋白质的两性解离和等电点

形成蛋白质的多肽是由多个氨基酸脱水形成的,在多肽链的两端必然存在着自由的氨基与羧基,而且,侧链中也有酸性或碱性基团。因此,蛋白质与氨基酸一样也是两性分子,既能与酸反应,也能与碱反应。当蛋白质溶液处于某一 pH 时,蛋白质解离成阳离子和阴离子的趋势相等,即净电荷为零,以偶极离子形式存在,此时溶液的 pH 称为蛋白质的等电点。

$$
\underset{\substack{\text{阳离子}\\ \text{pH}<\text{pI}}}{\text{P}\binom{NH_3^+}{COOH}}
\xrightleftharpoons[H^+]{OH^-}
\underset{\substack{\text{两性离子}\\ \text{pH}=\text{pI}}}{\text{P}\binom{NH_3^+}{COO^-}}
\xrightleftharpoons[H^+]{OH^-}
\underset{\substack{\text{阴离子}\\ \text{pH}>\text{pI}}}{\text{P}\binom{NH_2}{COO^-}}
$$

蛋白质在等电点时水溶性最小,在电场中既不向正极移动,也不向负极移动。因此,可利用蛋白质的两性和等电点分离、提纯蛋白质。

不同蛋白质的等电点不同,血浆中大多数蛋白质的等电点在 5.0 左右,因而在生理 pH 条件下,在血浆中主要以阴离子形式存在。

14.2.3.2　蛋白质的胶体性质

蛋白质是大分子化合物,其分子颗粒的直径一般在 1～100 nm 之间,其水溶液具有胶体溶液的一般特性。例如,具有丁达尔现象、布朗运动,不能透过半透膜以及较强的吸附作用等。

蛋白质形成胶体溶液具有一定稳定性,主要原因是蛋白质颗粒表面大多为亲水基团,可吸引水分子,使颗粒表面形成一层水化膜,水化膜的存在增强了蛋白质的稳定性,此外蛋白质在等电点以外的 pH 环境中颗粒表面带有同种电荷,由于同性电荷相互排斥,使蛋白质分子间不会互相凝聚。水化膜和表面电荷可阻断蛋白质颗粒相互聚集,避免蛋白质从溶液中析出,起到使胶粒稳定的作用。当去除蛋白质胶粒表面电荷和水化膜两个稳定因素时,蛋白质极易从溶液中析出而产生沉淀。

14.2.3.3　蛋白质的沉淀和变性

使蛋白质从溶液中析出的现象称为沉淀。蛋白质胶粒失去两个稳定因素就会发生沉淀。使蛋白质沉淀的方法有盐析法、有机溶剂、重金属盐及生物碱试剂的沉淀等。

在某些物理或化学因素作用下,蛋白质特定的空间构象被破坏,从而导致其理化性质改变和生物活性丧失,称为蛋白质的变性。引起变性的化学因素有强酸、强碱、有机溶剂、尿素、重金属盐等,物理因素有加热、高压、超声波、紫外线、X 射线等。蛋白质变性的实质是次级键断裂,空间结构被破坏,但不涉及氨基酸序列的改变,一级结构仍然存在。蛋白质变性后的特点为溶解度降低,易于沉淀,结晶能力消失,黏度增加,生物活性丧失,易被蛋白酶水解等。

蛋白质的变性在实际应用上具有重要作用,临床上一般使用酒精、苯酚溶液、高温和紫外线等方法进行消毒杀菌,都是使细菌或病毒的蛋白质变性而失去致病及繁殖能力,起到杀菌、防腐作用。临床上解救因误服 Cu^{2+}、Pb^{2+}、Hg^{2+} 等重金属盐而中毒的病人时,要求他们立即服用大量含蛋白质丰富的牛奶和蛋清,使蛋白质在消化道中与重金属盐结合成变性蛋白质,从而阻止有毒重金属离子被人体吸收。

14.2.3.4 蛋白质的显色反应

蛋白质分子中的肽键以及氨基酸残基的某些化学基团,可与有关试剂呈现颜色反应称为蛋白质的显色反应,这些反应可用于蛋白质的定性、定量分析。

(1)缩二脲反应

在缩二脲的碱性溶液中加入少量的 $CuSO_4$ 溶液,溶液将呈现紫色或紫红色,这个反应叫缩二脲反应(biuret reaction)。凡分子中含有 2 个或 2 个以上酰胺键结构的化合物都能发生缩二脲反应。蛋白质和多肽中含有许多个肽键,能发生缩二脲反应。

(2)与茚三酮的反应

蛋白质分子中含有多个游离的 α-氨基,可与茚三酮发生显色反应生成蓝紫色化合物。

📖 **阅读材料**

我国科学家率先研究成功新的多肽合成方法

多肽是涉及生物体内各种细胞功能的生物活性物质。自从生物化学家用人工方法合成多肽以来,伴随着分子生物学、生物化学技术的飞速发展,多肽的研究取得了惊人的、划时代的进展。人们发现存在于生物体的多肽已有数万种,并且发现所有的细胞都能合成多肽。同时,几乎所有细胞也都受多肽调节,它涉及激素、神经、细胞生长和生殖等各个领域。

多肽合成是化学学科研究的一项重要内容,其重要性源于多肽在生命过程中的重要作用以及在医药、材料等方面的重要用途。一个多世纪以来,几乎所有多肽合成的研究都是以氨基酸为原料来进行的。这种方法步骤麻烦、成本较高,使得多肽类材料的应用受到限制。近年来,化学家们开始研究一种非常简单的方法。这种方法不是以氨基酸为原料,而是用方便易得的亚胺和一氧化碳为单体,在催化剂作用下发生交替共聚直接生成多肽。遗憾的是,由于缺少一个适当的催化剂,该方法一直难以实现。孙怀林教授领导的课题组正是在这一环节上取得成功,填补了"不用氨基酸做原料合成多肽方法"的空白。此项研究成果受到国内外学术界广泛的关注,并作为研究通信部分的首篇刊登在化学学科顶级刊物德国《应用化学》上,该杂志评论高度评价了这项工作的创新性和应用价值,指出"这个反应的优点是所用原料便宜,非常适合工业生产"。美国化学会的刊物《化学和工程新闻》、英国皇家化学会刊物《化学世界》等也纷纷发表了专题评论和报道。

参考文献

[1] 吕以仙.有机化学[M].7 版.北京:人民卫生出版社,2008.

[2] 徐春祥.医学化学[M].2 版.北京:高等教育出版社,2008.

[3] 王镜岩,朱圣更,徐长法.生物化学[M].3 版.北京:高等教育出版社,2007.

习　题

1. 命名下列化合物(用俗名)或写出下列化合物的结构。

(1) 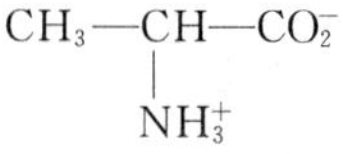 $CH_3-\underset{\underset{NH_3^+}{|}}{CH}-CO_2^-$

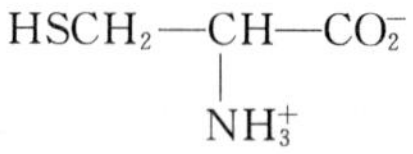

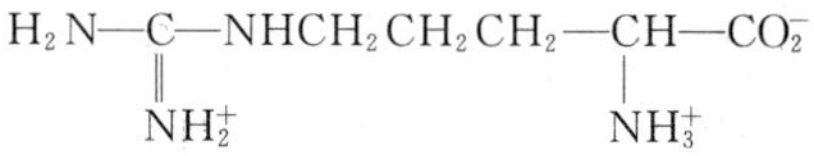

(2) $HSCH_2-\underset{\underset{NH_3^+}{|}}{CH}-CO_2^-$

(3) $H_2N-\underset{\underset{NH_2^+}{|}}{C}-NHCH_2CH_2CH_2-\underset{\underset{NH_3^+}{|}}{CH}-CO_2^-$

(4) $HO-\overset{\overset{O}{||}}{C}-CH_2-\underset{\underset{NH_3^+}{|}}{CH}-CO_2^-$

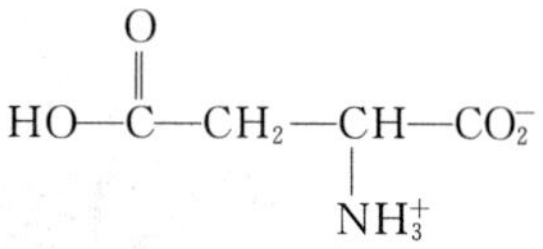

(5) 甘氨酸　　　(6) 苏氨酸　　　(7) 赖氨酸　　　(8) 谷氨酸

2. 试写出 Ser 和 Cys 所有可能的立体异构体,并标明 D、L 构型和 R、S 构型。

3. 将赖氨酸和谷氨酸溶于 pH=6.0 的缓冲溶液中,它们在直流电场中向哪一极移动?

4. 用化学方法鉴别下列各组化合物。

(1) 丙氨酸和乳酸　　　　　　　(2) 酪氨酸和酪蛋白

5. 化合物 A 的分子式为 $C_3H_7O_2N$,有旋光性,可与 NaOH 溶液或 HCl 溶液作用生成盐,可与醇生成酯,当与 HNO_2 作用时放出 N_2。试写出 A 的结构。

答案

第2章 溶液浓度和渗透压

3. ④＞②＞③＞①

4. B

5. 595 mmol · L^{-1},高渗溶液

6. 0.001 mol · L^{-1}

7. 0.077 mol;308 mmol · L^{-1}

8. 0.02 mol;2 000 mmol · L^{-1}

9. 306 mmol · L^{-1}

10. 6.74×10^4 g · mol^{-1}

第3章 酸碱解离平衡和沉淀—溶解平衡

1. 质子理论是通过能否给出和接受质子来对酸碱进行定义的。酸碱质子理论认为:凡能给出质子(H^+)的物质都是酸,凡能接受质子的物质都是碱。即酸是质子的给体,碱是质子的接受体。酸和碱不是孤立的,酸给出质子后所余下的部分就是碱,碱接受质子即成为酸。

质子理论用给出质子的能力来衡量酸碱的强弱:酸给出质子能力越强,其酸性越强;碱接受质子能力越强,其碱性越强。

2. 共轭碱:PO_4^{3-}、HPO_4^{2-}、OH^-、H_2O、HCO_3^-、CO_3^{2-}、NH_3

3. 共轭酸:$H_2PO_4^-$、H_3PO_4、HCO_3^-、H_2CO_3、H_2O、H_3O^+、NH_4^+

4. D

5. D＞A＞C＞B

6. D

7. (2)、(4)

8. (1)、(2)均为同离子效应,AgCl 的溶解度变小;(3)为盐效应,AgCl 的溶解度略有增大;(4)由于氨水容易和 Ag^+ 生成银氨配离子,大大降低了溶液中 Ag^+ 的浓度,导致 AgCl 的溶解度变大。

9. 存在的几种离子浓度的大小排出顺序为:$H_3O^+＞H_2PO_4^-＞HPO_4^{2-}＞OH^-＞PO_4^{3-}$。$H^+$ 浓度远远大于 PO_4^{3-} 浓度的 3 倍,因为$[H^+]=(K_{a1}c_a)^{1/2}$,而$[PO_4^{3-}]=(K_{a2}K_{a3})/[H^+]$。

10. (1)主要由于 HCl 的酸性强于 $H_2C_2O_4$，同时 $H_2C_2O_4$ 的酸性强于 HAc，所以导致 CaC_2O_4 溶于 HCl 而不溶于 HAc；

(2)加入氨水于滤液中后，会导致 $H_2C_2O_4$ 在溶液中的离解度增大（或者说发生了弱酸弱碱的中和反应），生成了很多 $C_2O_4^{2-}$，这样又会使溶液中的离子积大于溶度积，所以就又产生 CaC_2O_4 沉淀。

11. 不一定。如果是生成同类型的沉淀的话，它们生成沉淀的顺序将按溶度积的由小到大进行，例如，在相同浓度的 I^-、Br^-、Cl^- 的混合溶液中逐滴加入 Ag^+，就符合上述规律。如果不是，则需通过计算，看谁的离子积大于溶度积，谁就先沉淀。

12. (1)$K = K(HNO_2)/K(HCN) = 9.03 \times 10^5$，向右，正向；

(2)$K = K(HSO_4^-)/K(HNO_2) = 17.8$，向右，正向；

(3)$K = K'(NH_4^+)/K(HAc) = 1.05$，基本不移，保持平衡；

(4)$K = K_w/K(HSO_4^-) = 1.0 \times 10^{-12}$，向左，逆向。

13. 0.005%；$pH = 5.0$

14. $1.5 \times 10^{-5}\ mol \cdot L^{-1}$；$1.5 \times 10^{-5}\ mol \cdot L^{-1}$；约 $0.0075\ mol \cdot L^{-1}$

15. $0.182\ mol \cdot L^{-1}$

16. $[H^+] = 4.68 \times 10^{-12}\ mol \cdot L^{-1}$；$[OH^-] = [C_{10}H_{15}ONH^+] = 2.14 \times 10^{-3}\ mol \cdot L^{-1}$；$K_b = 1.31 \times 10^{-3}$

17. (1)5.28；(2)7.00；(3)8.31；(4)12.48；(5)9.94；(6)4.66

18. (1)7.21；(2)10.25

19. (1)$6.3 \times 10^{-5}\ mol \cdot L^{-1}$；(2)$[Mn^{2+}] = 6.3 \times 10^{-5}\ mol \cdot L^{-1}$；$[OH^-] = 1.26 \times 10^{-4}\ mol \cdot L^{-1}$；

(3)$1.0 \times 10^{-10}\ mol \cdot L^{-1}$；(4)$1.1 \times 10^{-6}\ mol \cdot L^{-1}$

20. (1)9.55；(2)9.25

21. (1)50 mL；(2)49.7 mL；(3)30.9 mL

22. 37.5×10^{-6}

23. (1)KH_2PO_4-Na_2HPO_4；(2)共轭酸 0.039 mol，共轭碱 0.061 mol；(3)7.60

24. $pH = 5.45$

25. 4.45；$0.038\ mol \cdot L^{-1} \cdot pH^{-1}$

26. KH_2PO_4 需 3.4 g；NaOH 需 0.5 g

27. (1)$pH = 7.40$，正常；(2)$pH = 7.31$，酸中毒；(3)$pH = 7.70$，碱中毒

第4章　氧化还原反应与原电池

1. $Cr_2O_7^{2-}$ 和 $S_2O_3^{2-}$ 中 Cr 和 S 的氧化值分别为 +6 和 +2。

2. (1)$2MnO_4^- + 5H_2O_2 + 6H^+ = 2Mn^{2+} + 5O_2 + 8H_2O$

正极反应：$MnO_4^- + 8H^+ + 5e^- \rightleftharpoons Mn^{2+} + 4H_2O$

电极组成式：$(+)Pt \mid MnO_4^-(aq), Mn^{2+}(aq), H^+(aq)$

负极：$O_2(g) + 2H^+ + 2e^- \rightleftharpoons H_2O_2$

电极组成式：$(-)Pt \mid O_2(g) \mid H_2O_2(aq), H^+(aq)$

电池组成式：$(-)Pt \mid O_2(g) \mid H_2O_2(aq), H^+(aq) \parallel MnO_4^-(aq), Mn^{2+}(aq), H^+(aq) \mid Pt(+)$

(2)$2MnO_4^- + 5C_2O_4^{2-} + 16H^+ = 2Mn^{2+} + 10CO_2 + 8H_2O$

正极反应：$MnO_4^- + 8H^+ + 5e^- \rightleftharpoons Mn^{2+} + 4H_2O$

电极组成式：$(+)Pt\,|\,MnO_4^-(aq),Mn^{2+}(aq),H^+(aq)$

负极：$2CO_2+2H^++2e^- \rightleftharpoons H_2C_2O_4(C_2O_4^{2-}+2H^+)$

电极组成式：$(-)Pt\,|\,CO_2(g)\,|\,H_2C_2O_4(aq),H^+(aq)$

电池组成式：$(-)Pt\,|\,CO_2(g)\,|\,H_2C_2O_4(aq),H^+(aq)\,\|\,MnO_4^-(aq),Mn^{2+}(aq),H^+(aq)\,|\,Pt(+)$

3. (1) 因为 $E^\ominus(Zn^{2+}/Zn)<E^\ominus(Ag^+/Ag)$，所以按上述方程式正向进行。故电池组成式为：
$(-)Zn\,|\,Zn^{2+}(aq)\,\|\,Ag^+(aq)\,|\,Ag(+)$

(2) 因为 $E^\ominus(Cr_2O_7^{2-}/Cr^{3+},H^+)<E^\ominus(Cl_2/Cl^-)$，所以按上述方程式正向进行。故电池组成式为：$(-)Pt\,|\,Cr_2O_7^{2-}(aq),Cr^{3+}(aq),H^+(aq)\,\|\,Cl^-(aq)\,|\,Cl_2(g)\,|\,Pt(+)$

(3) 因为 $E^\ominus(Fe^{3+}/Fe^{2+})<E^\ominus(IO_3^{2-}/I_2,H^+)$，所以按上述方程式正向进行。故电池组成式为：$(-)Pt\,|\,Fe^{3+}(aq),Fe^{2+}(aq),\,\|\,IO_3^{2-}(aq)\,|\,I_2(s)\,|\,Pt(+)$

4. (1) 还原能力介于 Co 和 Zn 之间，在附录表二中有六种微粒均符合条件；
(2) 氧化能力介于 Br_2 和 Cl_2 之间，在附录表二中有 4 种微粒均符合条件。

5. 同种金属及其盐溶液能组成浓差电池，其电池反应方程式为：
$$Cu^{2+}(10^{-4}\ mol\cdot L^{-1})\rightarrow Cu^{2+}(10^{-1}\ mol\cdot L^{-1})$$
此种电池由于存在浓度差，所以就有驱动力，浓度大的为正极，浓度小的为负极。

6. 氧电极的电极电位是 0.52 V，与标准状态的电极电位比较，发现数值变小，说明还原态微粒的浓度降低，电极电势增加。

7. 用电极电势高的电对中的氧化态微粒做氧化剂，电极电势低的电对中的还原态微粒做还原剂就可以从理论上写出一个正向自发进行的反应方程式，所以根据这一原则，用上述几个电极中的微粒可以写出 6 个正向自发进行的反应方程式。

8. 根据指定的方程式，Cu 电极做正极，Ag 电极做负极，由 Nernst 方程式分别求出正负极电势。

$$E_{(+)}=E^\ominus(Cu^{2+}/Cu)+\frac{0.059\,16}{2}\lg\frac{0.1}{1}=0.341\,9-0.029\,6=0.312\,3\ V$$

$$E_{(-)}=E^\ominus(Ag^+/Ag)+\frac{0.059\,16}{2}\lg\frac{0.1^2}{1}=0.799\,6-0.059\,2=0.740\,4\ V$$

$$E=E_{(+)}-E_{(-)}=0.312\,3-0.740\,4=-0.428\,1\ V<0$$

所以按指定的方程式其逆反应为自发反应，故电池组成式为：
$$(-)Cu\,|\,Cu^{2+}(0.1\ mol\cdot L^{-1})\,\|\,Ag^+(0.1\ mol\cdot L^{-1})\,|\,Ag(+)$$

9. (1) $E^\ominus=0.404V$；$\Delta_rG_m^\ominus=-77.97\ kJ\cdot mol^{-1}$；$K^\ominus=4.58\times10^{13}$

(2) $6ClO_2+3H_2O\longrightarrow 5ClO_3^-+Cl^-+6H^+$

10. (1) Co^{2+}；(2) 不能

11. $pH=3.02$

12. $K_{sp}=5.55\times10^{-7}$

13. 0.383V

14. $\Delta_fG_m^\ominus=-237.2\ kJ\cdot mol^{-1}$

15. $K_w=1.00\times10^{-14}$

16. $pH=3.99$；$K_a=1.05\times10^{-6}$

第 5 章　物质结构基础

1. (1)2p；(2)3d；(3)5f；(4)4s

2. (2) 不合理，$n=2$ 时，l 应为 0 或 1，m 为 0，±1

3. $(1)n \geqslant 3;(2)l=1;(3)m=0$

4. 2s 上的 2 个电子分别是:$n=2,l=0,m=0,m_s=+\dfrac{1}{2}$ 或 $-\dfrac{1}{2}$

2p 上的 3 个电子可表示为:$n=2,l=1,m=0$ 或 $\pm 1,m_s=+\dfrac{1}{2}$;或者表示为 $n=2,l=1,$

$m=0$ 或 $\pm 1,m_s=-\dfrac{1}{2}$

5. Mg:$1s^2 2s^2 2p^6 3s^2$;$3s^2$;3;s 区;ⅡA;$+2$;0

Mn:$1s^2 2s^2 2p^6 3s^2 3p^6 3d^5 4s^2$;$3d^5 4s^2$;$4$;d 区;ⅦB;$+7$;$5$

As:$1s^2 2s^2 2p^6 3s^2 3p^6 3d^{10} 4s^2 4p^3$;$4s^2 4p^3$;$4$;p 区;ⅤA;$+5$;$3$

Ag:$1s^2 2s^2 2p^6 3s^2 3p^6 3d^{10} 4s^2 4p^3 4d^{10} 5s^1$;$4d^{10} 5s^1$;$5$;d 区;ⅠB;$+1$;$1$

6. F>S>As>Zn>Ca。同一周期从左至右电负性递增;同一主族从上至下电负性递减。

7. NH_3 中 N 原子为 sp^3 杂化,分子呈三角锥形

BF_3 中 B 原子为 sp^2 杂化,分子呈平面正三角形

NH_4^+ 中 N 原子为 sp^3 杂化,分子呈正四面体

H_3O^+ 中 O 原子为 sp^3 杂化,分子呈锥形

CH_3Cl 中 C 原子为 sp^3 杂化,分子呈三角锥形

NF_3 中 N 原子为 sp^3 杂化,分子呈三角锥形

BF_4^- 中 B 原子为 sp^3 杂化,分子呈正四面体

8. 乙醇分子中存在分子间氢键。

9. 色散力;取向力、诱导力和色散力;诱导力和色散力;取向力、诱导力和色散力。

10. $HF-HF>H_2O-H_2O>NH_3-NH_3$

11. (1)错误。例如 CO_2 分子中均为极性键,但却是非极性分子;

(2)错误。N_2 分子中含 1 个 δ 键,2 个 π 键;

(3)错误。C_2H_6 中心原子以 sp^3 杂化。

第6章　有机化学概述

4. (1)C=O 中的 C 原子为 sp^2 杂化,其余 C 原子均为 sp^3 杂化

(2)叁键中的两个碳原子为 sp 杂化,其余 C 原子均为 sp^3 杂化

(3)六个 C 原子均为 sp^3 杂化

(4)六个 C 原子均为 sp^2 杂化

(5)所有 C 原子均为 sp^2 杂化

5. (1)醇羟基,醇;(2)氯原子,卤代烃;(3)酚羟基,酚;(4)羧基,酸;(5)酯基,酯。

6. (1)3-甲基-4-乙基辛烷;(2)2-甲基-5-苯基己烷;(3)2,3-二甲基-7-乙基壬烷;(4)1-甲基-3-

乙基环戊烷;(5) 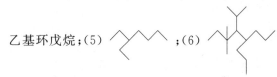 ;(6)

第7章　醇、酚、醚

1. (1)2-甲基丁醇;(2)2-戊烯-1-醇;(3)2,2-二甲基丁醇;(4)4-乙基苯酚;(5)甲基丙基醚;

(6)1-甲氧基-4-甲基苯。

2. (1) $\text{C}_6\text{H}_5\text{—CH}_2\text{OH}$

(2) $\text{CH}_3\text{CH}_2\text{CH}_2\text{CHCH}_2\text{CH}_2\text{OH}$
$\qquad\qquad\qquad \underset{\displaystyle \text{CH}_2\text{CH}_3}{|}$

(3) $\text{CH}_3\text{CH}_2\text{CHCH}_2\text{CH}_2\text{CH}_2\text{OH}$
$\qquad\qquad \underset{\displaystyle \text{OH}}{|}$

(4) $\text{CH}_3\text{CHCH}_2\text{OH}$
$\qquad\quad \underset{\displaystyle \text{C}_6\text{H}_5}{|}$

(5) $\text{C}_6\text{H}_5\text{—OCH}_2\text{CH}_3$

(6) $\text{C}_6\text{H}_4(\text{Cl})\text{—OH}$ （间位 Cl）

3. 戊醇的构造异构体共有八种,分别为:

$\text{CH}_3\text{CH}_2\text{CH}_2\text{CH}_2\text{CH}_2\text{OH}$

1-戊醇(伯醇)

$\text{CH}_3\text{CH}_2\text{CH}_2\underset{\displaystyle \overset{|}{\text{OH}}}{\text{CH}}\text{CH}_3$

2-戊醇(仲醇)

$\text{CH}_3\text{CH}_2\underset{\displaystyle \overset{|}{\text{OH}}}{\text{CH}}\text{CH}_2\text{CH}_3$

3-戊醇(仲醇)

$\text{CH}_3\text{CH}_2\underset{\displaystyle \overset{|}{\text{CH}_3}}{\text{CH}}\text{CH}_2\text{OH}$

2-甲基-1-丁醇(伯醇)

$\text{CH}_3\underset{\displaystyle \overset{|}{\text{CH}_3}}{\text{CH}}\text{CH}_2\text{CH}_2\text{OH}$

3-甲基-1-丁醇(伯醇)

$\text{CH}_3\underset{\displaystyle \overset{|}{\text{OH}}}{\text{CH}}\underset{\displaystyle \overset{|}{\text{CH}_3}}{\text{CH}}\text{CH}_3$

3-甲基-2-丁醇(仲醇)

$\text{CH}_3\underset{\displaystyle \overset{\displaystyle \overset{|}{\text{CH}_3}}{}}{\overset{|}{\underset{\displaystyle \overset{|}{\text{OH}}}{\text{C}}}}\text{CH}_2\text{CH}_3$

2-甲基-2-丁醇(叔醇)

$\text{CH}_3\underset{\displaystyle \overset{\displaystyle \overset{|}{\text{CH}_3}}{}}{\overset{|}{\underset{\displaystyle \overset{|}{\text{CH}_3}}{\text{C}}}}\text{CH}_2\text{OH}$

2,2-二甲基丙醇(伯醇)

4. (1) $\text{CH}_3\underset{\displaystyle \overset{\displaystyle \overset{|}{\text{CH}_3}}{}}{\overset{|}{\underset{\displaystyle \overset{|}{\text{CH}_3}}{\text{CH}}}}\text{CH}=\text{CH}_2$

(2) $\text{CH}_3\underset{\displaystyle \overset{|}{\text{CH}_3}}{\text{C}}=\text{CHCH}_2\text{CH}_3$

(3) $\text{CH}_3\underset{\displaystyle \overset{|}{\text{CH}_3}}{\text{C}}=\text{CHCH}_3$

(4) $\text{CH}_3\underset{\displaystyle \overset{\displaystyle \overset{|}{\text{CH}_3}}{}}{\overset{|}{\underset{\displaystyle \overset{|}{\text{CH}_3}}{\text{C}}}}=\text{CCH}_3$

5. (1) $\text{CH}_3\text{CH}_2\text{CH}_2\text{ONa}$

(2) $\text{C}_6\text{H}_5\text{—CH}=\text{CHCH}_2\text{CH}_3$

(3) 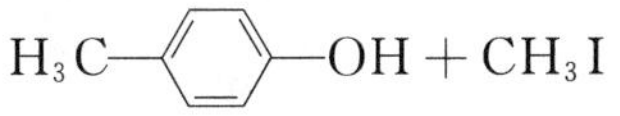 $H_3C-\!\!\!\bigcirc\!\!\!-OH + CH_3I$

(4)

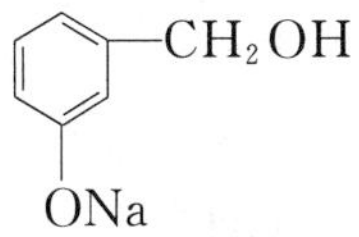

(5) $CH_3\overset{\displaystyle}{C}CH_3$
$\qquad\quad \underset{\displaystyle O}{\|}$

(6)

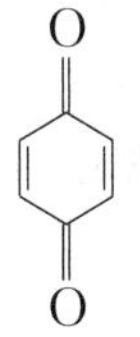

6. (1)
邻苯酚 ─┐
　　　　├─ 三氯化铁的水溶液 ─┬─→ 变色
苯甲醇 ─┘　　　　　　　　　　　└─→ 不变色

(2)
1-丁醇 ─┐
　　　　│
丁醚　　├─ 三氯化铁的水溶液 ─┬─ ─ ┐
　　　　│　　　　　　　　　　├─ ─ ├─ 酸性 $K_2Cr_2O_7$ ─┬─→ 橙红色变成绿色
苯酚　　┘　　　　　　　　　　└─→ 变色　　　　　　　　　　└─→ ─

(3)
2-甲基-1-丙醇 ─┐
　　　　2-丁醇 ─├─ 卢卡斯试剂 ─┬─→ 室温下不出现浑浊
2-甲基-2-丁醇 ─┘　　　　　　　 ├─→ 几分钟后出现浑浊
　　　　　　　　　　　　　　　　└─→ 立即出现浑浊

7. (1) $CH_3CH_2CH_3 + Cl_2 \xrightarrow{h\nu} CH_3CH_2CH_2Cl + CH_3\underset{\underset{\displaystyle Cl}{|}}{C}HCH_3 \xrightarrow[C_2H_5OH]{KOH} CH_3CH=\!CH_2 \xrightarrow{HCl}$

$CH_3\underset{\underset{\displaystyle Cl}{|}}{C}HCH_3 \xrightarrow[H_2O]{KOH} CH_3\underset{\underset{\displaystyle OH}{|}}{C}HCH_3$

(2) $CH_3CH_2CH_3 + Cl_2 \xrightarrow{h\nu} CH_3CH_2CH_2Cl + CH_3\underset{\underset{\displaystyle Cl}{|}}{C}HCH_3 \xrightarrow[C_2H_5OH]{KOH} CH_3CH=\!CH_2 \xrightarrow{NBS}$

$BrCH_2CH=\!CH_2 \xrightarrow[H_2O]{KOH} CH_2=\!CHCH_2OH$

8. 解:A 的名称是 3,3-二甲基-2-丁醇,其结构为:

有关反应式为:

$$CH_3-\underset{\underset{CH_3\ OH}{|}}{\overset{\overset{CH_3}{|}}{C}}-\underset{}{CH}-CH_3 \xrightarrow[H_2SO_4]{KMnO_4} CH_3-\underset{\underset{CH_3\ O}{|}}{\overset{\overset{CH_3}{|}}{C}}-\overset{}{C}-CH_3$$

$$CH_3-\underset{\underset{CH_3\ OH}{|}}{\overset{\overset{CH_3}{|}}{C}}-\underset{}{CH}-CH_3 \xrightarrow[\triangle]{浓\ H_2SO_4} CH_3-\underset{\underset{CH_3}{|}}{\overset{\overset{CH_3}{|}}{C}}-CH=CH_2 \xrightarrow[Ni]{H_2} CH_3-\underset{\underset{CH_3}{|}}{\overset{\overset{CH_3}{|}}{C}}-CH_2-CH_3$$

第8章 醛和酮

1. (1)苯乙酮;(2)邻羟基苯甲醛(水杨醛);(3)4-硝基-3-氯苯甲醛;(4)2-甲基丙醛;
(5)对甲基苯乙醛;(6)3-甲基-2-丁酮(3-甲基丁酮);(7)4-羟基-2-丁酮;(8)2,4-己二酮;

(9) $\underset{}{\bigcirc}-CH_2\overset{\overset{O}{\|}}{C}CH_3$;(10) $HCH_2CH_2CH_2\overset{\overset{O}{\|}}{C}H$;(11) $\underset{}{\bigcirc}-\underset{\underset{CH_3}{|}}{CH}CHO$;

(12) $CH_3\overset{\overset{O}{\|}}{C}CH_2\overset{\overset{O}{\|}}{C}CH_2CH_3$;(13) $O=\bigcirc-CH_3$;(14) $H_2C=CHCH_2\overset{\overset{O}{\|}}{C}CH_3$。

2. (1) $CH_3CH=CHCH_2OH$

(2) $\bigcirc-CH_2CH_2CH_3$

(3) $\bigcirc=NNH-\underset{\underset{O_2N}{}}{\bigcirc}-NO_2$

(4) $CH_3CH_2\underset{\underset{}{\overset{OH}{|}}}{CH}\underset{\underset{CH_3}{|}}{CH}\overset{\overset{O}{\|}}{C}H$

(5) [螺环缩酮结构]

(6) $CHI_3 + CH_3CH_2COONa$

3. (1)

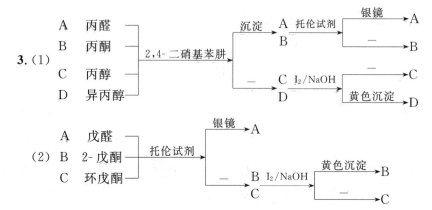

4. (1) A. $\begin{array}{c}H_3C\\H_3C\end{array}$CH—CH—CH$_3$ B. $\begin{array}{c}H_3C\\H_3C\end{array}$CH—$\overset{\displaystyle O}{\overset{\|}{C}}$—CH$_3$ C. $\begin{array}{c}H_3C\\H_3C\end{array}$C=CH—CH$_3$
$\qquad\qquad\qquad\quad$ OH

(2) A. CH$_3$CH—$\overset{\displaystyle O}{\overset{\|}{C}}$—CH$_2CH_3$ B. $\begin{array}{c}H_3C\\H_3C\end{array}$CH—CHCH$_2CH_3$ C. $\begin{array}{c}H_3C\\H_3C\end{array}$C=CHCH$_2CH_3$
$\quad\ $ CH$_3$ $\qquad\qquad\qquad\qquad\qquad\quad$ OH

D. CH$_3$CH$_2$CHO $\quad$ E. CH$_3\overset{\displaystyle O}{\overset{\|}{C}}CH_3$

(3) A. CH$_3$CH$_2$CHO + CH$_3$MgX $\qquad$ B. CH$_3$CHO + CH$_3$CH$_2$MgX

5. (1) CH$_3$CH$_2$OH $\xrightarrow{\text{CrO}_3\cdot(\text{Py})_2}$ CH$_3$CHO $\xrightarrow{\text{HCN}}$ CH$_3$CHOH $\xrightarrow[\text{H}_2\text{O}]{\text{H}^+}$ CH$_3$CHCOOH
$\qquad\qquad\qquad\qquad\qquad\qquad\qquad\qquad\qquad$ CN $\qquad\qquad\qquad\quad$ OH

(2) CH≡CH $\xrightarrow[\text{H}_2\text{O}]{\text{HgSO}_4,\text{H}_2\text{SO}_4}$ CH$_3$CHO $\xrightarrow[\triangle]{\text{稀 OH}^-}$ CH$_3$CH=CHCHO $\xrightarrow{\text{H}_2/\text{Ni}}$ CH$_3$CH$_2$CH$_2$CH$_2$OH

(3) CH$_3$CH$_2$CH$_2$OH $\xrightarrow{\text{HBr}}$ CH$_3$CH$_2$CH$_2$Br $\xrightarrow[\text{Et}_2\text{O}]{\text{Mg}}$ CH$_3$CH$_2$CH$_2$MgBr $\xrightarrow[\text{2)H}^+]{\text{1)HCHO}}$ CH$_3$CH$_2$CH$_2$CH$_2$OH

第 9 章 羧酸及其衍生物

1. (1)异丁酸酐;(2)2-溴氧代苯甲酸;(3)3-甲基-γ-丁内酯;(4)乙酰甲酸环己酯;
(5)3-羟基-N-甲基苯甲酰胺;(6)乙二醇二乙酯;(7)邻苯二甲酰亚胺;(8)间硝基苯甲酸;
(9)丙烯酰氯;(10)γ-己内酯。

2. (1) HCON$\begin{array}{c}\diagup\text{CH}_3\\\diagdown\text{CH}_3\end{array}$ $\qquad\qquad$ (2) 苯环—OH，—COOC$_2$H$_5$（邻位）

(3) 苯环—OOCH$_3$，—COOH（邻位） $\qquad$ (4)BrCH$_2$COBr

(5) γ-丁内酯结构 $\qquad\qquad\qquad\qquad$ (6)CH$_2$=CHCOOCH$_3$

(7) 苯环—CON$\begin{array}{c}\diagup\text{CH}_3\\\diagdown\text{CH(CH}_3)_2\end{array}$ $\qquad$ (8)HCO—NH—CH$_2$—C$_6$H$_5$

3. (1) 苯丙酸酯结构（苯基—CH$_2$CH$_2$CO—O—CH$_2$CH$_2$—CH(CH$_3$)—CH(CH$_3$)$_2$）

(2) 苯环—NHCOCH$_3$，—NHCOCH$_3$（邻位）

(3)H$_3$C—苯环—COOH + 丙醇（CH$_3$CH$_2$CH$_2$OH）

225

(4) 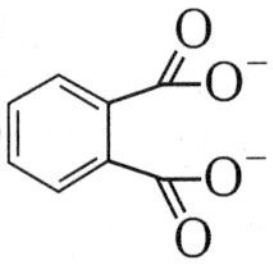 [结构式：邻苯二甲酸二羧酸根] + CH_3NH_2

(5) 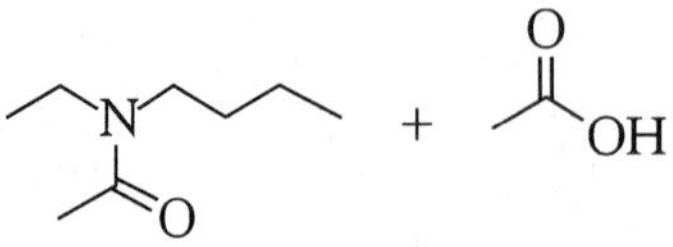 [结构式：N-丁基-N-乙基乙酰胺] + [结构式：乙酸] CH_3COOH

4. (1) 水解活性：[苯甲酰胺] < [苯甲酸甲酯] < [苯甲酸酐] < [苯甲酰溴]

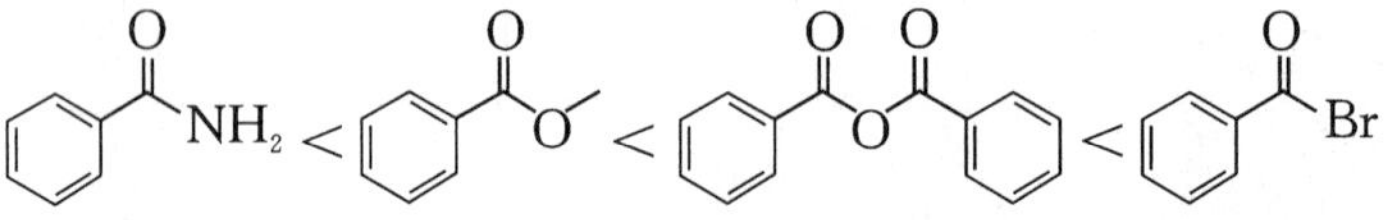

(2) 醇解活性：[对羟基苯甲酰溴 HO—] < [对甲基苯甲酰溴 H_3C—] < [苯甲酰溴] < [对氯苯甲酰溴 Cl—]

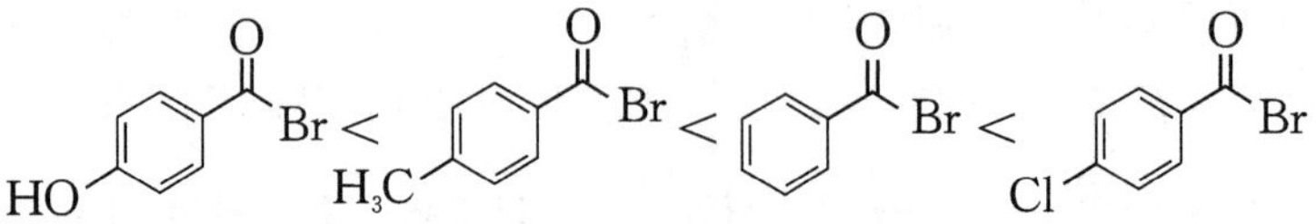

(3) 氨解活性：[乙酸叔丁酯] < [乙酸异丙酯] < [乙酸丙酯] < [乙酸乙酯]

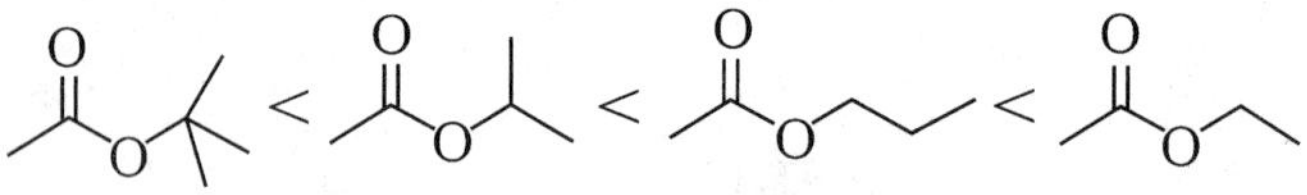

5. (1)

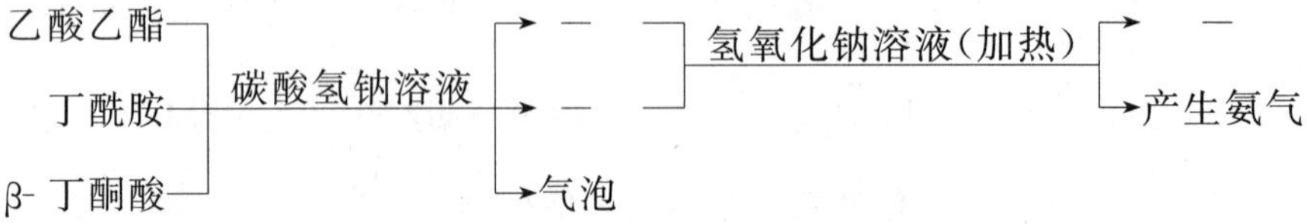

乙酸乙酯 ┐
丁酰胺 ├─ 碳酸氢钠溶液 → — ┐
β-丁酮酸 ┘   ├─ 氢氧化钠溶液（加热） → — ┐
                        │   └→ 产生氨气
                        └→ 气泡

(2)

溴乙酰溴 ┐   ┌→ 水解 ─────────┐
乙酸酐 ├─ 水 ├→ 水解产生醋酸 ─┤ 加入硝酸银溶液 ┌→ 产生沉淀
乙酸乙酯 ┘   └→ —   └   └→ 不反应

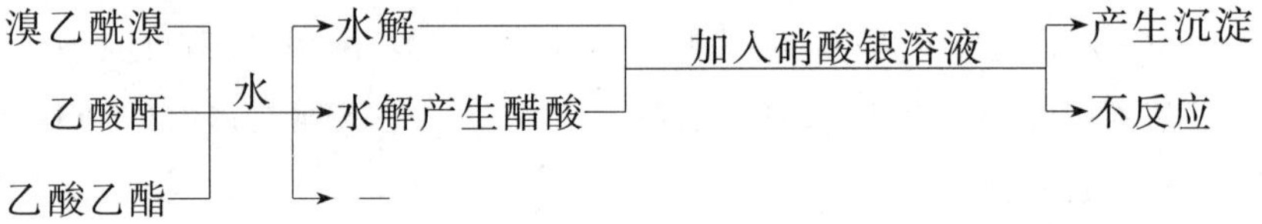

第 10 章 脂 类

1. (1) $CH_3(CH_2)_4CH{=}CHCH_2CH{=}CH(CH_2)_7COOH$

(2) 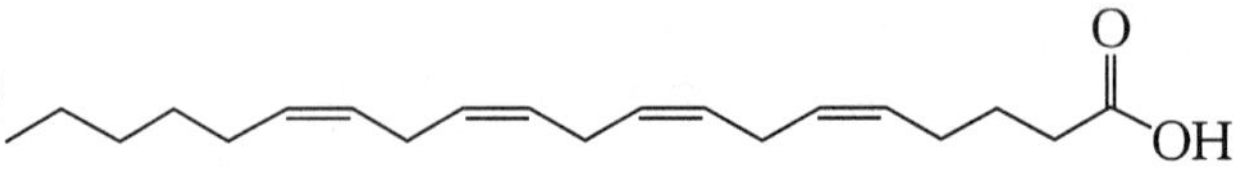 [结构式：四烯酸，末端 —OH]

(3) [结构式：三酰甘油]
$H_2C{-}O{-}\overset{O}{\overset{\|}{C}}{-}CH_2(CH_2)_{15}CH_3$
$HC{-}O{-}\overset{O}{\overset{\|}{C}}{-}CH_2(CH_2)_{15}CH_3$
$H_2C{-}O{-}\overset{O}{\overset{\|}{C}}{-}CH_2(CH_2)_{15}CH_3$

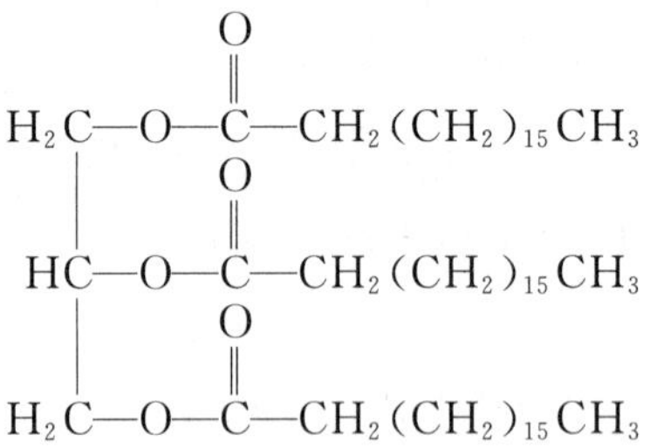

(4) 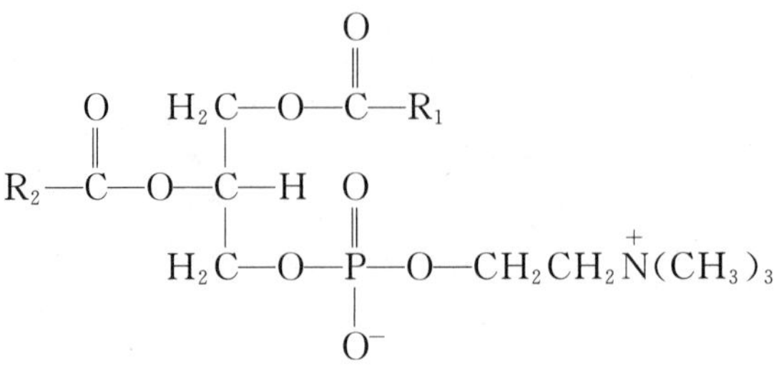 [结构式：磷脂酰胆碱]
$R_2{-}\overset{O}{\overset{\|}{C}}{-}O{-}CH$ ，$H_2C{-}O{-}\overset{O}{\overset{\|}{C}}{-}R_1$
$H_2C{-}O{-}\overset{}{P}{-}O{-}CH_2CH_2\overset{+}{N}(CH_3)_3$
（O^-）

（5）

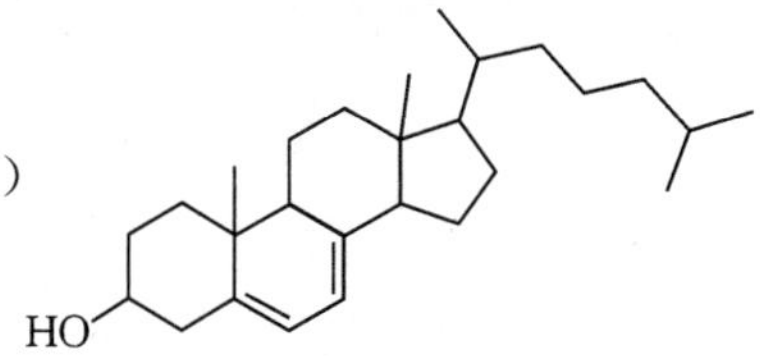

（6）

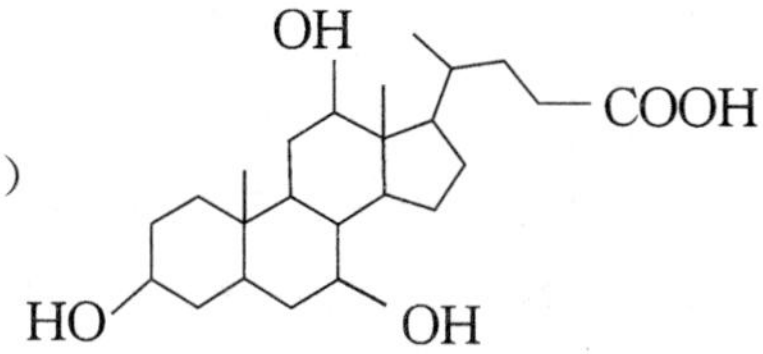

2.（1）

$$H_2C-OH \quad CH_3(CH_2)_7CH=CH(CH_2)_6CH_2COONa$$
$$HC-OH + CH_3(CH_2)_{13}CH_2COONa$$
$$H_2C-OH \quad CH_3(CH_2)_{15}CH_2COONa$$

（2）

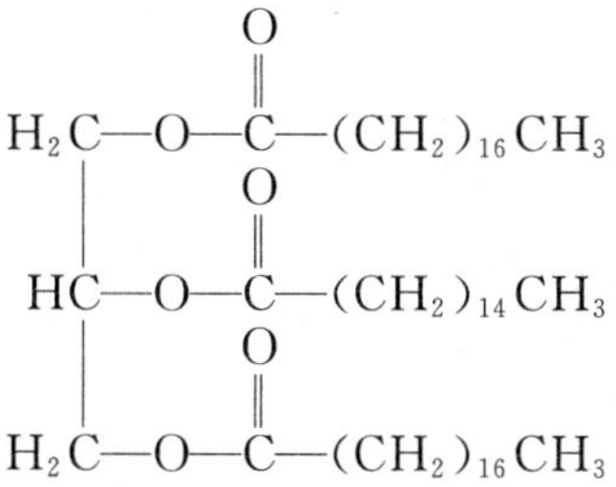

3.（1）错；（2）对；（3）错；（4）对；（5）错。

第 11 章　糖　类

2.（1）

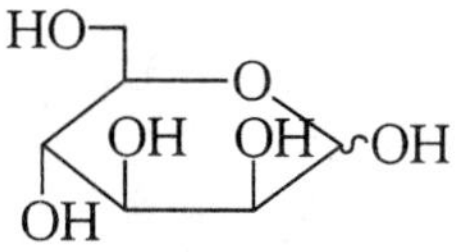

（2）

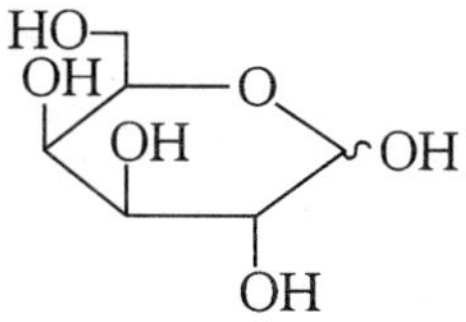

（3）

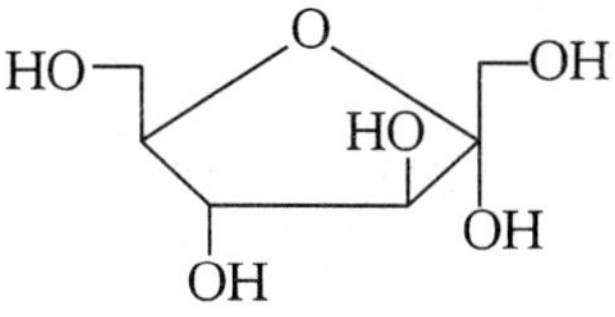

（4）

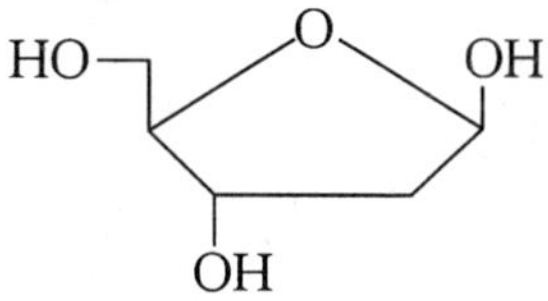

3.（1）

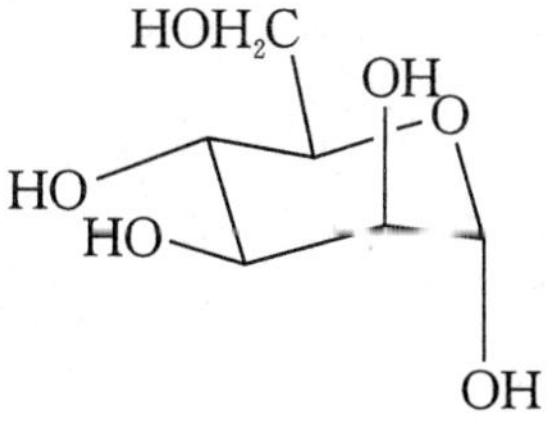

（2）

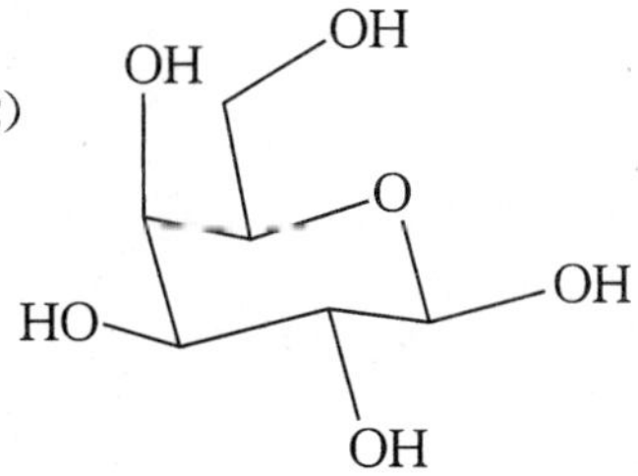

(3)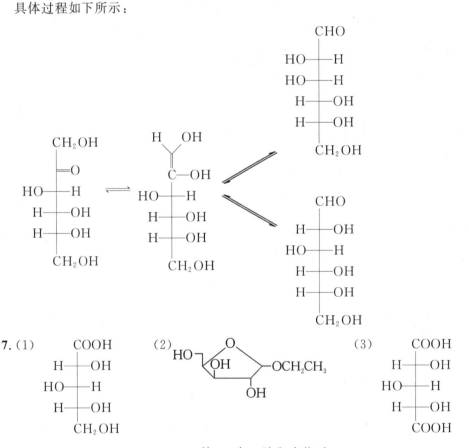

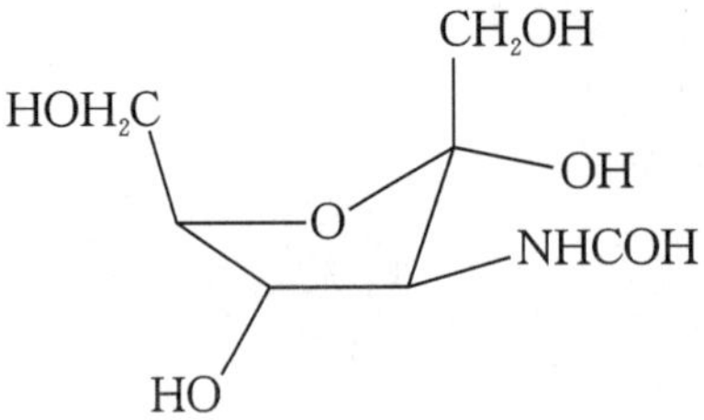

4. (1)Tollens、Benedict 或 Fehling 试剂；(2)溴水；(3)碘。

5. D-果糖在碱性条件下可先变成中间体——烯二醇,烯二醇不稳定,它会重新由烯醇式结构变成酮式结构。但在转变的过程中有三种方式:①重新变成果糖;②醛基上移,羟基在左(甘露糖);③醛基上移,羟基在右(葡萄糖)。

具体过程如下所示:

7. (1) (2) (3)

第 12 章　胺和生物碱

1. (1)N,N-二甲基乙胺；(2)N-甲基-N-乙基苯胺；(3)4-甲氨基-邻二甲苯；(4)N-甲基-N-乙基环己基胺。

2. (1)$HOCH_2CH_2\overset{+}{N}(CH_3)_3OH^-$　　(2)

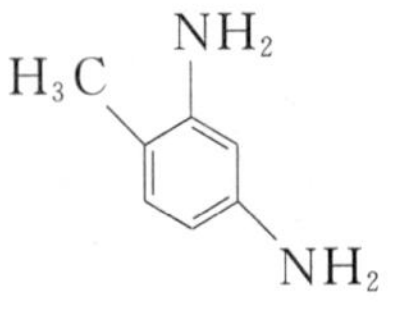

（3）$H_2NCH_2CH_2OH$

（4）

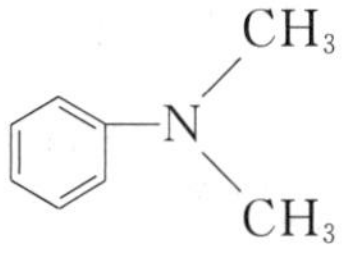

（5）$(CH_3)_4\overset{+}{N}I^-$；

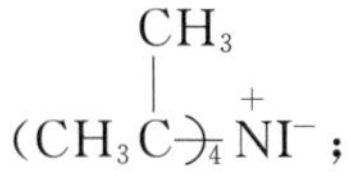

（6）

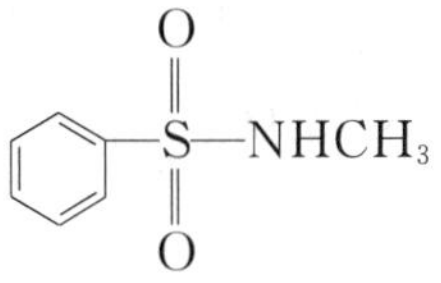

（7）

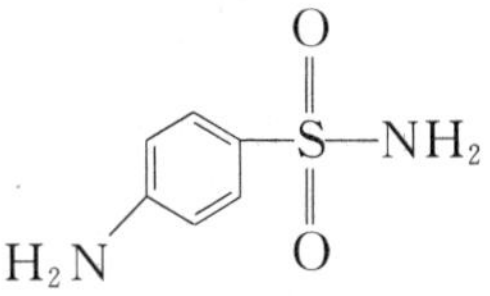

（8）$(CH_3CH_2CH_2CH_2)_4\overset{+}{N}OH^-$

3.（1）乙胺＞氨＞苯胺＞N-甲基苯胺＞二苯胺

（2）苯胺＞乙酰苯胺＞N-甲基乙酰苯胺＞苯磺酰胺

（3）苄胺＞对甲苯胺＞对硝基苯胺＞2,4-二硝基苯胺

4.（1）

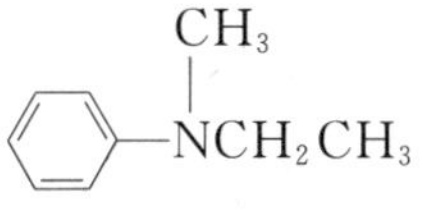

（2）

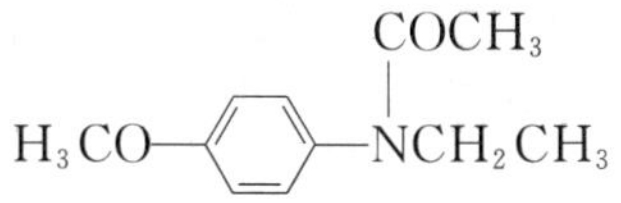

（3）

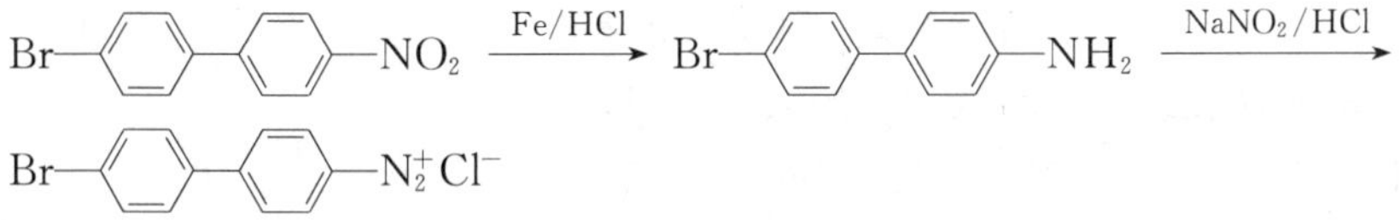

5.（1）苯磺酰氯或对甲苯磺酰氯；（2）亚硝酸；（3）溴水、$FeCl_3$

6.（1）

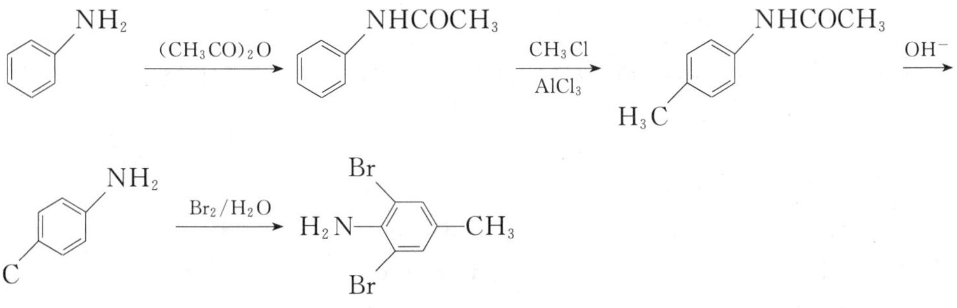

（2）

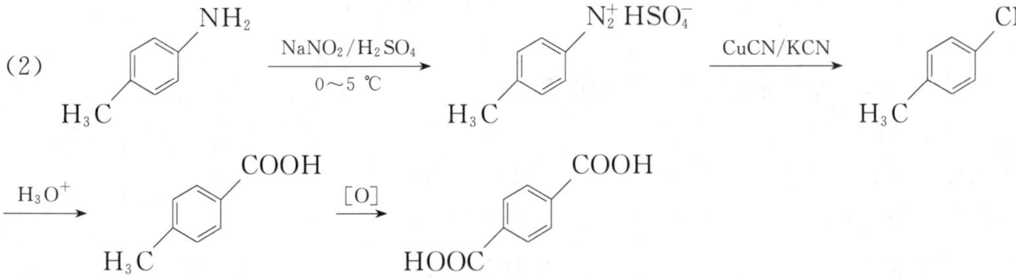

7. 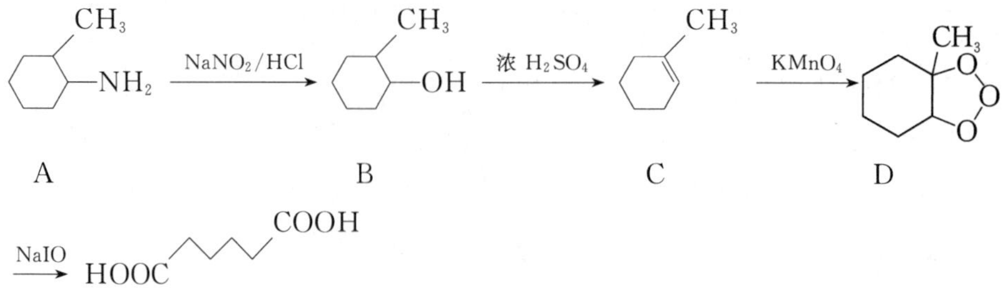 A → NaNO₂/HCl → B → 浓 H₂SO₄ → C → KMnO₄ → D

A　　　　　B　　　　　C　　　　　D

→NaIO→ HOOC—〔〕—COOH

8. 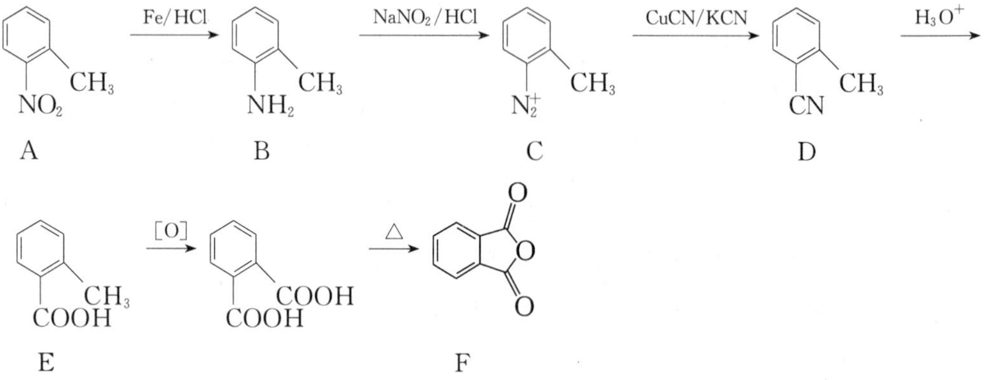 A → Fe/HCl → B → NaNO₂/HCl → C → CuCN/KCN → D → H₃O⁺ →

A　　　　　B　　　　　C　　　　　D

E → [O] → F → △ →

E　　　　　　　　　F

9.

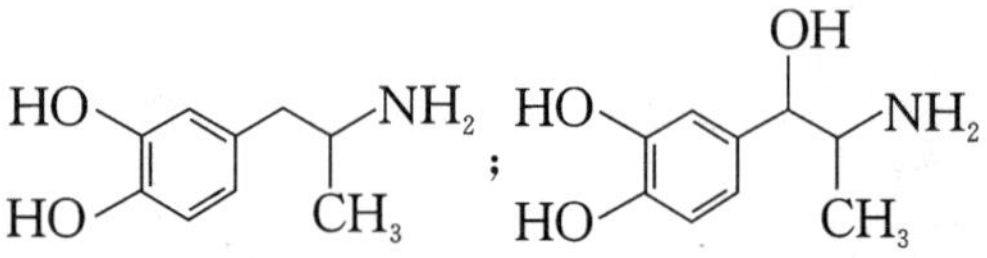

α-甲基多巴脱羧中间体　　　β-羟基化产物

第 14 章　氨基酸和蛋白质

1. (1)丙氨酸;(2)半胱氨酸;(3)精氨酸;(4)天冬氨酸;

(5) $H-\underset{NH_3^+}{\overset{}{C}H}-CO_2^-$;　(6) $CH_3-\underset{HO}{\overset{}{C}H}-\underset{NH_3^+}{\overset{}{C}H}-CO_2^-$;

(7) $H_3N^+-(CH_2)_4\underset{}{\overset{NH_2}{C}H}-CO_2^-$;(8) $HO-\overset{O}{\overset{\|}{C}}-CH_2-CH_2-\underset{NH_3^+}{\overset{}{C}H}-CO_2^-$

2. Ser(丝氨酸)所有可能的立体异构体有:

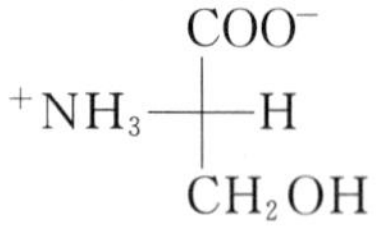

　　　COO⁻　　　　　　　　　　　COO⁻
⁺NH₃—┼—H　　　　　　　H—┼—NH₃⁺
　　　CH₂OH　　　　　　　　　　CH₂OH

　L 型(S 型) 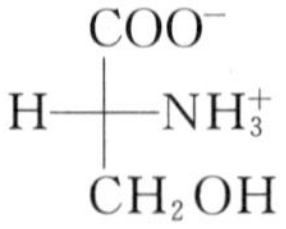　　　　　　　　D 型(R 型)

Cys(半胱氨酸)所有可能的立体异构体有:

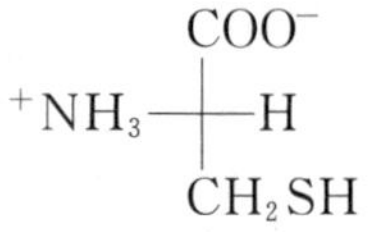

　　　COO⁻　　　　　　　　　　　COO⁻
⁺NH₃—┼—H　　　　　　　H—┼—NH₃⁺
　　　CH₂SH　　　　　　　　　　CH₂SH

　L 型(R)型 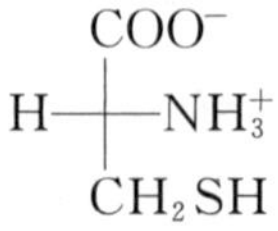　　　　　　　　D 型(S 型)

3. 将赖氨酸和谷氨酸溶于 pH＝6.0 的缓冲溶液中,赖氨酸在直流电场中向负极移动,谷氨酸在直流电场中向正极移动。

4. (1)

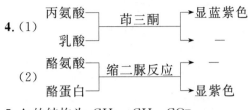

丙氨酸 ┐
        ├ 茚三酮 ┬→ 显蓝紫色
乳酸 ──┘   └→ —

(2)

酪氨酸 ┐
        ├ 缩二脲反应 ┬→ —
酪蛋白 ┘   └→ 显紫色

5. A 的结构为

$$CH_3—CH—CO_2^-$$
$$\quad\quad |$$
$$\quad\quad NH_3^+$$

附　录

附录一　平衡常数表

表1　水的离子积常数

温度/℃	pK_w	温度/℃	pK_w	温度/℃	pK_w
0	14.944	35	13.680	75	12.699
5	14.734	40	13.535	80	12.598
10	14.535	45	13.396	85	12.510
15	14.346	50	13.262	90	12.422
20	14.167	55	13.137	95	12.341
24	14.000	60	13.017	100	12.259
25	13.997	65	12.908		
30	13.833	70	12.800		

本表数据录自 Lange's Handbook of Chemistry,13th ed. 1985,5-7.

表2　弱电解质在水中的解离常数

化合物	温度/℃	分步	$K_a(K_b)$	pK_a(pK_b)
砷酸	18	1	5.62×10^{-3}	2.25
		2	1.70×10^{-7}	6.77
		3	3.95×10^{-12}	11.60
亚砷酸	25	—	6.0×10^{-10}	9.23
硼酸	20	1	7.3×10^{-10}	9.14
碳酸	25	1	4.30×10^{-7}	6.37
		2	5.61×10^{-11}	10.25

化合物	温度/℃	分步	$K_a(K_b)$	$pK_a(pK_b)$
铬酸	25	1	1.8×10^{-1}	0.74
		2	3.2×10^{-7}	6.49
氢氟酸	25	—	3.58×10^{-4}	3.45
氢氰酸	25	—	4.93×10^{-10}	9.31
氢硫酸	18	1	9.1×10^{-8}	7.04
		2	1.1×10^{-12}	11.96
过氧化氢	25	—	2.4×10^{-12}	11.62
次溴酸	25	—	2.06×10^{-9}	8.69
次氯酸	18	—	2.95×10^{-8}	7.53
次碘酸	25	—	2.3×10^{-11}	10.64
碘酸	25	—	1.69×10^{-1}	0.77
亚硝酸	12.5	—	4.6×10^{-4}	3.37
高碘酸	25	—	2.3×10^{-2}	1.64
磷酸	25	1	7.52×10^{-3}	2.12
	25	2	6.23×10^{-8}	7.21
	18	3	2.2×10^{-13}	12.67
正硅酸	30	1	2.2×10^{-10}	9.66
		2	2.0×10^{-12}	11.70
		3	1.0×10^{-12}	12.00
硫酸	25	2	1.20×10^{-2}	1.92
亚硫酸	18	1	1.54×10^{-2}	1.81
		2	1.02×10^{-7}	6.91
氨水	25	—	1.79×10^{-5}	4.75
氢氧化钙	25	2	4.0×10^{-2}	1.40
氢氧化铝	25	—	9.6×10^{-4}	3.02
氢氧化银	25	—	1.1×10^{-4}	3.96
氢氧化锌	25	—	9.6×10^{-4}	3.02
甲酸	25	1	1.77×10^{-4}	3.75
乙酸	25	1	1.76×10^{-5}	4.76
丙酸	25	1	1.3×10^{-5}	4.86
一氯乙酸	25	1	1.4×10^{-3}	2.85

续表

化合物	温度/℃	分步	$K_a(K_b)$	$pK_a(pK_b)$
草酸	25	1	5.9×10^{-2}	1.23
		2	6.4×10^{-5}	4.19
柠檬酸	20	1	7.1×10^{-4}	3.14
		2	1.68×10^{-5}	4.77
		3	4.1×10^{-7}	6.39
巴比土酸	25	1	9.8×10^{-5}	4.01
甲胺盐酸盐	25	1	2.7×10^{-11}	10.63
二甲胺盐酸盐	20	1	1.9×10^{-11}	10.68
乳酸	25	1	1.4×10^{-4}	3.86
乙胺盐酸盐	20	1	1.6×10^{-11}	10.70
苯甲酸	25	1	6.5×10^{-5}	4.19
苯酚	20	1	1.3×10^{-10}	9.89
邻苯二甲酸	25	1	1.3×10^{-3}	2.89
		2	3.9×10^{-6}	5.51
Tris-HCl	37	1	1.4×10^{-3}	7.85
氨基乙酸盐酸盐	25	1	4.5×10^{-3}	2.35
		2	1.6×10^{-10}	9.78

本表数据录自 Robert C, Weast, CRC Handbook of Chemistry and Physics, 80th ed. 1999-2000.

表3 难溶化合物的溶度积常数(25 ℃)

化合物	K_{sp}	化合物	K_{sp}	化合物	K_{sp}
AgAc	1.94×10^{-3}	CdCO$_3$	1.0×10^{-12}	Li$_2$CO$_3$	8.15×10^{-4}
AgBr	5.38×10^{-13}	CdF$_2$	6.44×10^{-3}	MgCO$_3$	6.82×10^{-6}
AgBrO$_3$	5.34×10^{-5}	Cd(IO$_3$)$_2$	2.50×10^{-8}	MgF$_2$	5.16×10^{-11}
AgCN	5.97×10^{-17}	Cd(OH)$_2$	7.2×10^{-15}	Mg(OH)$_2$	5.61×10^{-12}
AgCl	1.77×10^{-10}	CdS	1.40×10^{-29}	Mg$_3$(PO$_4$)$_2$	1.04×10^{-24}
AgI	8.52×10^{-17}	Cd$_3$(PO$_4$)$_2$	2.53×10^{-33}	MnCO$_3$	2.24×10^{-11}
AgIO$_3$	3.17×10^{-8}	Co$_3$(PO$_4$)$_2$	2.05×10^{-35}	Mn(IO$_3$)$_2$	4.37×10^{-7}
AgSCN	1.03×10^{-12}	CuBr	6.27×10^{-9}	Mn(OH)$_2$	2.06×10^{-13}
Ag$_2$CO$_3$	8.46×10^{-12}	CuC$_2$O$_4$	4.43×10^{-10}	MnS	4.65×10^{-14}
Ag$_2$C$_2$O$_4$	5.40×10^{-12}	CuCl	1.72×10^{-7}	NiCO$_3$	1.42×10^{-7}
Ag$_2$CrO$_4$	1.12×10^{-12}	CuI	1.27×10^{-12}	Ni(IO$_3$)$_2$	4.71×10^{-5}
Ag$_2$S	6.69×10^{-50}	CuS	1.27×10^{-36}	Ni(OH)$_2$	5.48×10^{-16}

化合物	K_{sp}	化合物	K_{sp}	化合物	K_{sp}
Ag_2SO_3	1.50×10^{-14}	$CuSCN$	1.77×10^{-13}	NiS	1.07×10^{-21}
Ag_2SO_4	1.20×10^{-5}	Cu_2S	2.26×10^{-48}	$Ni_3(PO_4)_2$	4.74×10^{-32}
Ag_3AsO_4	1.03×10^{-22}	$Cu_3(PO_4)_2$	1.40×10^{-37}	$PbCO_3$	7.40×10^{-14}
Ag_3PO_4	8.89×10^{-17}	$FeCO_3$	3.13×10^{-11}	$PbCl_2$	1.70×10^{-5}
$Al(OH)_3$	1.1×10^{-33}	FeF_2	2.36×10^{-6}	PbF_2	3.3×10^{-8}
$AlPO_4$	9.84×10^{-21}	$Fe(OH)_2$	4.87×10^{-17}	PbI_2	9.8×10^{-9}
$BaCO_3$	2.58×10^{-9}	$Fe(OH)_3$	2.79×10^{-39}	$PbSO_4$	2.53×10^{-8}
$BaCrO_4$	1.17×10^{-10}	FeS	1.59×10^{-19}	PbS	9.04×10^{-29}
BaF_2	1.84×10^{-7}	HgI_2	2.90×10^{-29}	$Pb(OH)_2$	1.43×10^{-20}
$Ba(IO_3)_2$	4.01×10^{-9}	HgS	6.44×10^{-53}	$Sn(OH)_2$	5.45×10^{-27}
$BaSO_4$	1.08×10^{-10}	Hg_2Br_2	6.40×10^{-23}	SnS	3.25×10^{-28}
$BiAsO_4$	4.43×10^{-10}	Hg_2CO_3	3.6×10^{-17}	$SrCO_3$	5.60×10^{-10}
CaC_2O_4	2.32×10^{-9}	$Hg_2C_2O_4$	1.75×10^{-13}	SrF_2	4.33×10^{-9}
$CaCO_3$	3.36×10^{-9}	Hg_2Cl_2	1.43×10^{-18}	$Sr(IO_3)_2$	1.14×10^{-7}
CaF_2	3.45×10^{-10}	Hg_2F_2	3.10×10^{-6}	$SrSO_4$	3.44×10^{-7}
$Ca(IO_3)_2$	6.47×10^{-6}	Hg_2I_2	5.2×10^{-29}	$ZnCO_3$	1.46×10^{-10}
$Ca(OH)_2$	5.02×10^{-6}	Hg_2SO_4	6.5×10^{-7}	ZnF_2	3.04×10^{-2}
$CaSO_4$	4.93×10^{-5}	$KClO_4$	1.05×10^{-2}	$Zn(OH)_2$	3.10×10^{-17}
$Ca_3(PO_4)_2$	2.53×10^{-33}	$K_2[PtCl_6]$	7.48×10^{-6}	ZnS	2.93×10^{-25}

本表数据录自 Robert C, Weast, CRC Handbook of Chemistry and Physics, 80th ed. 1999-2000.

附录二 常见电极的标准电极电势(298.15 K)

(按 $E^{\ominus}$ 值由小到大编排)

氧化态 $+ne^-$ ⇌ 还原态	$E^{\ominus}$ / V	氧化态 $+ne^-$ ⇌ 还原态	$E^{\ominus}$ / V
$Li^+ + e^- \rightleftharpoons Li(s)$	-3.0401	$Cu^{2+} + 2e^- \rightleftharpoons Cu(s)$	0.3419
$K^+ + e^- \rightleftharpoons K(s)$	-2.931	$[Fe(CN)_6]^{3-} + e^- \rightleftharpoons [Fe(CN)_6]^{4-}$	0.36
$Ba^{2+} + 2e^- \rightleftharpoons Ba(s)$	-2.912	$[Ag(NH_3)_2]^+ + e^- \rightleftharpoons Ag + 2NH_3$	0.373
$Ca^{2+} + 2e^- \rightleftharpoons Ca(s)$	-2.868	$O_2(g) + 2H_2O(l) + 4e^- \rightleftharpoons 4OH^-$	0.401
$Na^+ + e^- \rightleftharpoons Na(s)$	-2.71	$I_2(s) + 2e^- \rightleftharpoons 2I^-$	0.5355
$Mg^{2+} + 2e^- \rightleftharpoons Mg(s)$	-2.372	$MnO_4^- + e^- \rightleftharpoons MnO_4^{2-}$	0.558
$Al^{3+} + 3e^- \rightleftharpoons Al(s)$	-1.662	$MnO_4^- + 2H_2O + 3e^- \rightleftharpoons MnO_2 + 4OH^-$	0.595
$Ti^{2+} + 2e^- \rightleftharpoons Ti(s)$	-1.630	$O_2(g) + 2H^+ + 2e^- \rightleftharpoons H_2O_2$	0.695
$Mn^{2+} + 2e^- \rightleftharpoons Mn(s)$	-1.185	$Fe^{3+} + e^- \rightleftharpoons Fe^{2+}$	0.771
$2H_2O + 2e^- \rightleftharpoons H_2 + 2OH^-$	-0.828	$Ag^+ + e^- \rightleftharpoons Ag(s)$	0.7996
$Zn^{2+} + 2e^- \rightleftharpoons Zn(s)$	-0.7618	$ClO^- + H_2O(l) + 2e^- \rightleftharpoons Cl^- + 2OH^-$	0.841
$Cr^{3+} + 3e^- \rightleftharpoons Cr(s)$	-0.744	$Hg^{2+} + 2e^- \rightleftharpoons Hg$	0.851
$Fe(OH)_3 + e^- \rightleftharpoons Fe(OH)_2 + OH^-$	-0.56	$2Hg^{2+} + 2e^- \rightleftharpoons Hg_2^{2+}$	0.920
$2CO_2 + 2H^+ + 2e^- \rightleftharpoons H_2C_2O_4$	-0.49	$Br_2(l) + 2e^- \rightleftharpoons 2Br^-$	1.066
$S + 2e^- \rightleftharpoons S^{2-}$	-0.4763	$2IO_3^- + 12H^+ + 10e^- \rightleftharpoons I_2(s) + 6H_2O$	1.20
$Cd^{2+} + 2e^- \rightleftharpoons Cd(s)$	-0.403	$MnO_2 + 4H^+ + 2e^- \rightleftharpoons Mn^{2+} + 2H_2O$	1.224
$PbSO_4(s) + 2e^- \rightleftharpoons Pb(s) + SO_4^{2-}$	-0.3588	$O_2(g) + 4H^+ + 4e^- \rightleftharpoons 2H_2O$	1.229
$Co^{2+} + 2e^- \rightleftharpoons Co(s)$	-0.28	$Cr_2O_7^{2-} + 14H^+ + 6e^- \rightleftharpoons 2Cr^{3+} + 7H_2O$	1.232
$Ni^{2+} + 2e^- \rightleftharpoons Ni(s)$	-0.257	$Cl_2(g) + 2e^- \rightleftharpoons 2Cl^-$	1.358
$AgI(s) + e^- \rightleftharpoons Ag(s) + I^-$	-0.1522	$PbO_2(s) + 4H^+ + 2e^- \rightleftharpoons Pb^{2+} + 2H_2O$	1.455
$Sn^{2+} + 2e^- \rightleftharpoons Sn(s)$	-0.1375	$MnO_4^- + 8H^+ + 5e^- \rightleftharpoons Mn^{2+} + 4H_2O$	1.507
$Pb^{2+} + 2e^- \rightleftharpoons Pb(s)$	-0.1262	$2HBrO + 2H^+ + 2e^- \rightleftharpoons Br_2(l) + 2H_2O(l)$	1.596
$2H^+ + 2e^- \rightleftharpoons H_2(g)$	0	$2HClO + 2H^+ + 2e^- \rightleftharpoons Cl_2(g) + 2H_2O(l)$	1.611
$AgBr(s) + e^- \rightleftharpoons Ag(s) + Br^-$	0.071	$H_2O_2 + 2H^+ + 2e^- \rightleftharpoons 2H_2O$	1.776
$Sn^{4+} + 2e^- \rightleftharpoons Sn^{2+}$	0.151	$Co^{3+} + e^- \rightleftharpoons Co^{2+}$	1.92
$Cu^{2+} + e^- \rightleftharpoons Cu^+$	0.153	$S_2O_8^{2-} + 2e^- \rightleftharpoons 2SO_4^{2-}$	2.010
$AgCl(s) + e^- \rightleftharpoons Ag(s) + Cl^-$	0.222	$O_3(g) + 2H^+ + 2e^- \rightleftharpoons O_2(g) + H_2O$	2.076
$Hg_2Cl_2(s) + 2e^- \rightleftharpoons 2Hg(l) + 2Cl^-$	0.268	$F_2(g) + 2e^- \rightleftharpoons 2F^-$	2.866

附录三　有机化合物官能团优先顺序

优先顺序	化合物类别	官能团
1	羧酸	
2	酸酐	
3	酯	
4	酰卤	
5	酰胺	
6	腈	$-C\equiv N$
7	醛	
8	酮	
9	醇	$R-OH$
10	酚	
11	硫醇	$-SH$
12	胺	$-NH_2$
13	亚胺	$-CH=N-$
14	烯	$-CH=CN-$
15	炔	$-C\equiv C-$
16	烷	烷基

附录四　有机化合物官能团的鉴定

1.醇的鉴定

醇分子中含有羟基,可与金属钠作用放出氢气,但这不是醇的鉴别反应,含有活泼氢原子的有机物都能发生此反应。醇与无水氯化锌的浓盐酸溶液(卢卡斯试剂)反应,生成不溶于水的卤代烃而出现浑浊:

$$ROH + HCl(浓) \xrightarrow{无水\ ZnCl_2} RCl + H_2O$$

反应活性是叔醇＞仲醇＞伯醇,叔醇与卢卡斯试剂混合后,立即出现浑浊;仲醇一般需要 5～10 分钟出现浑浊;伯醇则需要加热后才能出现浑浊。

2.酚的鉴定

酚的官能团是酚羟基,由于受苯环的影响而使酚具有与醇不同的特性。大多数酚类和烯醇类化合物能与 $FeCl_3$ 溶液显色,苯酚与三氯化铁溶液作用显蓝紫色;甲苯酚显蓝色;间苯二酚显紫色。

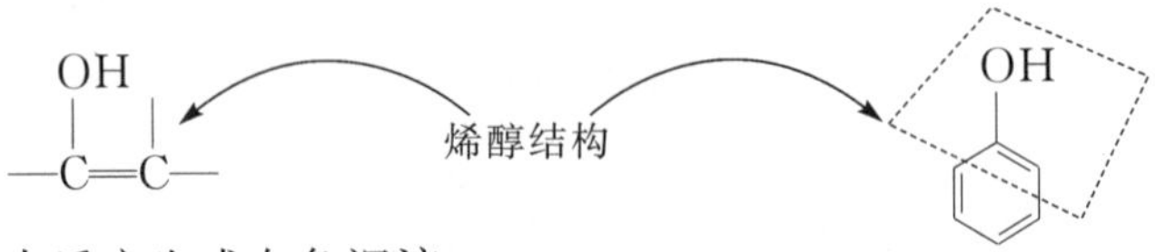

苯酚还能与溴水反应生成白色沉淀:

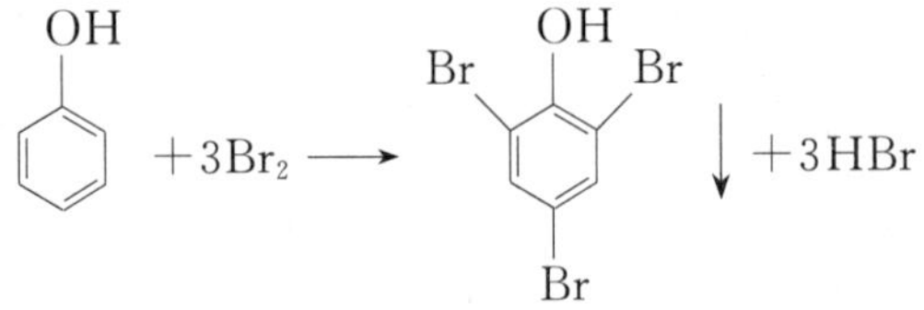

3.醛和酮的鉴定

(1)醛和酮都还有羰基,能与 2,4-二硝基苯肼反应生成黄色、橙色或橙红色 2,4-二硝基苯腙沉淀:

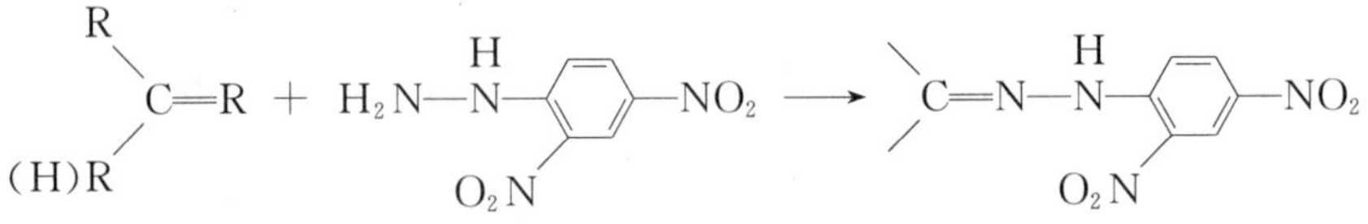

(2)具有 $H_3C-\overset{O}{\overset{\|}{C}}-R(H)$ 结构的乙醛或甲基酮及具有 $H_3C-\overset{OH}{\underset{H}{\overset{|}{C}}}-R(H)$ 结构的醇,在碱性条件下与碘作用生成淡黄色沉淀——碘仿反应:

$$H_3C-\overset{O}{\overset{\|}{C}}-R(H) \xrightarrow{I_2,OH^-} CHI_3\downarrow + (H)R-COO^- + 2NaOH$$

(3)醛能被托伦试剂氧化,而酮则不能。脂肪醛能被裴琳试剂氧化,而芳香醛和酮则不能。

$$RCHO + 2Ag(NH_3)_2^+ + 2OH^- \xrightarrow{\triangle} RCOONH_4 + 2Ag\downarrow + H_2O + 3NH_3$$

4. 胺类的鉴定

胺与亚硝酸作用,可鉴别伯胺、仲胺和叔胺。脂肪伯胺与 HNO_2 反应放出 N_2:

$$R-NH_2 + NaNO_2 + HCl \xrightarrow{0\sim5\ ℃} 醇、烯、卤代烃等混合物 + N_2\uparrow$$

脂肪族仲胺或芳香族仲胺与 HNO_2 作用生成不溶于水的黄色 N-亚硝基胺油状物或固体:

$$\underset{\text{H}}{R-N-R^1} + NaNO_2 + HCl \xrightarrow{0\sim5\ ℃} \underset{R^1}{R-N-N=O}$$

脂肪族叔胺与 HNO_2 作用生成不稳定的水溶性亚硝酸盐,该盐不稳定,易水解,与强碱作用则重新析出叔胺。

$$R_3N + NaNO_2 + HCl \underset{}{\overset{0\sim5\ ℃}{\rightleftharpoons}} R_3N\cdot HNO_2$$

苯胺与溴水反应发生苯环的亲电取代反应,常温下即生成 2,4,6-三溴苯胺白色沉淀:

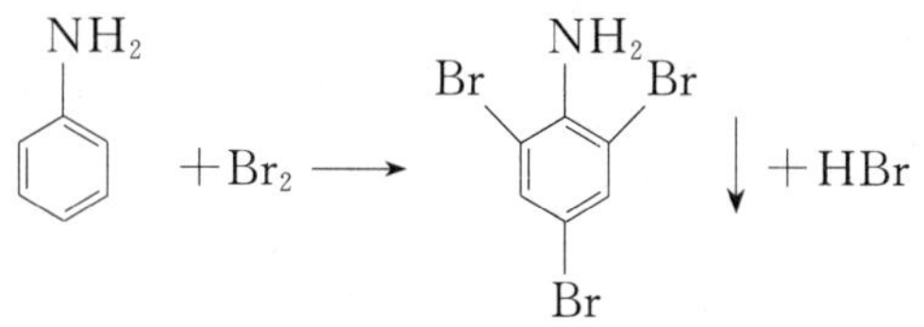

5. 糖类的鉴定

五碳糖、六碳糖及它们组成的二糖都能被浓硫酸分解为糖醛和羧甲基糖醛。这些糖醛与 α-萘酚作用生成紫色络合物,出现在页面交界处,用于糖的鉴定。能用 Tollens 试剂等弱氧化剂鉴别还原性糖和非还原性糖,也可以用溴水鉴别醛糖和酮糖。

6. 氨基酸的鉴定

α-氨基酸的官能团是羧基和氨基。由于官能团的相互影响,α-氨基酸与水合茚酸酮在加热条件下生成紫色产物。